増刊 レジデントノート
Vol.15-No.5

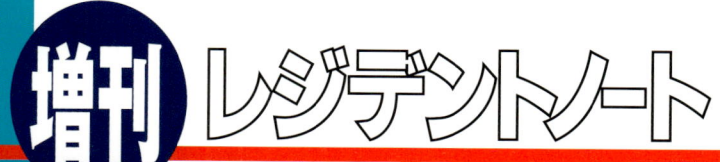

あらゆる科で役立つ！
麻酔科で学びたい技術

手にとるようにわかる，麻酔の基本概念と
手技・周術期管理のポイント，知っておくべき病態の知識

萩平 哲／編

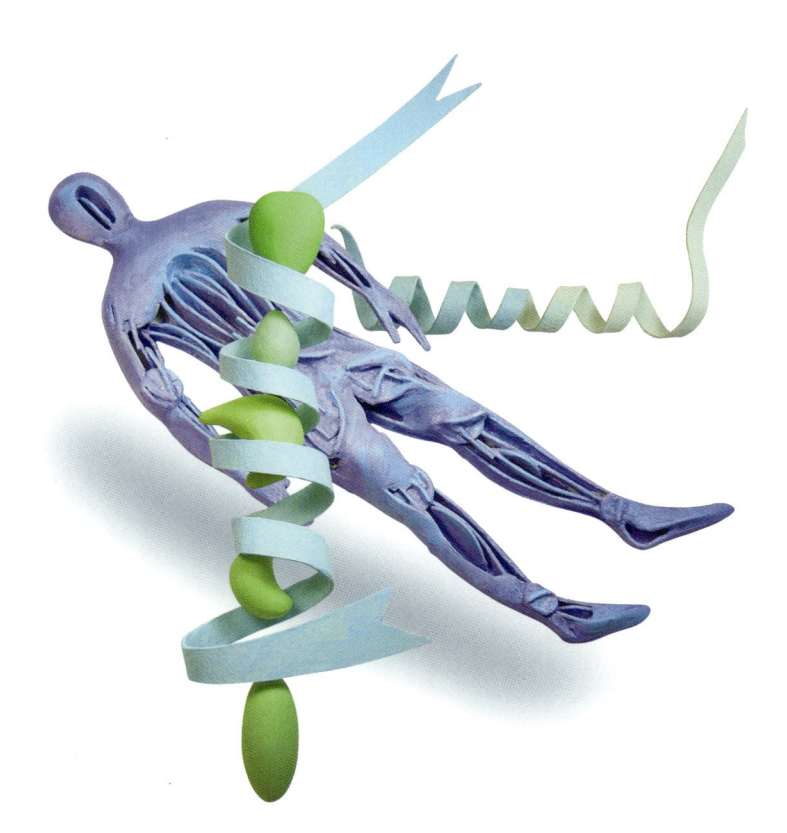

羊土社
YODOSHA

謹告

　本書に記載されている診断法・治療法に関しては，発行時点における最新の情報に基づき，正確を期するよう，著者ならびに出版社はそれぞれ最善の努力を払っております．しかし，医学，医療の進歩により，記載された内容が正確かつ完全ではなくなる場合もございます．

　したがって，実際の診断法・治療法で，熟知していない，あるいは汎用されていない新薬をはじめとする医薬品の使用，検査の実施および判読にあたっては，まず医薬品添付文書や機器および試薬の説明書で確認され，また診療技術に関しては十分考慮されたうえで，常に細心の注意を払われるようお願いいたします．

　本書記載の診断法・治療法・医薬品・検査法・疾患への適応などが，その後の医学研究ならびに医療の進歩により本書発行後に変更された場合，その診断法・治療法・医薬品・検査法・疾患への適応などによる不測の事故に対して，著者ならびに出版社はその責を負いかねますのでご了承ください．

序

　本書は初期研修医，および後期研修の1～2年目の医師を対象としています．

　麻酔科の初期研修では気管挿管，血管確保やカテーテル挿入などの手技に目を奪われがちですが，それは麻酔業務のごく一部に過ぎないことを理解していただきたいと思っています．麻酔管理は周術期の全身管理であり，術前の患者評価，そのうえでの麻酔計画，実際の術中管理，そして術後管理への橋渡しまでを俯瞰的に考えて行うものです．術中には麻酔薬，鎮痛薬を含めた全身麻酔に使用する薬剤の濃度を調節し，必要に応じては循環作動薬の使用や輸液・輸血によって循環管理を行い，適切な呼吸が維持されるように人工呼吸器の設定を調整します．生理学，薬理学の知識は必須ですし，血管確保や神経ブロックなどの手技には解剖学的知識も必須です．

　本書では最初に，現代のバランス麻酔の概念と吸入麻酔およびTIVAの具体的な管理法を解説し，続いて各種基本手技の方法とコツを示します．それから全身管理の要である循環管理と呼吸管理に関する基本および周術期に重要な項目について解説します．最後に麻酔科医が常に注意しておかなければならないいくつかの病態とその管理法について述べます．これらの病態は初期研修医の方が麻酔科以外の科に進まれても知っておかなければならないものですので，ぜひ最後の4章まで読破していただきたいと思います．

　麻酔科で行う手技に関しては，初期研修の間にマスターするのは難しいものが大多数ですが，その正しい方法の基本を知っていただくことは後期研修以後に手技を完全に自分のものにする第一歩であることを理解しておいていただきたいと考えています．間違った方法でトレーニングしても上達しませんし，大きなトラブルの原因にもなりかねません．

　特に麻酔科以外を志望しておられる方々には気管挿管よりもマスク換気や声門上器具の扱いに慣れることをお奨めします．喉頭鏡を用いた気管挿管は短期間のトレーニングで習得できるものではないのです．気管挿管という点ではエアウェイスコープなどの新しい道具の使い方を覚えてもらう方が将来的に役に立つと考えています．麻酔科志望の初期研修医や麻酔科後期研修医の方々はここで解説されている手技の1つ1つのエッセンスを汲み取って自分なりに工夫し上達することを目標としてください．手技はある意味芸術的な要素を多く含むため各人に適した方法に改良する必要があるからです．

　なお，日本語の教科書には現在では疑問視されたり，否定されていたりするような古い内容が多々残されていますので，疑問点がある場合にはできるだけ英語の教科書を参照していただきたいと考えています．上級医から教わる薬剤の使用法や手技などについても「なぜそうするのか？」ということを考えるようにしてください．医学，医療には論理的思考が重要です．論理的な矛盾を感じた場合には鵜呑みにしようとせず，その背景の妥当性をよく考えてください．そういった姿勢が臨床を発展させる基礎となっていきます．

2013年5月

大阪大学大学院医学系研究科生体統御医学講座
麻酔・集中治療医学教室
萩平　哲

増刊 レジデントノート
Vol.15-No.5

あらゆる科で役立つ！
麻酔科で学びたい技術
手にとるようにわかる，麻酔の基本概念と
手技・周術期管理のポイント，知っておくべき病態の知識

序 ………………………………………………………………………… 萩平 哲　3　(755)

Color Atlas …………………………………………………………………… 8　(760)

第1章　現代の麻酔の概念の理解を目指す

1. バランス麻酔 ……………………………………………………… 上山博史　16　(768)
   1. 従来の麻酔理論　2. バランス麻酔の考え方　3. バランス麻酔における，麻酔薬，鎮痛薬，神経ブロックの役割　4. バランス麻酔とエンドポイント　5. バランス麻酔の考え方をどのように取り入れるのか？

2. 吸入麻酔による麻酔法 …………………………………………… 森本康裕　26　(778)
   1. 吸入麻酔薬とは　2. 麻酔の実際　Advanced Lecture：低流量麻酔

3. TIVAによる麻酔法 ……………………………………………… 増井健一　33　(785)
   1. 麻酔導入（麻酔開始〜気管挿管〜手術開始前）　2. 麻酔維持（手術開始〜手術終了）　3. 麻酔からの覚醒と抜管

第2章　基本手技の習得を目指す

1. 末梢静脈確保（成人）……………………………………………… 内田 整　42　(794)
   1. 静脈留置針の構造を理解する　2. 静脈確保に適した部位　3. 穿刺手技　4. 静脈が同定しづらい場合

2. 末梢静脈確保（小児）……………………………………………… 原 真理子　47　(799)
   1. 穿刺部位の決定　2. 静脈穿刺，カニュレーションの方法

3. 動脈ライン確保 …………………………………………………内田　整　51　(803)
　　1. カニュレーションに適した動脈　2. どのデバイスを使うか？　3. カニュレーション手技：貫通法 vs. 非貫通法　4. 非貫通法による橈骨動脈カニュレーション　5. カニュレーションが不成功の場合のリカバリー　6. 動脈にあたらない　Advanced Lecture：1. ガイドワイヤー付き留置針を使用する手技　2. テープ固定をせずにカニュレーションを行う

4. 中心静脈ライン確保（右内頸静脈ライン確保）……………………萩平　哲　57　(809)
　　1. 穿刺時に超音波装置を用いない場合　2. 穿刺時に超音波装置を使用する場合　3. 合併症に関して　4. 歴史的経緯　Advanced Lecture

5. スワンガンツカテーテルの挿入および扱い方 ……………柴田晶カール　63　(815)
　　1. SGカテーテルの挿入の実際　2. SGカテーテルでわかること　Advanced Lecture：熱希釈法による心拍出量測定の原理

6. 用手的気道確保によるフェイスマスク換気 ………………………車　武丸　70　(822)
　　1. まずは形から　2. なぜ上気道が閉塞するのか　3. 用手的気道確保の基本的手技は，TAM　4. マスク換気困難（DMV）時の対応　5. それでもマスク換気が「不成功」なら…

7. 声門上器具の使用 ……………………………………………………浅井　隆　78　(830)
　　1. 声門上器具の定義と区分　2. 声門上器具の利点と欠点　3. 声門上器具の適応　4. 気管挿管補助具としての声門上器具

8. エアウェイスコープ（AWS）を用いた気管挿管 …………………鈴木昭広　85　(837)
　　1. 病棟挿管は術場挿管ほど甘くない！　2. AWSは誰でも簡単に挿管するためにつくられた挿管器具　3. 事故は手術室ではなく現場で起こっている！　Advanced Lecture：「特殊な挿管器具は病棟になんか置いてないッス！？」

9. 通常の気管挿管 ……………………………………………………讃岐美智義　91　(843)
　　1. 気管挿管の前にすべきこと　2. マスクによる気道開通の維持に気管挿管のカギがある　3. スニッフィング位（sniffing position）　4. 開口のしかた　5. 喉頭鏡の握り方　6. 喉頭鏡の挿入と喉頭展開　7. 喉頭の押さえ方（BURP法）　8. 気管チューブの挿入　9. 気管チューブの選択と準備　10. 気管挿管後の確認　11. 経鼻挿管　Advanced Lecture：挿管トレーニング人形の欠点

10. 気管支ファイバースコープの操作 …………………………………青山和義　100　(852)
　　1. 周術期における気管支ファイバースコープ使用の適応　2. 気管支ファイバースコープの構造　3. ファイバースコープの操作　Advanced Lecture：ファイバースコープガイド下気管挿管（ファイバー挿管）

11. 硬膜外麻酔 …………………………………………………………柴田政彦　107　(859)
　　1. 輸液路　2. 体位　3. 消毒など　4. 局所麻酔　5. 穿刺　6. カテーテル挿入　7. テストドーズ　専門医のクリニカルパール

12. 脊髄くも膜下麻酔 …………………………………………………萩平　哲　113　(865)
　　1. 画像診断　2. 穿刺の実際　3. 使用する薬液に関して　4. 麻酔高について　5. 合併症

第3章　周術期管理の基本の習得を目指す

1. **循環管理の基本概念の理解** ……………………………………………坪川恒久　119　(871)
   1. 臓器血流量　2. 心拍出量を決める因子　3. いかにして循環系を調節するか？　4. 麻酔中の循環管理の特殊性　5. 心不全の予防と対処

2. **血液製剤・輸血の適応** ……………………………………………………亀井政孝　131　(883)
   1. 赤血球輸血トリガー値　2. 赤血球輸血の問題点　3. 輸血の合併症　Advanced Lecture：エホバの証人

3. **循環作動薬の使い方** ………………………………………………………入嵩西 毅　137　(889)
   1. 循環作動薬とは　2. 血圧からはじめよう　3. 心拍出量と酸素需給バランス　4. 循環作動薬を使う前に　5. 基本的な循環作動薬　Advanced Lecture　6. 実際の使用方法　7. 特殊な状況

4. **不整脈の診断と対応** ………………………………………………………高田幸治　147　(899)
   1. 抗不整脈薬の分類　2. 術中によくみられる不整脈　Advanced Lecture：恒久的ペースメーカーの"R"Rate responseって何？

5. **酸素化と換気の生理の理解** ……………………………………宇治満喜子，藤野裕士　155　(907)
   1. 換気と拡散　2. 低酸素血症の原因およびガス交換障害の病態　3. 血液によるガス運搬　4. 吸入酸素濃度と無気肺　5. 自発呼吸と調節呼吸　6. 傷害肺の換気生理学的特徴　Advanced Lecture：分離換気

6. **人工呼吸の設定法** …………………………………………………………内山昭則　162　(914)
   1. 強制（調節）換気と補助換気　2. 自発呼吸と自発呼吸補助　3. 基本的な人工呼吸モード　4. 人工呼吸器の設定

7. **麻酔導入・抜管前後の呼吸ケア** ………………………………石井朝美，谷上博信　172　(924)
   1. マスク換気困難や気管挿管困難の予測について　2. マスク換気困難・気管挿管困難を予測するテストについて　3. マスク換気困難・気管挿管困難に陥った場合　4. 手術終了時の抜管の基準について　5. 困難気道症例で抜管後に再挿管の可能性がある場合について　Advanced Lecture：困難気道にはVFNI法を

8. **術後疼痛管理の戦略** ………………………………………………………長田　理　181　(933)
   1. 術後管理の変遷　2. 目的に見合ったさまざまな術後疼痛管理法の選択　3. 将来の術後疼痛管理

9. **ERAS®の概念と実践** ………………………………………………………谷口英喜　186　(938)
   1. ERAS®protocolの概念を理解するうえでの留意点　2. 概念　3. 実践項目

第4章　知っておくべき病気・病態の知識の整理

1. 悪性高熱症 .... 向田圭子　194　(946)
1. MHの病因　2. MHの症状：呼気終末二酸化炭素濃度（ETCO$_2$）の上昇が重要　3. 診断　4. 治療　5. 素因者の麻酔　6. 関連疾患　Advanced Lecture：1. ダントロレンの作用　2. Ca拮抗薬はなぜ禁忌？

2. 褐色細胞腫 .... 木山秀哉　202　(954)
1. 疫学　2. 症状　3. 麻酔科初期研修と褐色細胞腫　4. 褐色細胞腫について学ぶべきポイント　5. 術前診察　6. 疑いから確定診断まで　7. 術前管理　8. 術中管理　9. 麻酔薬の選択　10. 手術中に発見される褐色細胞腫

3. 甲状腺クリーゼ（ストーム） .... 片山勝之　209　(961)
1. 甲状腺クリーゼ（ストーム）の定義と診断基準　2. 甲状腺クリーゼの疫学　3. 甲状腺クリーゼの原因　4. 甲状腺クリーゼの臨床症状と病態生理　5. 甲状腺クリーゼの治療　6. 症例　7. 麻酔管理

4. アナフィラキシー .... 光畑裕正　215　(967)
1. アナフィラキシーの用語　2. アナフィラキシーの診断　3. 全身麻酔中のアナフィラキシーの特徴　4. アナフィラキシーの標的臓器　5. アナフィラキシーの治療　6. βトリプターゼの測定　7. 確定診断のための検査

5. 深部静脈血栓症・肺血栓塞栓症 .... 菊地龍明　223　(975)
1. 用語の整理と略語について　2. 周術期の危険性　3. 術前DVTスクリーニング　4. D-ダイマー測定値の意味　5. 術前にDVTが見つかった場合　6. 周術期VTEリスク評価と対策　7. 具体的な予防法　8. 抗凝固薬使用時の注意点　9. 抗凝固薬と硬膜外麻酔　10. PTE発症時の対応

6. 肺高血圧 .... 入嵩西毅　232　(984)
1. 肺高血圧症とは　2. 肺血管の特殊性　3. 肺血管抵抗の調節因子　4. 肺動脈圧と肺血流量，肺血管抵抗の関係　5. 肺高血圧症発生のメカニズム　6. 肺高血圧症患者の麻酔管理　Advanced Lecture

7. 喘息 .... 大塚将秀　240　(992)
1. 病態　2. 喘息発作時の換気状態の特徴　3. 術前評価　4. 術前コントロール　5. 発作の誘因　6. 発作を誘発しないための麻酔管理　7. 麻酔中の喘息発作の兆候　8. 喘息発作に類似した疾患・病態とその鑑別法　9. 麻酔中に軽発作が起きたときの対処法　10. 麻酔中に重篤な発作が起きたときの対処法

8. 肺気腫 .... 五藤恵次　248　(1000)
1. 定義　2. 病態生理　3. 術前評価　4. 術前管理　5. 麻酔法と術式の選択　Advanced Lecture：重症肺気腫患者の麻酔　6. 全身麻酔　Advanced Lecture：PEEPの功罪　7. 術後管理

● 索引 .... 257　(1009)

● 執筆者一覧 .... 261　(1013)

Color Atlas

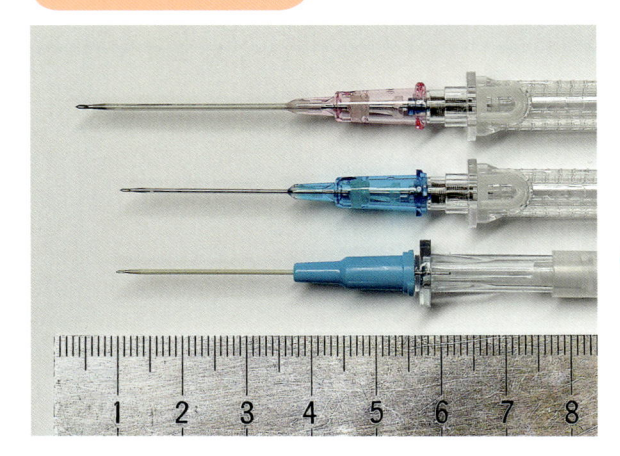

第2章1 (❶〜❸)

❶ 静脈留置針

静脈留置針は，金属針の先端とカニューレ本体の先端との間に2〜3 mmの距離が存在する．この距離は一定ではなく，メーカーやサイズにより差がある．写真は上から，スーパーキャス20 G，スーパーキャス22 G（ともにメディキット），BD Angiocath™ 22 G（日本ベクトン・ディッキンソン）（p.43，図1参照）

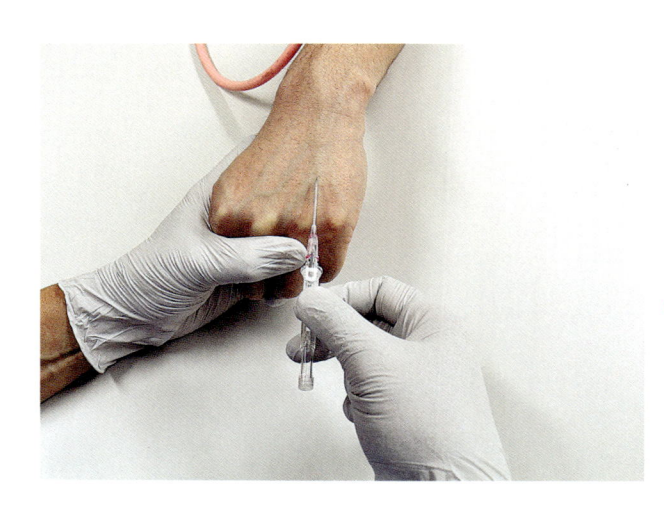

❷ 手背の静脈のカニュレーション

静脈留置針は第Ⅱ指と第Ⅲ指で下から支え，母指で上から押さえるように持つ．左手は患者の手を保持するが，その際，母指を手前に引いて静脈を緊張させ，固定する．カニュレーションを行う静脈と留置針が一直線になるよう注意しながら針を進める（p.45，図3参照）

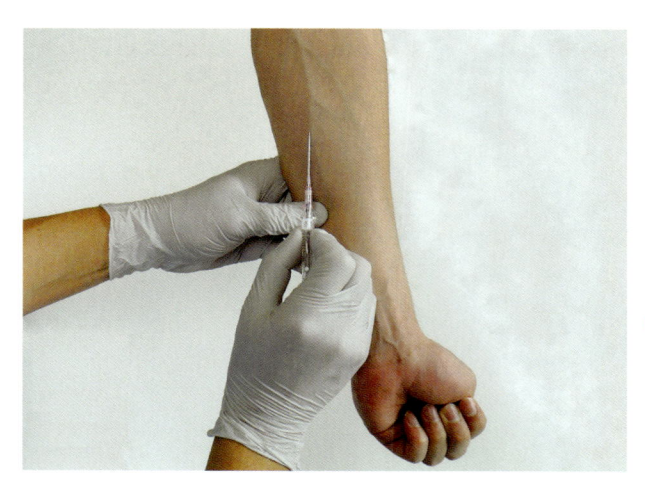

❸ 前腕，正中皮静脈のカニュレーション

この部位のカニュレーションでは，母指と第Ⅱ指および第Ⅲ指で留置針のチェンバー部分を両側から挟むようにして持つと針の操作がしやすい．この場合も，左手母指で血管の末梢側を長軸方位に引っ張り，緊張をかける（p.45，図4参照）

第2章2 (❹〜❻)

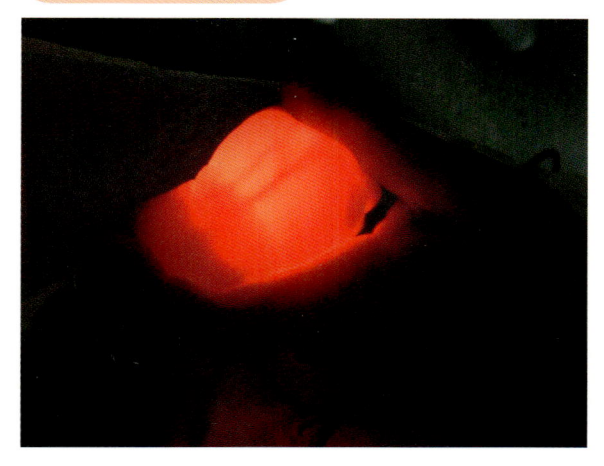

❹ 赤色LEDライト
(p.48,図2参照)

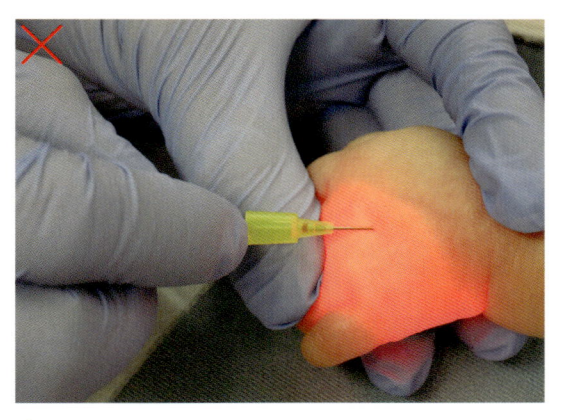

❺ やってはいけないカニューレ挿入方法
(p.50,図3参照)

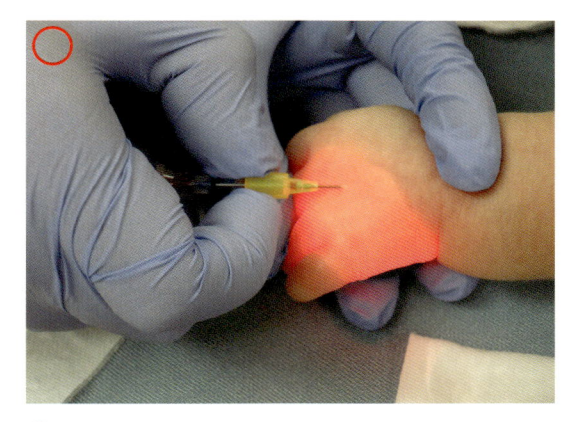

❻ 基本的なカニューレ挿入方法
(p.50,図4参照)

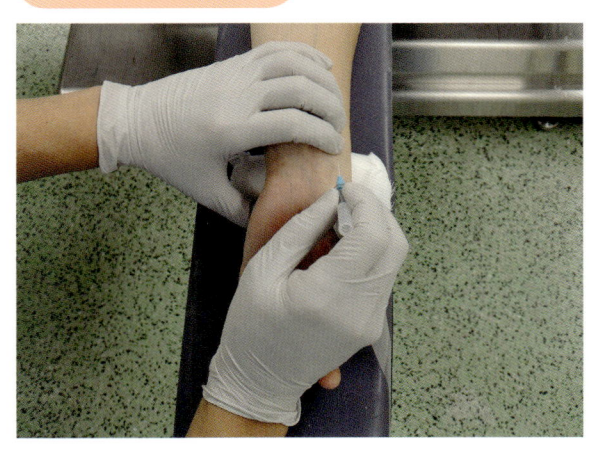

第2章3 (❼)

❼ 橈骨動脈カニュレーション
カニュレーション操作は，橈骨動脈を含む垂直面をイメージして，その面に留置針が含まれることを意識して行う．施行者の目線で見ると，留置針は橈骨動脈の延長線上にある（p.54,図4参照）

Color Atlas

第2章4 (❽, ❾)

A)

総頸動脈　　頭側　　内頸静脈

B)

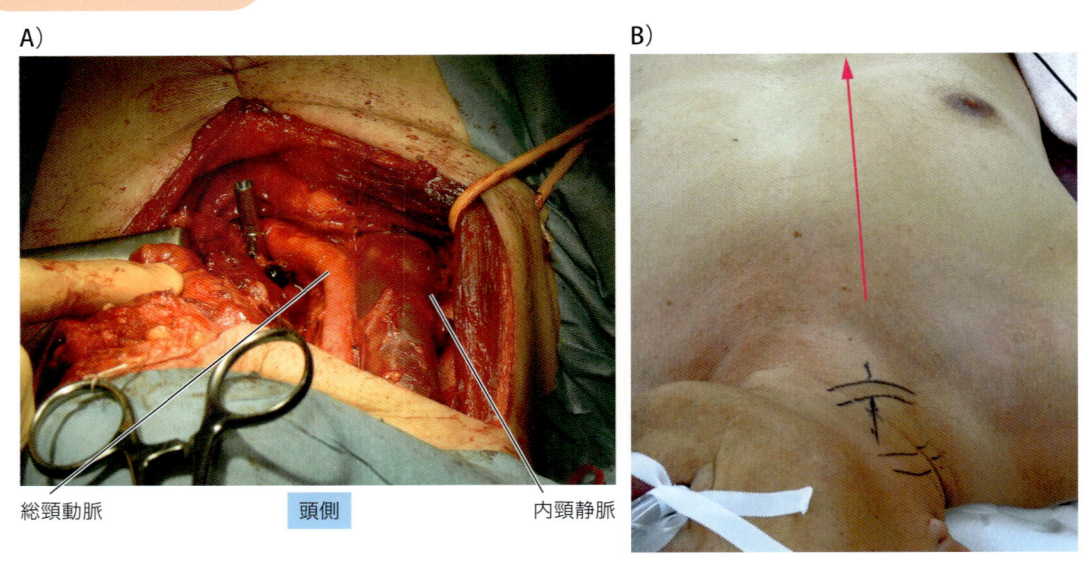

❽ 総頸動脈と内頸静脈の走行と穿刺方向
（p.58, 図1参照）

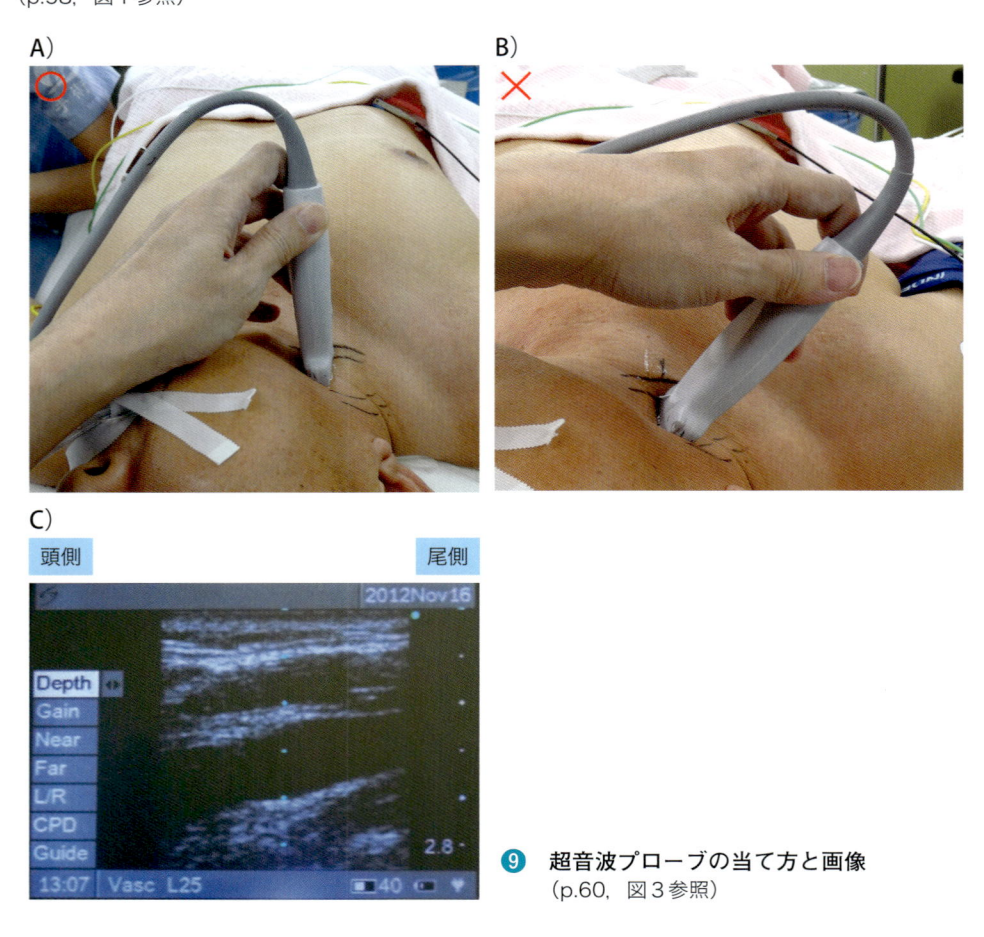

A)

B)

C)

頭側　　　　　尾側

❾ 超音波プローブの当て方と画像
（p.60, 図3参照）

第2章8 (⑩〜⑫)

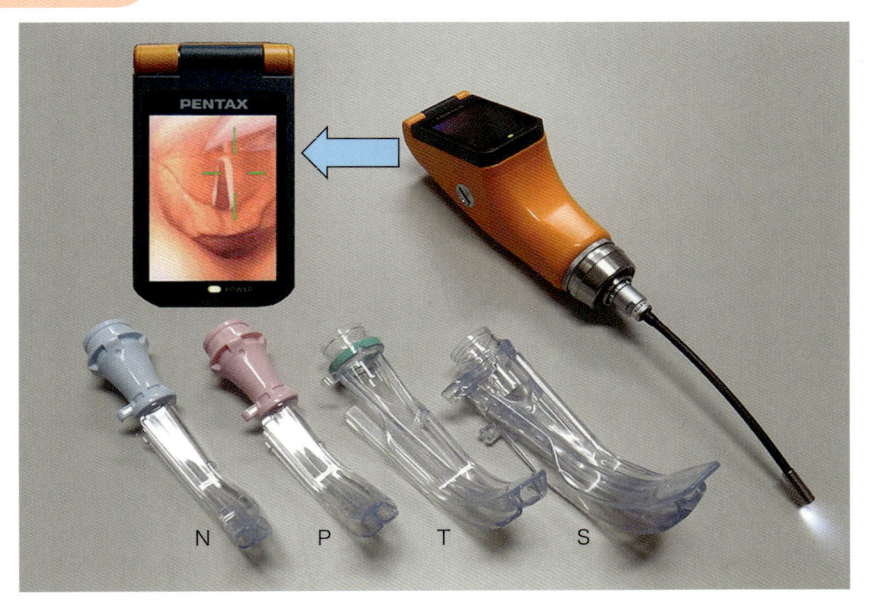

⑩ エアウェイスコープ本体と各種ブレード
ブレードは現在，N：新生児用（〜5），P：小児用（5.5〜7.6），T：成人薄型（7.5〜10），S：成人用（8.5〜11）の4種が利用可能である（括弧内は使用チューブ**外径**の目安，単位mm）．成人薄型は救急領域でバックボード固定中の患者や小顎・開口制限など挿管困難予想時に有用であるほか，小柄な成人においても有用である．ただし，コストは通常ブレードより割高となる（p.86，図1参照）

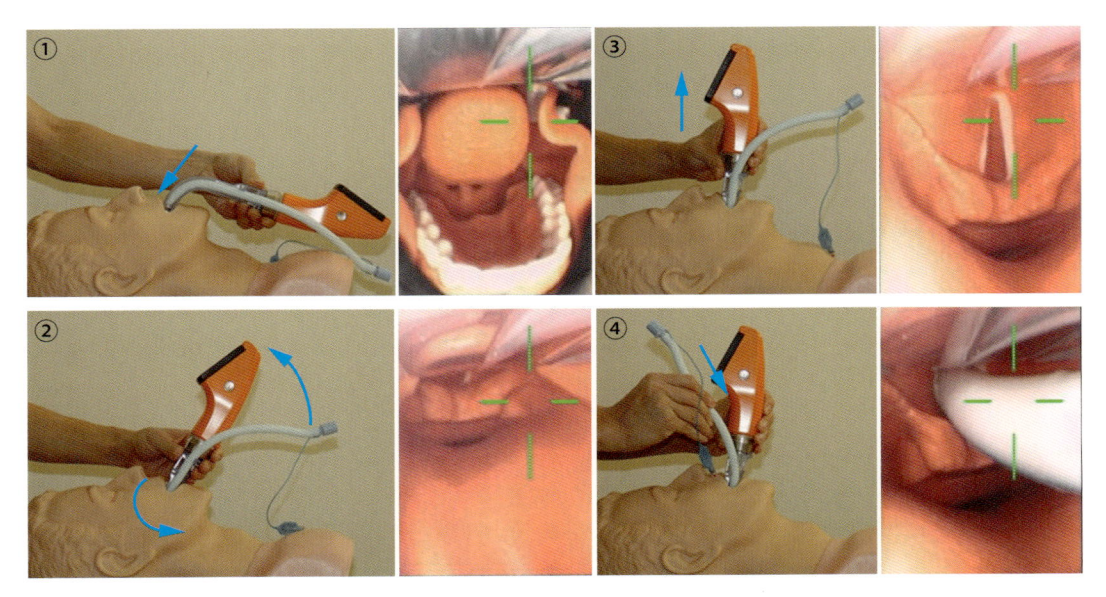

⑪ エアウェイスコープ挿入操作手順
挿入の様子と各操作におけるモニター．①Insertion，②Rotation，③Elevation，④Intubation
（p.87，図2参照）

Color Atlas

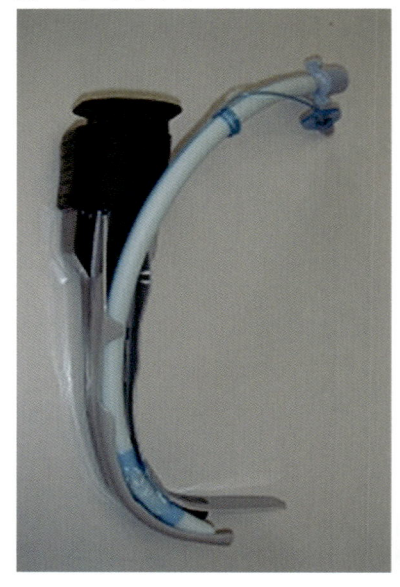

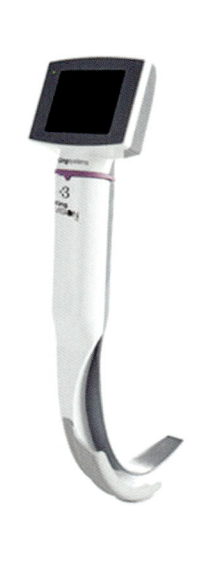

A）エアトラック　　B）KingVision　　C）ブラード

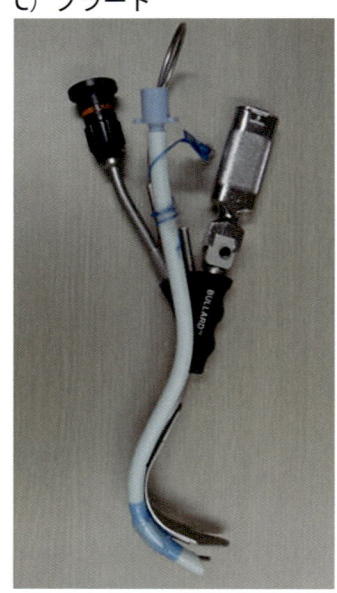

❷ チューブ誘導機能を有する間接声門視認型喉頭鏡
A）エアトラック（泉工医科工業），B）KingVision（アコマ医科工業，http://www.acoma.com/products/king_vision.phpより転載），C）ブラード（オリンパスメディカルシステムズ株式会社，現在は生産を終了）．気道屋イチオシのエアウェイスコープはHOYA/IMI社製（p.89，図3参照）

第2章 10 （⓭～⓯）

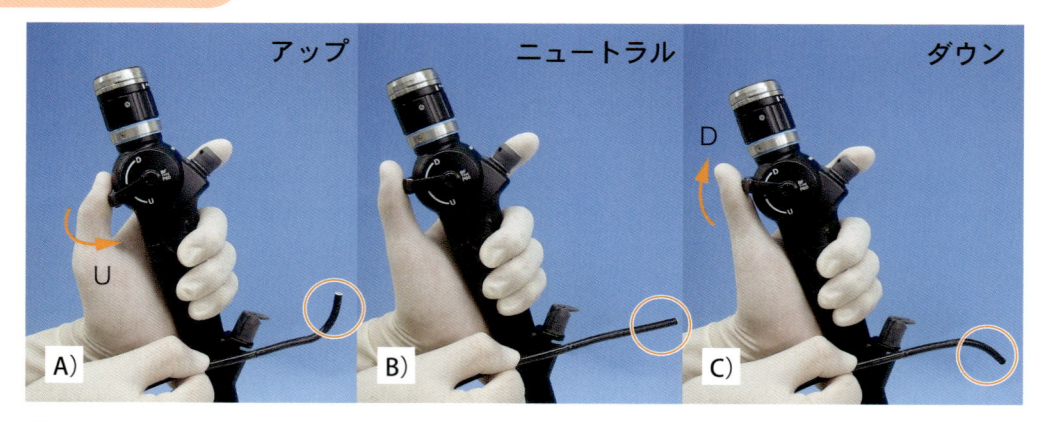

アップ　　　　　　ニュートラル　　　　　　ダウン

A)　　　　　　　　B)　　　　　　　　　　C)

⓭ スコープ操作部の持ち方（左手）とUDアングルレバーによるスコープ先端部の操作方法
A）母指でレバーをU（Up）の方向に押し下げると先端部がupする．B）ニュートラルポジション．C）母指でレバーをD（Down）の方向に持ち上げると先端部がdownする（文献3より，許可を得て転載，p.104，図2参照）

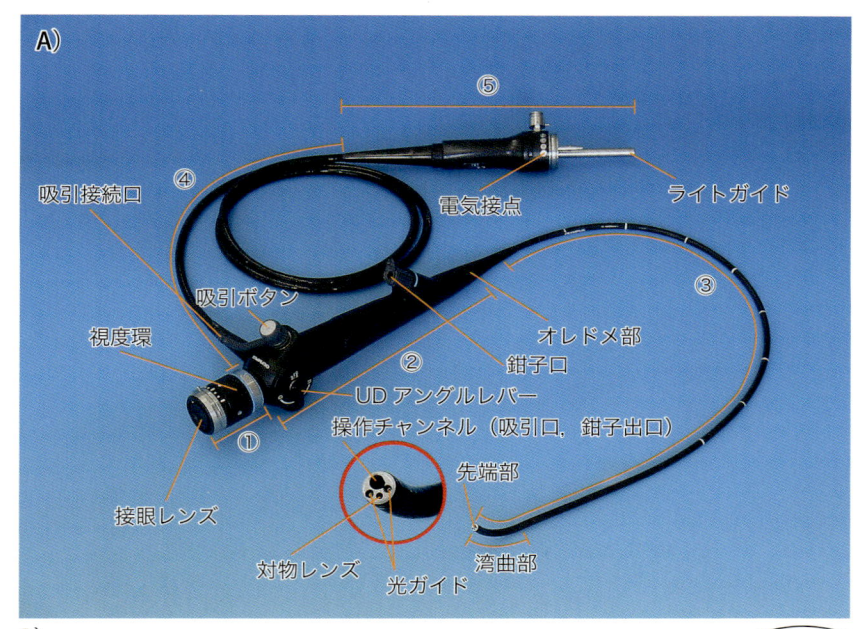

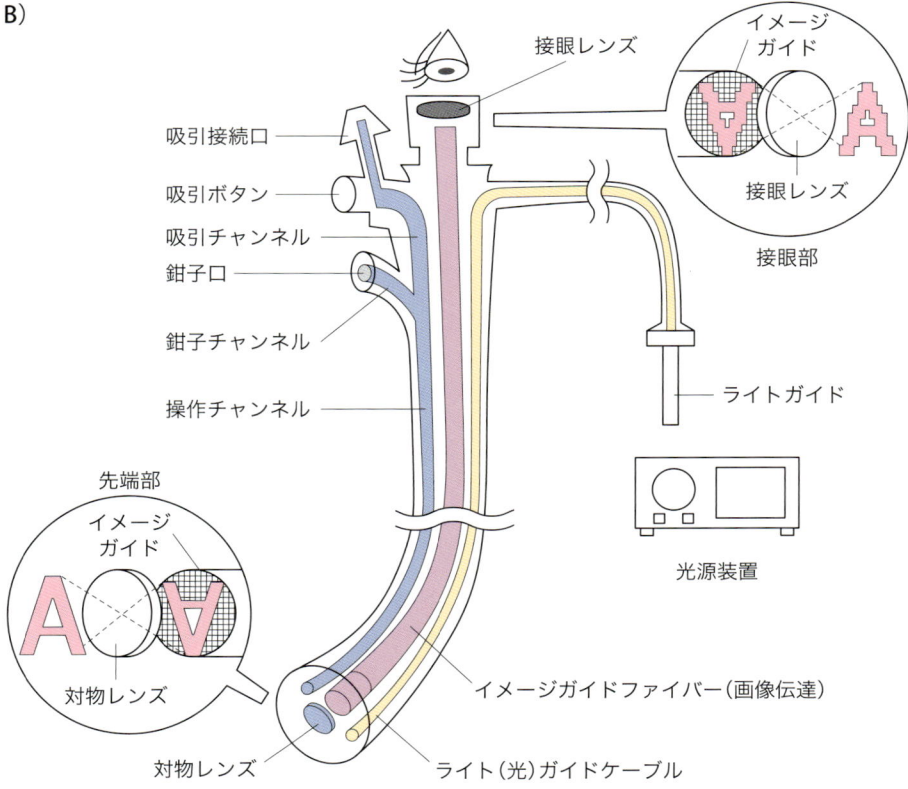

⓮ **気管支ファイバースコープの構造**
A）概観，B）内部構造．
ファイバースコープの構造は大きく分けて，①接眼部 ②操作部 ③挿入部（挿入コード）④ユニバーサルコード ⑤スコープコネクターに分かれる．製造メーカーにより細部構造・名称などは若干の違いがある（文献3より，許可を得て転載，p.102，図1参照）

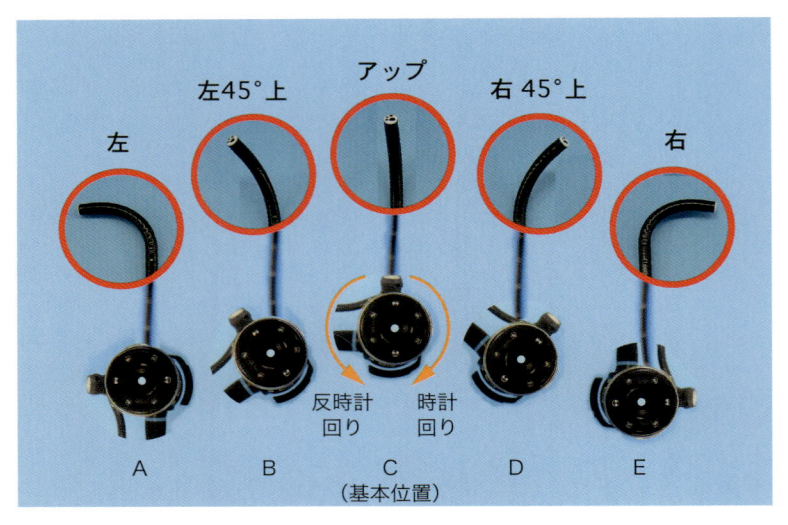

Color Atlas

⑮ スコープの回転による左右の観察方法
A) スコープを反時計回りに90°回転させ，先端をupにすると先端は左側を向く．B) スコープを反時計回りに45°回転させ，先端をupにすると先端は左側45°，やや上方を向く．C) スコープの基本位置．先端をupにすると上方を向く．D) スコープを時計回りに45°回転させ，先端をupにすると先端は右側45°，やや上方を向く．E) スコープを時計回りに90°回転させ，先端をupにすると先端は右側を向く（文献3より，許可を得て転載，p.104，図3参照）

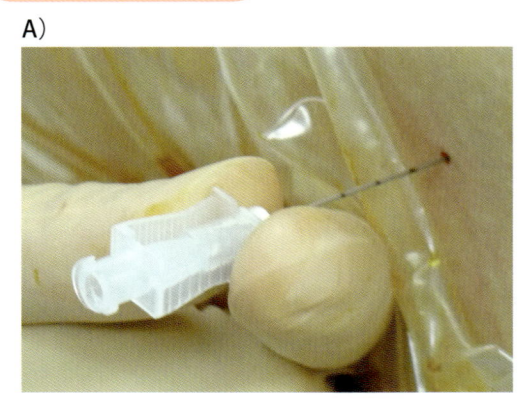

第2章12 (⑯)

A)　　　　　　　　　　　　B)

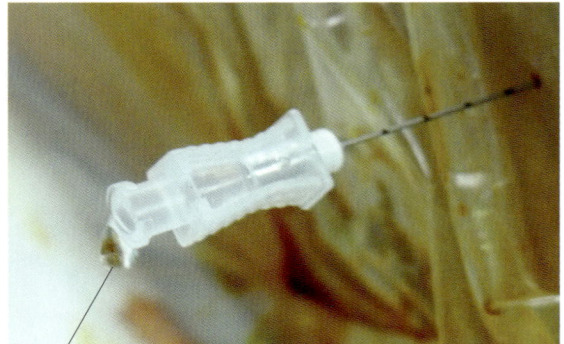

髄液の流出

⑯ 髄液流出の確認
（p.116, 図3参照）

増刊 レジデントノート

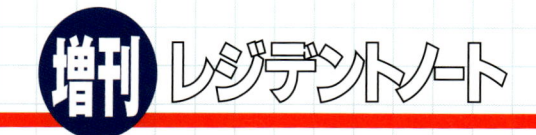

あらゆる科で役立つ！
麻酔科で学びたい技術

手にとるようにわかる, 麻酔の基本概念と
手技・周術期管理のポイント, 知っておくべき病態の知識

第1章 現代の麻酔の概念の理解を目指す

1. バランス麻酔

上山博史

Point

- 麻酔は鎮静と鎮痛からなり，鎮静は麻酔薬から，鎮痛はオピオイド・局所麻酔薬から得る
- 麻酔薬の鎮静作用は脳波から，オピオイド・局所麻酔薬の鎮痛作用は血圧・心拍数から評価する
- 麻酔薬の濃度を上げると鎮静作用は増強するが，抗侵害刺激作用は増強しない
- 鎮痛薬と鎮静薬には相乗作用があり，両者を適量投与することにより侵害刺激の抑制と無意識・無記憶状態が保証される

はじめに

　全身麻酔では無意識・無記憶状態だけでなく，手術の侵害刺激（組織の損傷をきたす痛みを伴う刺激）で引き起こされる血圧上昇や内分泌反応などの生体反応を抑制することが求められる．過剰な生体反応は体力を消耗するため，その制御が困難であった麻酔の黎明期では腹部手術ですら多くの患者が死亡した．手術の痛みや苦しさは意識があれば言葉や表情で伝えることができるが，全身麻酔下の無意識状態では血圧・心拍数などから麻酔管理が適切かどうかを類推するしかない．

　これまで麻酔薬には意識だけでなく，侵害刺激を用量依存的に弱める作用があるとされていた．これに基づき最小肺胞濃度（minimum alveolar concentration：MAC）を目安に血圧・心拍数が上がれば麻酔薬の投与量を増やして麻酔を深くし，血圧・心拍数が下がれば投与量を減らして麻酔を浅くするというスタイルの全身麻酔が行われてきた．

　ところが近年の研究からMACを含む従来の麻酔深度理論は誤りであることが判明し，現在では麻酔は鎮静と鎮痛からなり，鎮静は麻酔薬によって，鎮痛は鎮痛薬や局所麻酔薬によって得るとするバランス麻酔の考え方が主流になっている[1〜3]．最近バランス麻酔の概念は拡大し，術中の鎮痛や鎮静に加え，さまざまな薬剤を用いて術後鎮痛や制吐作用などの薬剤効果（エンドポイント）を達成する麻酔法へと進化している[3]．

　バランス麻酔には約100年の歴史がありその概念はよく知られているが，バランス麻酔に基づく麻酔管理はわが国の麻酔指導医のなかでもいまだ周知徹底されていない．ここでは麻酔深度の概念の変遷，バランス麻酔理論に基づく麻酔薬や鎮痛薬の投与の考え方，麻酔のエンドポイントについて述べる．具体的な吸入麻酔法や全静脈麻酔法における麻酔薬と鎮痛薬の投与法については，第2章，第3章を参照のこと．

1. 従来の麻酔理論

　これまで麻酔薬を投与すれば意識がなくなり，さらに濃度を上げて麻酔を深くすると侵害刺激が抑制されると考えられてきた．どうしてこのような考えに至ったのだろうか？

① 麻酔深度：全身麻酔のルーツであるエーテル麻酔では濃度を上げると鎮静期，迷妄期，手術期を経て呼吸停止期に至る．初期のエーテル麻酔は自発呼吸下に行われたため，過量投与による呼吸停止期を避け手術期の麻酔レベルを維持する必要があった．そのため濃度により麻酔の深さを調節できるという麻酔深度理論が定着した[1〜3]．

② MAC：MACは侵害刺激によって生じる体動を50％の例で抑制する吸入麻酔薬濃度（注1）である．MACを定義する際，体動は痛み刺激から意識的に逃避する反応と想定したため，1.3 MAC（1 MACの1.3倍の濃度）以上で意識を含む脳機能は抑制されると考えられた（注2）[1, 2]．

> 注1：吸入麻酔薬とはセボフルラン（セボフレン®）やデスフルラン（スープレン®）などの揮発性麻酔薬と笑気®などのガス麻酔薬の総称．
> 注2：1 MACは50％有効量（ED_{50}）であり，臨床上用いられる95％有効量（ED_{95}）は1.3 MACに相当する．

③ 侵害刺激抑制作用：侵害刺激に対する生体反応にはストレス反応と呼ばれる内分泌系からのホルモン放出が含まれる．ハロタン（フローセン®）-笑気®麻酔のストレス反応は1.5 MACで抑制されるとの研究結果から，高濃度の吸入麻酔薬によって侵害刺激は抑制されると理解された[1, 2]．

　ところが近年，これらの常識がことごとく誤りであることが明らかになった．まず，セボフルランやイソフルラン（フォーレン®）の濃度を変化させても侵害刺激による血圧・心拍数変化やストレスホルモンの血中濃度に差がないことから，**揮発性麻酔薬には濃度依存性の侵害刺激抑制作用がない**ことがわかった[1〜3]．さらに分離循環で脳と脊髄を別々に還流した動物のMACの測定から，**MACの体動抑制は主に脊髄の抑制作用によるもので脳への作用を示していない**ことが判明した[1〜3]．

　これらの結果は，1）揮発性麻酔薬やプロポフォールの血圧・心拍数低下作用は，循環抑制によるもので，侵害刺激の抑制ではない，2）MACは脳に対する麻酔作用の指標とはならないことを示し，麻酔理論の根本的な見直しが迫られた．そこで再評価されたのがバランス麻酔の考え方である．

2. バランス麻酔の考え方

　従来の麻酔理論では，"麻酔"状態は麻酔薬のみから得るとするが，**バランス麻酔では麻酔を鎮痛や鎮静などのいくつかの要素に切り分け，鎮痛には鎮痛薬，鎮静には麻酔薬**というように，**それぞれの要素に特異的に作用する薬剤を組合わせて麻酔状態をつくり出す**としている[1〜3]．

　バランス麻酔の歴史は古く，1900年ごろよりエーテルに鎮静薬やモルヒネ・局所麻酔薬を併用することにより麻酔の導入・維持が容易になることが知られていた．1926年，Lundyは複数の薬剤をバランスよく組合わせる方法をバランス麻酔と名付けた．1950年代にこの考え方は，**麻酔**

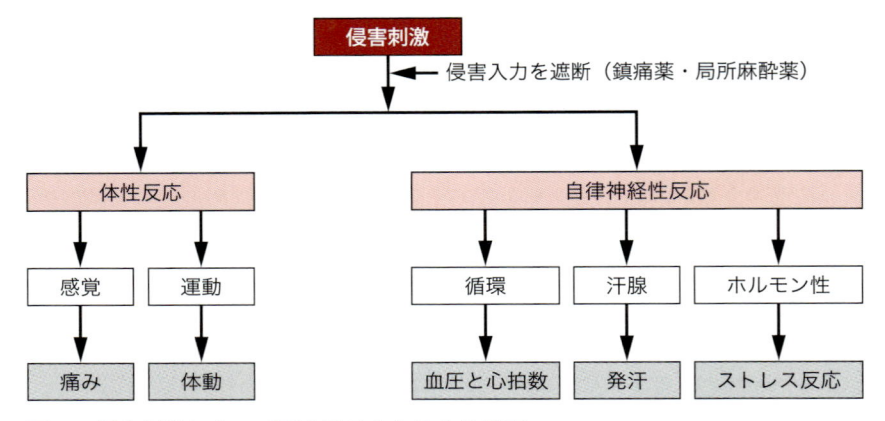

図1 侵害刺激によって引き起こされる生体反応
侵害刺激によって起こる体性反応（痛みや体動）や自律神経性反応（血圧・心拍数の上昇，発汗，ストレス反応）は，侵害入力を鎮痛薬や局所麻酔薬で遮断することによりすべて抑制することができる（文献2をもとに作成）

は意識消失，知覚遮断，運動遮断，反射抑制の4要素からなりそれぞれの要素を異なる薬剤で管理するという理論に発展した[1, 4]．その後バランス麻酔はさまざまな薬剤の組合わせで試みられ，NLA（neuroleptanesthesia）麻酔を経て全静脈麻酔（total intravenous anesthesia：TIVA）に進化する．しかし，硬膜外麻酔を除きレミフェンタニル（アルチバ®）の登場までバランス麻酔に必須の"強力でかつ短時間のうちに効果が消失する鎮痛薬"が存在しなかったため，吸入麻酔薬にフェンタニルを併用するバランス麻酔を行ってもフェンタニルを適切に使用できるスキルがなければ高濃度の揮発性麻酔薬により"深い麻酔状態"を得ないと血圧や心拍数をコントロールできなかった．そのため従来の麻酔深度理論が今日に至るまで麻酔理論の主役であり続けた．バランス麻酔が再評価されたのは，従来の理論が破綻したためだけでなく，麻酔用脳波モニターやレミフェンタニルの登場により鎮静や鎮痛に関する理解が急速に深まったことも関係している．

現在，「ミラー麻酔科学」（米国の教科書）ではバランス麻酔に基づき，**全身麻酔は鎮痛と鎮静（意識と記憶の抑制）からなり，鎮痛はオピオイドや局所麻酔薬によって，鎮静はプロポフォール（ディプリバン®）やセボフルランのような麻酔薬から得るとされている**[2]．

麻酔では侵害刺激による生体反応の抑制が必須である．手術による侵害刺激は知覚神経から脊髄，視床を経て大脳皮質で認知される．この過程で脊髄反射により体動が生じたり，侵害刺激が脳幹に伝えられると交感神経系や視床下部‒下垂体‒副腎の賦活化による発汗やカテコラミン放出による血圧・心拍数の上昇が発生する（自律神経反応）（図1）[5]．これらの反応は筋弛緩薬や降圧薬で抑制されるが，これは出力を抑制しているに過ぎない．むしろその根本原因である侵害入力を鎮痛薬や局所麻酔薬で遮断すべきである（図1）．そのため，現在では生体反応の抑制は鎮痛作用に含められている．

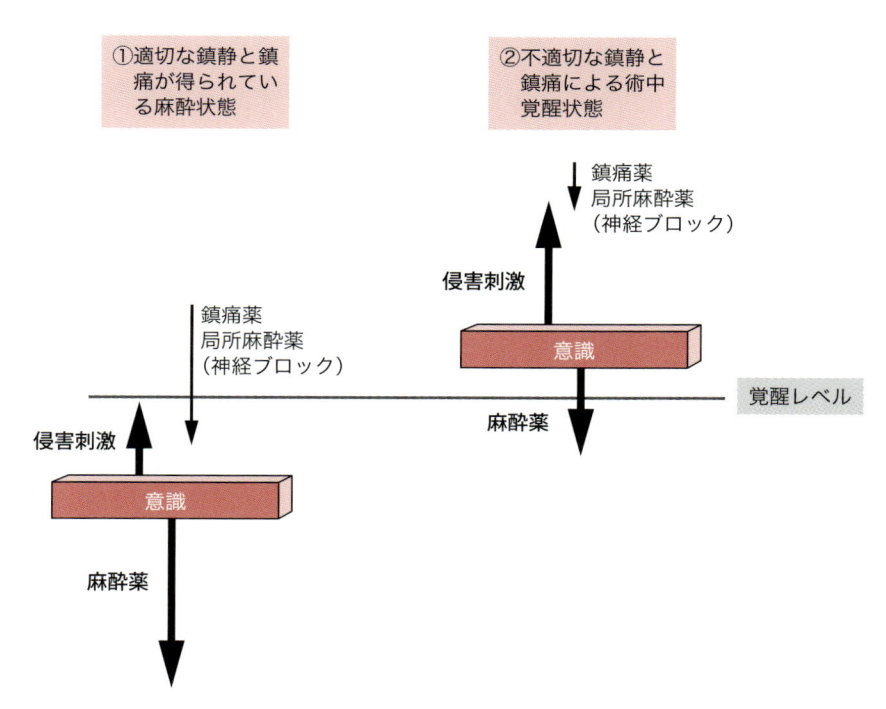

図2　意識と麻酔薬，侵害刺激，鎮痛薬・局所麻酔薬の関係
意識レベルは麻酔薬の鎮静作用によって下がり，侵害刺激は意識レベルを上げる．侵害刺激は鎮痛薬や局所麻酔薬によって抑制される．①に示すように，十分量の麻酔薬によって意識レベルが下がり，侵害刺激が鎮痛薬・局所麻酔薬によって抑制された状態では，意識は覚醒レベルを超えない．ところが，②に示すように，麻酔薬や鎮痛薬の投与量が少ないと，侵害刺激が優位になるため意識レベルが上がる．このとき，意識状態が覚醒レベルを超えると術中覚醒が発生する

3. バランス麻酔における，麻酔薬，鎮痛薬，神経ブロックの役割

1 意識，侵害刺激，麻酔薬，鎮痛薬・局所麻酔薬の関係

　バランス麻酔の考え方に基づいて全身麻酔を行う場合，意識，侵害刺激，麻酔薬，鎮痛薬・神経ブロックの関係を理解する必要がある[6]（図2）．

　麻酔薬の鎮静作用は意識レベルを下げる方向に作用する．一方，**侵害刺激は意識を上げる方向に働く**．侵害刺激には強弱があるため，麻酔薬は術中に強い侵害刺激が加わっても意識が覚醒レベルを超えないように十分な量を投与する必要がある．**侵害刺激は鎮痛薬や神経ブロックによって弱めることができる**．したがって，図2①に示すように鎮痛薬によって侵害刺激が抑制され，麻酔薬により十分に意識レベルが下がっている状態では強い侵害刺激が加わっても意識は覚醒レベルを超えない．ところが，図2②に示すように鎮痛薬や麻酔薬の投与量が少ないと侵害刺激が優位となり，意識は覚醒方向に変化する．そして意識状態が覚醒レベルを超えると術中覚醒が発生する．この図2からみて，術中覚醒を防ぐためには，1）麻酔薬を多めにして鎮痛薬を少なめにする，2）麻酔薬も鎮痛薬も適度に投与する，3）麻酔薬は少なめにして鎮痛薬を多めに投与する，の3通りのパターンが考えられる．

　1）の麻酔薬多め・鎮痛薬少なめのパターンでは，意識は抑制されるが侵害刺激は抑制されな

い．3）の麻酔薬少なめ・鎮痛薬多めのパターンでは，オピオイドだけでは制御不可能な強い侵害刺激が入った場合，意識が出現する可能性がある．**鎮痛薬と鎮静薬には相乗作用があり，両者を組合わせることによってはじめて侵害刺激の抑制と無意識・無記憶状態が保証される**[2]．したがって，麻酔薬と鎮痛薬はバランスよく投与することが重要である．

2 鎮静

鎮静と聞けばミダゾラム（ドルミカム®）のような鎮静薬を思い浮かべるが，麻酔薬による鎮静は侵害刺激によっても覚醒しないほど深い鎮静状態をさす．前述したように**麻酔薬の濃度を上げても抗侵害刺激作用は増強しないが，鎮静作用は用量依存性に増強する**．その根拠は麻酔と自然睡眠の類似性にある．臨床投与量の揮発性麻酔薬やプロポフォールを投与すると用量依存性に脳波の周波数は低下し，振幅が大きくなる（図3）．この周波数の低下と高振幅化はノンレム睡眠の眠りが浅いStage 1から眠りの深いStage 4へ進む過程で観察される脳波変化と類似している（図4）[7]．BISモニターのような脳波モニターはこの脳波変化を数値化する．成人のBIS値60の脳波はおおよそ睡眠Stage 2に相当する．深い睡眠レベル，すなわちStage 3～4の脳波はBIS値40～50に相当する．現在，吸入麻酔薬の必要量は循環抑制，体動，意識，記憶の順に多く，成人ではこれまで推奨されてきた濃度より大幅に少ないおおよそ，0.7～0.8 MACで十分な鎮静状態（BIS値40～50程度）が得られることがわかっている（図5）．このように，**揮発性麻酔薬やプロポフォールには用量依存性の鎮静作用があり，鎮静レベルは脳波によって評価できる**．

3 鎮痛

麻酔薬の鎮静状態は脳波で評価できるが**鎮痛にはいまだに客観的なモニタリング方法はなく，現在でも血圧や心拍数の変化から鎮痛薬や局所麻酔薬の効果を推定するしかない**．侵害刺激の強さは手術の種類だけでなく手術操作によっても異なる．気腹の開始，ターニケットペイン，手術終了直前の体壁からのドレーンの挿入，頭部のピン固定などは強い侵害刺激の代表である．また，一般的な手術操作であっても術中の侵害刺激には強弱がある．したがって，血圧・心拍数を指標とし，術中はレミフェンタニルやフェンタニルの増減により強さが変化する侵害刺激を制御する必要がある．

4 術中覚醒

麻酔薬や鎮痛薬の投与量が少ないことによって術中覚醒が発生し，その頻度は全身麻酔の0.2％といわれている[2]．このなかには機器の操作忘れや点滴中断による麻酔薬・鎮痛薬の中断が原因である例も含まれる．術中覚醒の症状は，軽度であれば，"術中に声や音が聞こえる"程度であるが，中等度になると"はっきりと意識が醒めて恐怖を感じ"，さらに深刻になると，意識や恐怖感だけでなく強い痛みを感じる．術中覚醒は軽症例でも外傷後ストレス症候群に発展することがある．全身麻酔では術中覚醒を予防するために，余裕をもった麻酔薬や鎮痛薬の投与を心がける．

4. バランス麻酔とエンドポイント

現在，麻酔にはバランス麻酔の定義にある術中の鎮痛と鎮静だけでなく，強力な術後鎮痛，早期の覚醒，嘔気・嘔吐の抑制などさまざまな目標とする薬剤効果（エンドポイント）の達成が必

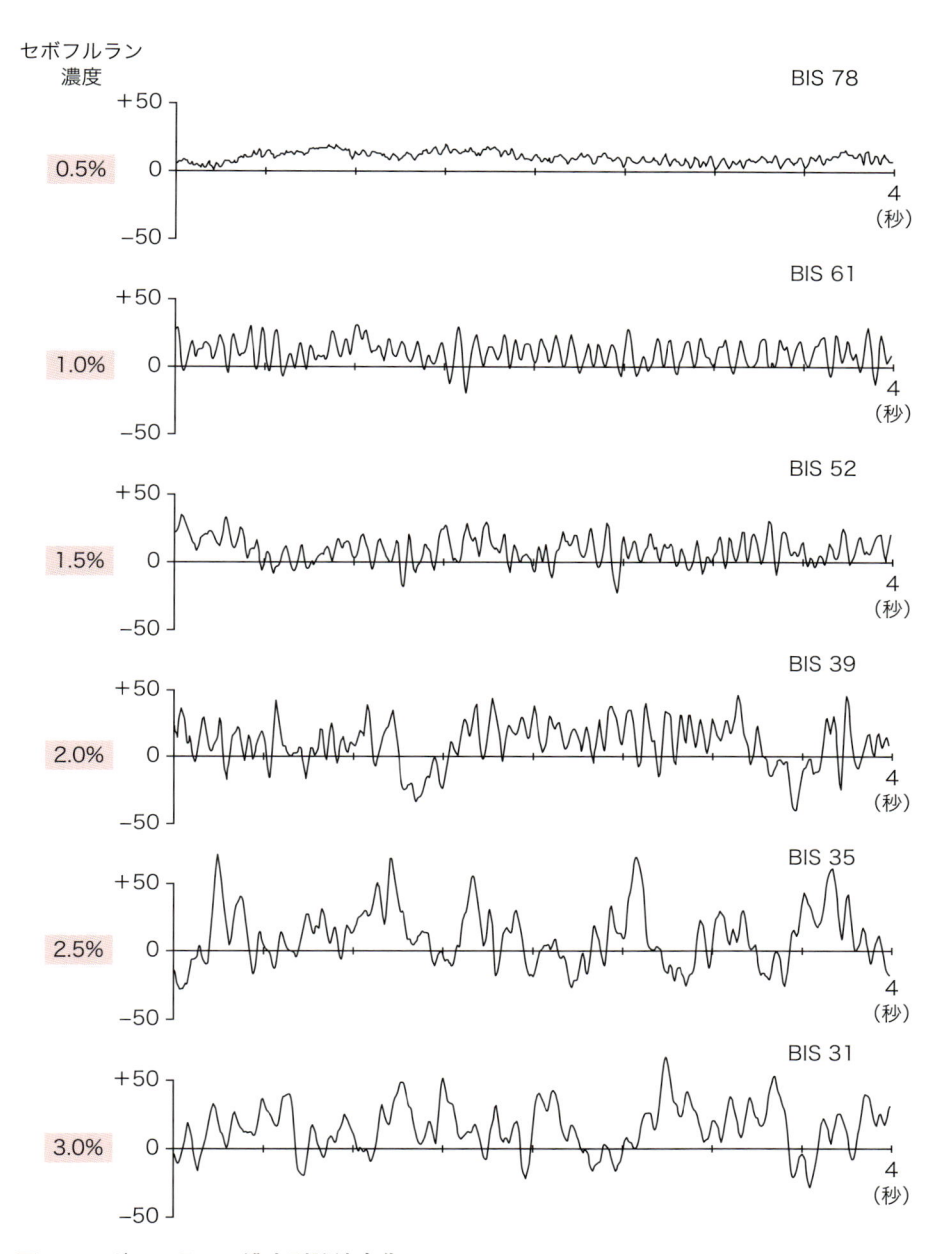

図3　セボフルランの濃度別脳波変化
揮発性麻酔薬の濃度を上げると，脳波の振幅が増加し，周波数が低下する（高振幅徐波化）．セボフルラン濃度0.5％では，ほぼ覚醒時と同様の振幅が小さく周波数の高い脳波波形を示す（低振幅速波）．セボフルラン濃度が1.0〜1.5％に上がると周波数が10 Hz前後のアルファ波の成分が優位になり，2.0％以上では周波数1〜4 Hzのデルタ波と呼ばれる成分が優位になる（文献6をもとに作成）

要とされる[3]．しかしこれらのエンドポイントは，すべての症例で必要とされるわけではない．例えば，小児のMRI検査の全身麻酔では術後鎮痛は不要である．また，術前に意識障害をきたしたくも膜下出血の脳動脈瘤クリッピング手術では早期の覚醒は不要である．このように，今日で

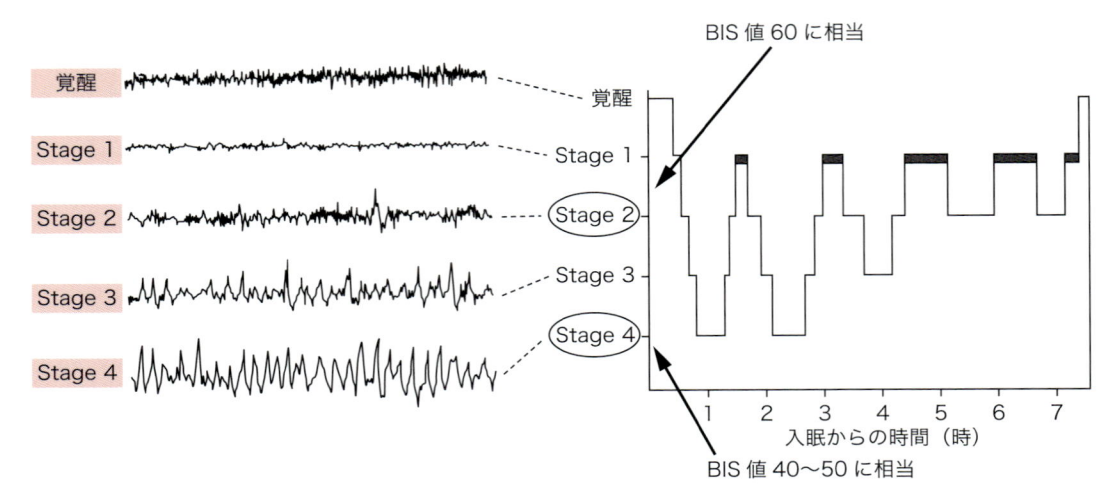

図4 ノンレム睡眠のStageと脳波
ノンレム睡眠において睡眠が深くなると脳波が高振幅徐波化する．睡眠が浅いStage 2では，BIS値が60程度の脳波波形が観察されるが，より深い睡眠レベルのStage 3や4では，BIS値40～50に相当する周波数が低く振幅が大きい波形が観察される．このノンレム睡眠の睡眠が深くなる過程で観察される脳波変化は麻酔薬による脳波の高振幅徐波化と類似するため，麻酔薬には濃度依存性の鎮静作用増強作用があるといえる（注：覚醒時の脳波の振幅が大きいのは筋電図の混入による，文献7をもとに作成）

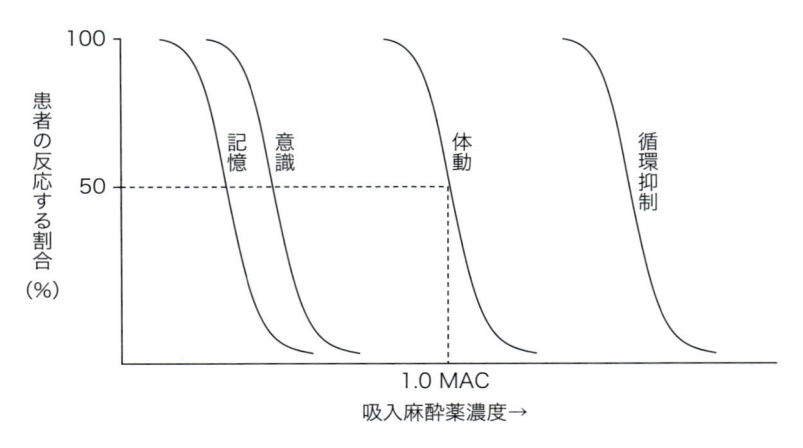

図5 吸入麻酔薬濃度と患者の反応
吸入麻酔薬の必要量は循環，体動，意識，記憶の抑制の順に多い．意識・記憶の抑制に必要な吸入麻酔薬は体動抑制の必要量（1.0 MAC）より少ない（文献9をもとに作成）

は患者の背景や要求が多様化しているため，個々の症例に応じ麻酔計画を立てて目標を定め，薬剤や麻酔技術によって必要とされるエンドポイントを達成することが求められる．

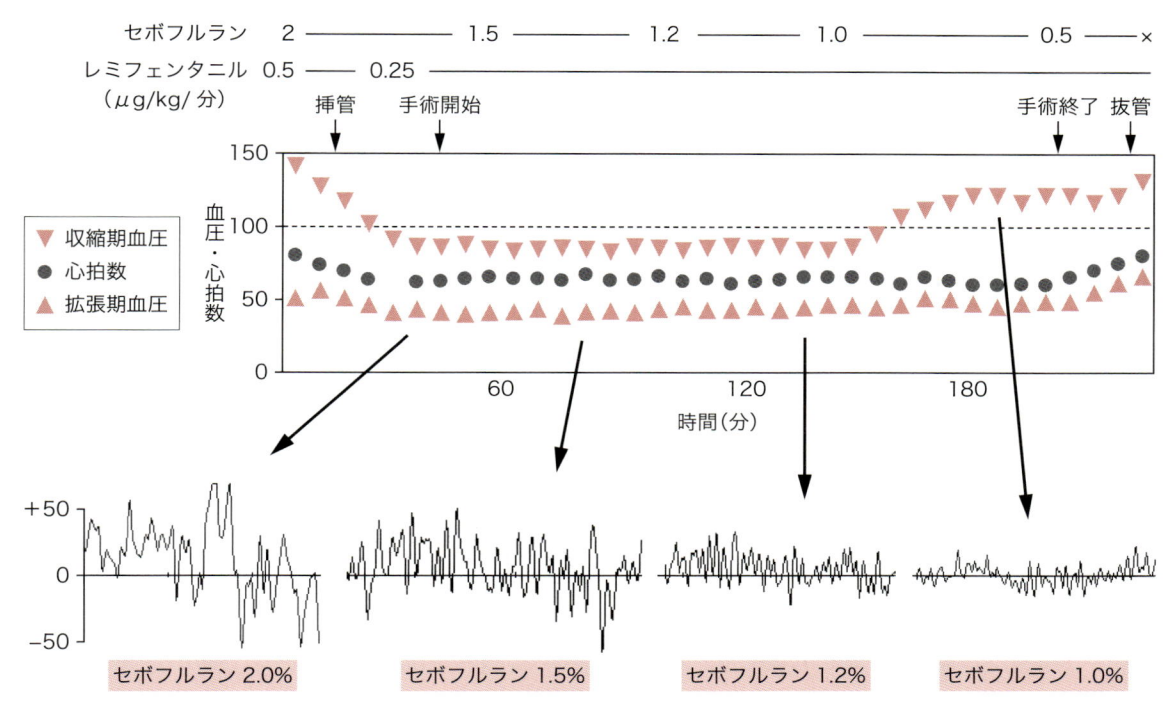

図6 セボフルラン−レミフェンタニル麻酔の血行動態と脳波
　麻酔導入後，収縮期血圧は100 mmHg以下に低下するが，セボフルラン濃度2.0％と1.5％では高振幅徐波がみられ，十分な鎮静状態にあることがわかる．セボフルラン濃度を1.2％に下げると，血圧や心拍数は変化しないのに脳波の周波数は上がり，振幅は低下し，脳波波形は明らかに覚醒方向に変化する．セボフルラン濃度を1.0％に下げると，収縮期血圧は100 mmHgを超えて正常化するが，脳波はさらに変化し，覚醒状態に近いパターンを示す．この例からも明らかなように，レミフェンタニル投与下で血圧・心拍数を目標に揮発性麻酔薬の濃度を下げると，危険なレベルまで鎮静度が低下する例がある

5. バランス麻酔の考え方をどのように取り入れるのか？

　現在わが国では，多くの症例で揮発性麻酔薬・静脈麻酔薬にフェンタニルやレミフェンタニル（もしくは神経ブロック）を併用したバランス麻酔が行われている．しかし残念ながら今日においても旧来の理論を引きずった管理が多く行われている．それではバランス麻酔の考え方をどのように日常の麻酔管理に取り入れればいいのだろうか？

❶ 低下した血圧・心拍数を正常化するために麻酔薬・鎮痛薬を減量しない

　レミフェンタニル投与下の全身麻酔ではしばしば収縮期血圧が80 mmHg，心拍数が50回/分以下に低下する．従来の麻酔深度の考え方では，血圧・心拍数の低下は深麻酔状態を示すとされたため，今でも多くの麻酔科医は低下した血圧や心拍数を正常化するために麻酔薬や鎮痛薬を減量する．しかし**過度に麻酔薬やレミフェンタニルを減量すると鎮静作用と鎮痛作用が弱まり患者はストレスにさらされるだけでなく術中覚醒の危険性が高まる**（図6）．レミフェンタニルや麻酔薬による血圧や心拍数の低下はこれらの薬剤の末梢血管拡張作用や循環抑制に起因する．したがって適量の麻酔薬と鎮痛薬によって低下した血圧や心拍数を正常化するためには，循環作動薬を投与することが正しい対処法である．

2 侵害刺激により血圧や心拍数が上昇した場合，麻酔薬ではなく鎮痛薬の投与量を増やす

バランス麻酔の考え方に従うと，**適量の麻酔薬が投与されている状況下での血圧や心拍数の上昇は強い侵害刺激が加わったために発生する**．したがってこのような場合は麻酔薬ではなく鎮痛薬の投与量を増やすことが正しい対処法である．

3 MACを指標に麻酔薬の濃度を決めない

MACの存在意義が否定された今日でも，吸入麻酔薬の効力を示す指標は残念ながらMACしかない．麻酔薬別のMACはイソフルラン（1.2％），セボフルラン（1.7〜2.0％），デスフルラン（6％）の順に大きくなるが，脊髄への作用と脳の鎮静作用は相関するらしく，どの麻酔薬でもおおよそ0.7〜0.8 MACで良好な鎮静が得られる．MACは年齢や妊娠，オピオイド投与によって大きく変化するが，前述したようにMACは麻酔薬の脊髄への作用を示す指標であるため，この変化したMACは鎮静作用を反映しない可能性がある．特に注意しなければいけないのは，オピオイドによるMACの低下であり，これは単にオピオイドによって侵害刺激が弱まるため，体動をきたす麻酔薬の濃度（MAC）が低下することを示しているにすぎず，鎮静作用の増強を意味しないと考えられる．レミフェンタニルにより揮発性麻酔薬のMACは80％も低下するが[8]，低下したMACを基準に揮発性麻酔薬を投与すると非常に弱い鎮静しか得られず，術中覚醒の危険性が高まる．前述したようにレミフェンタニル投与下でも0.7〜0.8 MACの揮発性麻酔薬が必要である．このように現在MACは臨床の実情にそぐわなくなっている．今後この分野の研究が進むことにより，麻酔薬の感受性に関する従来の常識も見直される可能性が高いと思われる．

さいごに

適切な鎮静や鎮痛は手術や患者によって異なる．バランス麻酔を実践するためには，個々の患者や術式に合わせて麻酔薬と鎮痛薬の濃度設定を行い，モニタリング（脳波や循環動態）を参考に薬剤の血中濃度あるいは効果部位濃度を術中の状況に応じて臨機応変に調節する必要がある．そのためには薬物動態の理解が必要不可欠である．現在，iPad，iPhone上で動作する薬物濃度シミュレーションアプリケーション（AnestAssist PK/PD：2013年4月確認）が安価に入手可能である．このようなデータを活用した麻酔管理をおすすめする．

文献・参考文献

1) 新宮興，村尾浩平：麻酔深度と徴候．「麻酔科学スタンダードⅠ臨床総論」（小川節郎/編），pp. 91-105，克誠堂出版，2003
2) Staski, D. R., Shafer, S. L.：麻酔深度の測定．「ミラー麻酔科学」（Miller, R. D. /編，武田純三/監），pp. 953-980，メディカル・サイエンス・インターナショナル，2007
3) 渋谷欣一：最近50年間のバランス麻酔の進歩．バランス麻酔：最近の進歩 第2版（渋谷欣一，小松徹/編），pp. 3-18，克誠堂出版，2005
4) Woodbridge, P. D.：Changing concepts concerning depth of anesthesia. Anesthesiology, 18：536-550, 1957
5) Prys-Roberts, C.：Anaesthesia：A practical or impossible construct？ Br. J. Anaesth., 59：1341-1345, 1987
6) 上山博史 ほか：麻酔深度モニターを理解しよう：第3回 術中の脳波．LiSA，12：1266-1272，2005
7) Keifer, J.：Sleep and Anesthesia. In：Neural mechanisms of Anesthesia.（Antognini, J.E., et al., eds），pp. 65-74, Humana Press, 2010

8) Lang, E., et al.：Reduction of Isoflurane minimal concentration by remifentanil. Anesthesiology, 85：721-728, 1996
9) Antognini, J. F, et al.,：Over view. Movement as a index of anesthetic depth in humans and experimental animals. Comp Med., 55：413-8, 2005

プロフィール

上山博史（Hiroshi Ueyama）
関西労災病院麻酔科 部長
麻酔科研修は，さまざまな診療科の症例に触れる絶好の機会です．どのような過程を経てその診断に至ったのか，画像の読み方，術式や予後など，学ぶことがたくさんあります．麻酔科研修でさまざまな知識を吸収し，実力をアップしましょう．

第1章 現代の麻酔の概念の理解を目指す

2. 吸入麻酔による麻酔法

森本康裕

● Point ●

- 吸入麻酔薬の違いを理解して使い分ける
- 吸入麻酔薬と併用する鎮痛法（オピオイド，区域麻酔）が重要である
- 麻酔薬の過剰投与は覚醒遅延，過小投与は術中覚醒を引き起こす

はじめに

現在，吸入麻酔薬としてセボフルラン（セボフレン®）と，デスフルラン（スープレン®），場合によってはイソフルラン（フォーレン®）という3種類の麻酔薬を適宜使い分けることができる．それぞれの特徴を考え適切に選択していくことが重要である．また，**バランス麻酔**の概念を理解し，レミフェンタニル（アルチバ®）や区域麻酔（硬膜外麻酔，末梢神経ブロック）により適切な鎮痛を得ることもポイントである．

本稿ではセボフルランを中心に，レジデントが安全にかつ質の高い吸入麻酔管理ができるよう解説する．

1. 吸入麻酔薬とは

吸入麻酔薬は文字通り吸入によって使用する麻酔薬である．肺を経由して血液に溶解し，中枢神経に達することで麻酔作用を発揮する．

吸入麻酔薬のうち，揮発性麻酔薬は室温で液体であり，気化器を使用して目的の濃度に気化して使用される．

吸入麻酔薬の特性を示すのは，**最小肺胞濃度**と**血液/ガス分配係数**である．最小肺胞濃度（minimum alveolar concentration：MAC）とは皮膚切開を加えたときに50％のヒトで体動が認められない吸入麻酔薬の肺胞内濃度である．現在ではMACは脊髄反射の抑制度を示したものであることが判明しており，脳への作用の指標とはならないことが判明している．MACは吸入麻酔薬間の麻酔作用の力価を比較するのに適している（図1）．一方，**MACawake**は50％のヒトが言葉による簡単な命令に応答できるときの肺濃度である．セボフルランやデスフルランなど現在使用されている吸入麻酔薬のMACawakeは0.3〜0.4 MACである．MACはオピオイドの併用で大きく低下する（図2）[1]．一方，MACawakeはオピオイドの併用でもあまり変わらない．オピ

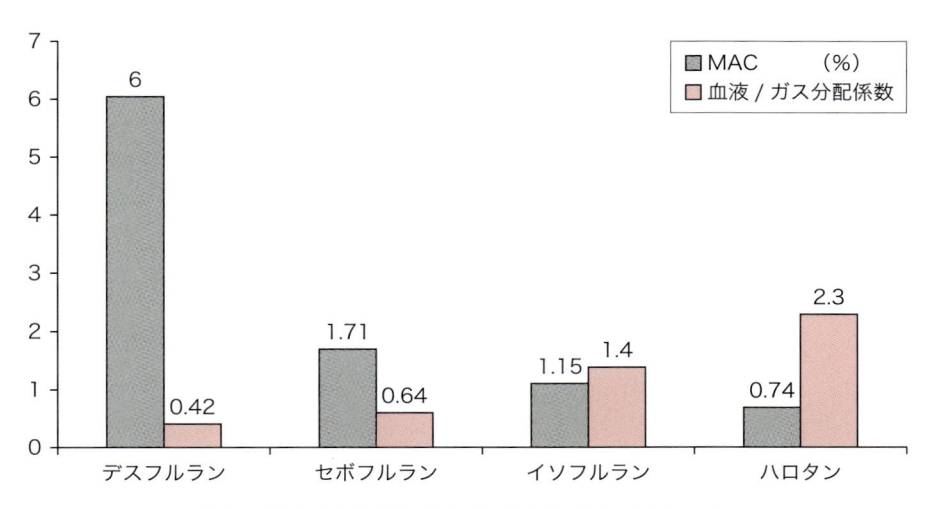

図1　各種吸入麻酔薬の1 MACと血液/ガス分配係数

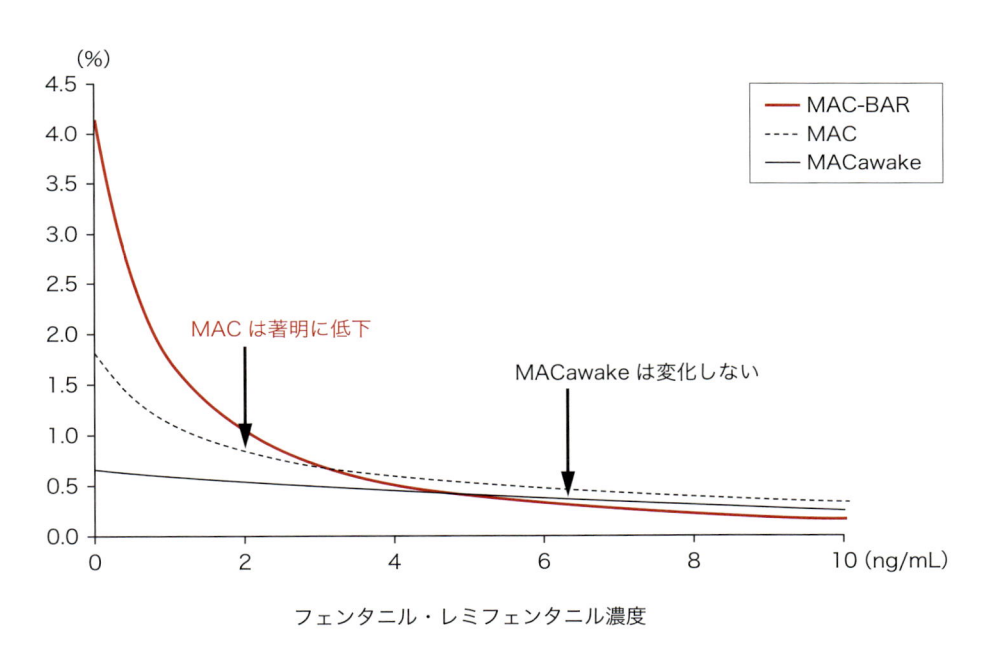

図2　オピオイドとセボフルランの相互作用
MAC-BAR：minimum alveolar concentration of blocking adrenergic responses
（文献2を参考に作成）

オイドの併用が一般的となった現在の麻酔ではMACawakeが麻酔管理上重要な数値である．
　血液/ガス分配係数は37℃1気圧において血液1 mLに溶ける麻酔ガスの量（mL）である．吸入麻酔薬の血液への溶解度を示す．血液/ガス分配係数が低い麻酔薬ほど血液に溶けにくく，麻酔の導入と覚醒が速い．
　セボフルランは現在，日本国内で最も頻用されている揮発性吸入麻酔薬である．イソフルランよりも血液/ガス分配係数が低く麻酔の導入，覚醒が速い．また，気道刺激性が低く吸入による

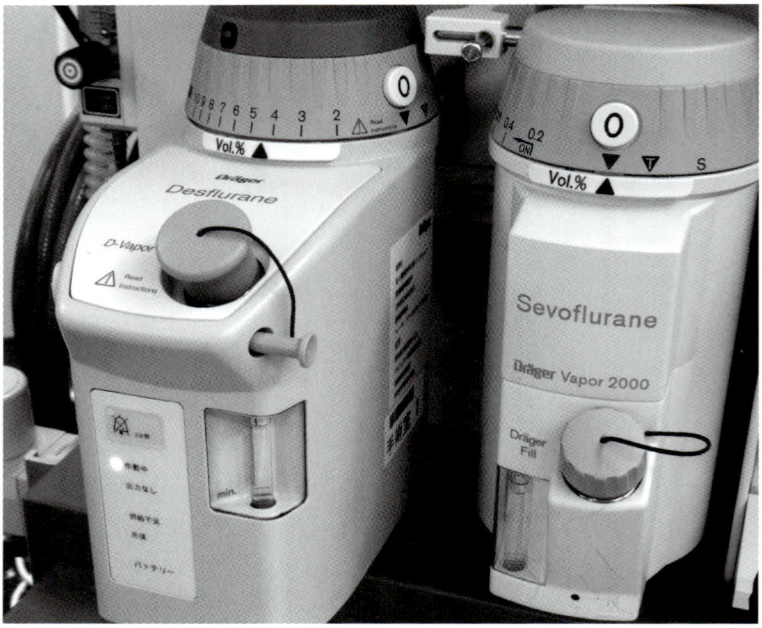

図3 デスフルランとセボフルランの気化器
麻酔器には切り替えスイッチが付いており,どちらかの麻酔薬しか使用できない.デスフルランは沸点が室温に近いため加温機能の付いた専用の気化器(左)が必要である.麻酔薬の残量アラームなどセボフルラン用気化器(右)よりも多機能である

導入にも適している.

デスフルランはセボフルランよりも血液／ガス分配係数が低く,覚醒の早い揮発性吸入麻酔薬である.マスクからの吸入による使用は気道刺激性があるために低濃度から徐々に濃度を上げていく必要がある.このため吸入による麻酔導入には適さない.また高濃度の吸入で頻脈となる.血液／組織分配係数はセボフルランよりも低く,長時間吸入させても組織への蓄積が少なく覚醒が早い.沸点は24℃と常温で気化するため専用の気化器が必要である(図3).

セボルランとデスフルランの違いは覚醒である.セボフルランとデスフルランでは麻酔覚醒までの時間には大きな差はないが,覚醒濃度以下への低下速度はデスフルランが速い.特に麻酔時間が長くなった場合に差が大きくなる(図4).したがって長時間の手術,特にすみやかな覚醒が要求される脳外科手術(電気生理学的モニタを使用しない場合)や予備力の少ない高齢者,あるいは日帰り手術などではデスフルランが適している.

2. 麻酔の実際

1 麻酔導入

吸入麻酔薬による麻酔導入には,静脈麻酔薬で入眠させてから吸入麻酔薬の投与を開始する方法と,吸入麻酔薬による吸入で導入する方法がある.吸入による麻酔導入は,小児や成人でも末梢静脈路確保が困難である症例で用いられる.通常は静脈麻酔で入眠後吸入麻酔の投与を開始する.

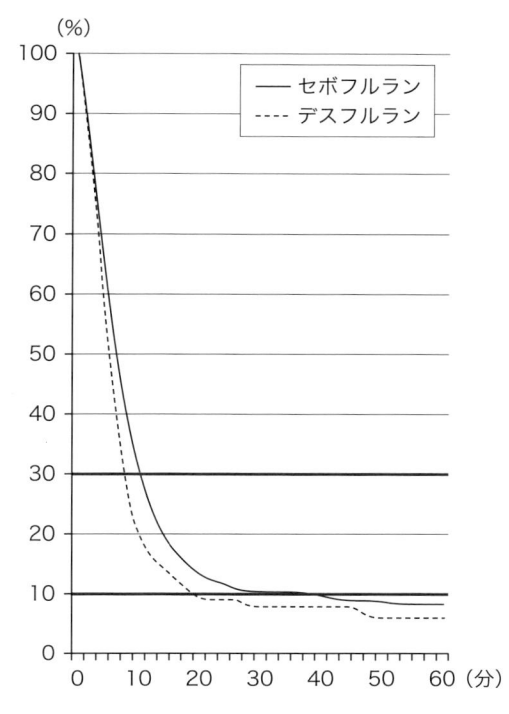

A）麻酔時間2時間　　　　　　　　B）麻酔時間6時間

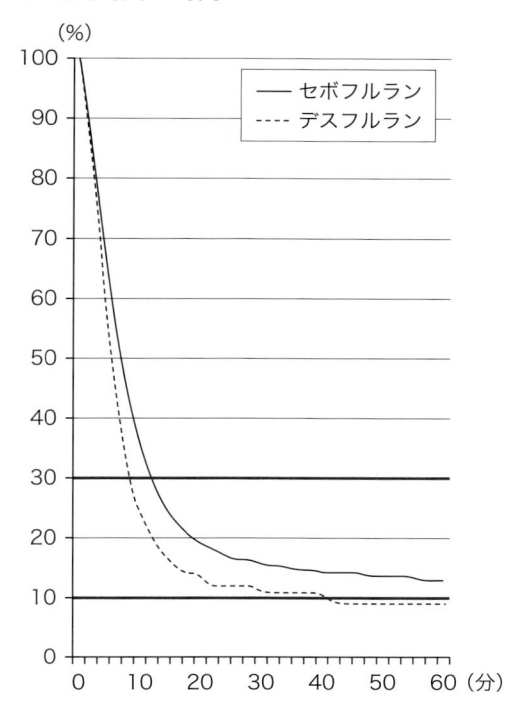

図4　セボフルラン，デスフルランからの覚醒
A）麻酔時間2時間，B）麻酔時間6時間．セボフルランとデスフルランを1 MACで2時間麻酔した後の脳内濃度の変化を麻酔薬投与終了時の濃度に対する変化（％）を示す．0.3 MACで覚醒するとすれば覚醒までの時間は麻酔時間，2時間，6時間ともにセボフルランとデスフルランで大きな差はない．しかし0.1 MACに低下するまでの時間はデスフルランで早く，6時間ではその傾向が著明である．長時間の麻酔後の認知機能や嚥下機能といった面ではデスフルランが有利であることが推測できる

　確実な静脈路を確保後，酸素投与を開始し，静脈麻酔薬を投与する．麻酔の導入には，プロポフォール（ディプリバン®）やミダゾラム（ドルミカム®），チオペンタール（ラボナール®）などが用いられる．また気管挿管時の循環変動を抑制するためにレミフェンタニルを併用する．
　プロポフォールを使用する場合，血管痛を抑制するためレミフェンタニルを先行投与するとよい．レミフェンタニル0.4～0.5 μg/kg/分で3分間投与後，プロポフォールを1～2 mg/kg投与する．患者の意識消失後は，レミフェンタニルは0.25 μg/kg/分に減量し，ロクロニウム（エスラックス®）を投与する．ロクロニウムの効果発現後（約2分後）に気管挿管する．気管挿管するまで麻酔薬を吸入させてもよい．セボフルランでは5％と高濃度の吸入が可能であるが，デスフルランは気道刺激性があるため3％から開始し少しずつ濃度を上げていく．吸入麻酔薬を使用しない場合は，気管挿管前にプロポフォールを再度1 mg/kg追加する．
　麻酔薬の吸入開始初期は血流の豊富な臓器への取り込みが多いので，気管挿管後は吸入酸素濃度を1 MAC程度に設定し新鮮ガス流量は手術開始までは6 L/分とする．

2 麻酔維持

　麻酔維持期は，吸入麻酔薬で十分な鎮静を得たうえでレミフェンタニルなどで手術侵襲に応じた鎮痛を図ることが重要である．レミフェンタニルの必要量は併用する吸入麻酔薬濃度によって異なる．0.25 μg/kg/分程度として，手術執刀後に血圧・心拍数・BISが変化しないように適宜増減する．

　レミフェンタニルと併用する吸入麻酔薬の濃度は0.7〜0.8 MACが一般的である．この濃度はMACawakeの約2倍と考えることもできる．この程度の濃度を維持すれば術中覚醒の頻度が少ないことも報告されている．BISモニタを参考に適宜調節するが，セボフルランでは1.2〜1.5％，デスフルランでは4.2〜5％程度が目安になる．若年者では高めに，高齢者ではこれよりも低めで維持することができる．維持すべきなのは呼気濃度である．呼気濃度は通常吸入濃度よりも少し低い．また，吸入濃度と呼気濃度の差は麻酔時間とともに小さくなっていく．新鮮ガス流量は通常2〜6 L/分で使用される．デスフルランは時間当たりの使用量が多くなるので1 L/分あるいはそれ以下の**低流量麻酔**（Advanced Lecture 参照）で使用している施設もある．

3 覚醒

　覚醒に向けて考えることは，まずレミフェンタニル以外の方法で鎮痛を得ることである．フェンタニル100〜200 μg程度の投与，静注できるNSAIDsのフルルビプロフェンの投与や創部の局所浸潤麻酔を考慮する．硬膜外麻酔を術後に使用する場合は，手術終了時に十分な効果が得られるように投与計画を立てる．

　通常の手術では，手術が終了しても術後のX線撮影などのためにすぐに麻酔を覚醒させることができない．手術が終了したら吸入濃度をMACawake程度まで下げてそのまま維持する．レミフェンタニルも0.05〜0.1 μg/kg/分程度を継続する．覚醒時に挿管チューブの刺激を抑制するにはこの程度のレミフェンタニルが有用である．

　手術部のX線撮影と確認，手術機材やガーゼカウント確認後に麻酔薬の投与を中止する．吸入麻酔からの覚醒で最も重要なのは換気である（図5）．換気を制限して自発呼吸の出現を促す方法もあるが，患者が覚醒するまで人工呼吸を継続する方法が確実である．覚醒時には通常純酸素とするが，新鮮ガス流量は10 L/分程度とする．セボフルランのMACawakeは0.5〜0.6％であるが，オピオイドを併用していること，呼気濃度よりも脳内濃度の低下が遅れることから通常呼気濃度がセボフラン0.2％，デスフルラン0.6％程度で覚醒する．覚醒までにスガマデクス（ブリディオン®）を投与しておく．

　患者を覚醒させる際は，患者への呼びかけと軽く肩をたたく程度にする．強い刺激で覚醒させると抜管後に刺激がなくなると再入眠してしまうことがある．患者の意識が出たら，呼吸数，呼吸回数，さらに筋弛緩モニターを付けていればTOF90％以上であることを確認後抜管する．

　覚醒後に注意すべきは患者の呼吸状態である．患者覚醒時には吸入麻酔薬が体内の組織に蓄積している．通常の換気が維持されていれば問題ないが，換気が制限されると血液中に還流する麻酔薬により，脳内濃度は再度上昇し患者が再入眠する可能性がある（図6）．

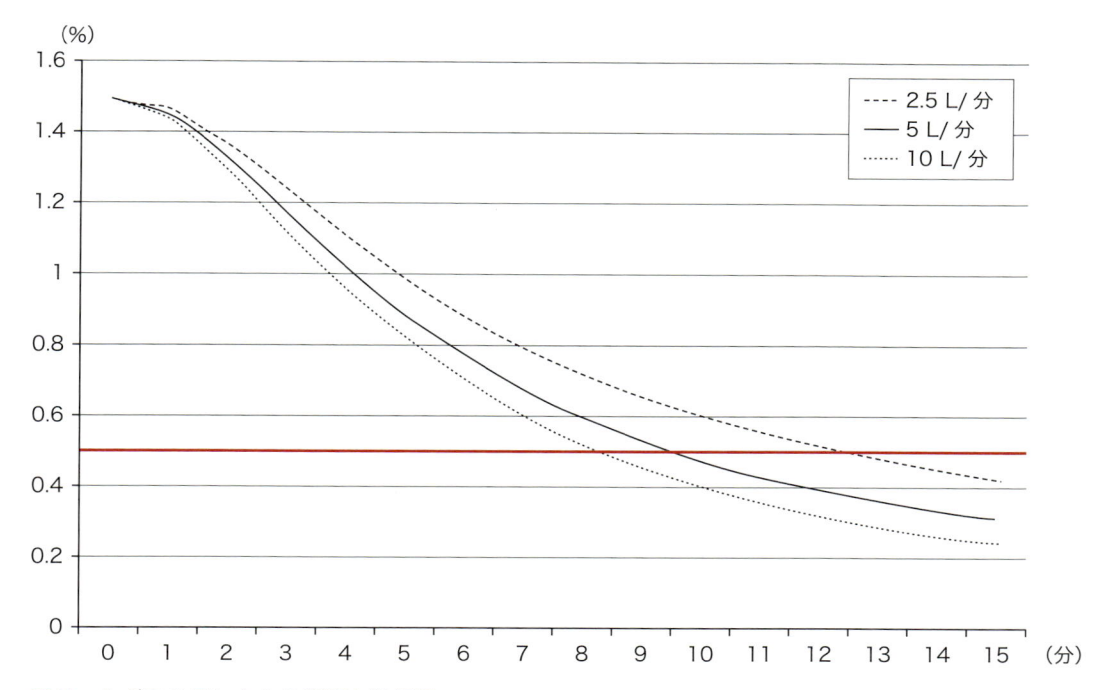

図5 セボフルランからの覚醒と換気量
セボフルランを1.5％で4時間麻酔後の覚醒を換気量を，2.5 L/分，5 L/分，10 L/分としたときの脳内セボフルラン濃度のシミュレーションである．換気量を制限すると覚醒が遅れることがわかる．赤線はMACawakeを示す

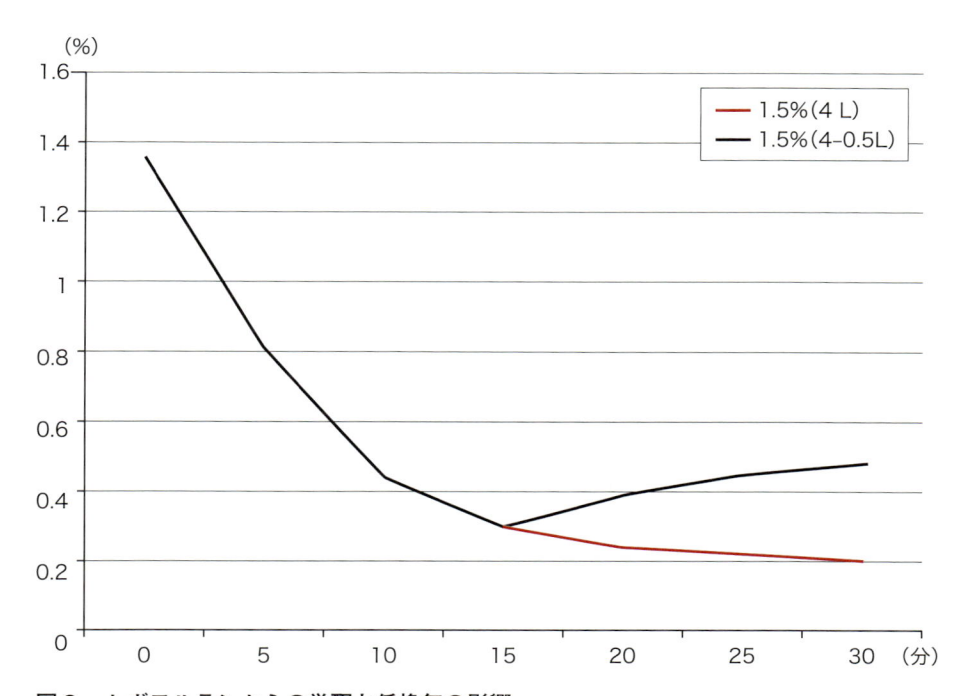

図6 セボフルランからの覚醒と低換気の影響
セボフルランから覚醒し，15分時点で抜管したものの呼吸抑制がみられたとき（換気量4 L/分→0.5 L/分）のシミュレーションである．セボフルラン濃度は上昇し，患者は再入眠する可能性がある〔1.5％（4-5 L）〕

Advanced Lecture

■ 低流量麻酔

　麻酔薬の低流量（通常1～2 L/分）での投与を低流量麻酔という．

　低流量麻酔の利点は，低コストであること，吸気の加湿とそれによる体温の維持効果がある．欠点は，麻酔薬および酸素濃度低下の危険，一酸化炭素など，揮発性麻酔薬の分解により生成される有毒物質の蓄積である．また，低流量のままでは麻酔薬濃度を急激に変化させることができない．

　低流量麻酔で注意すべきなのは気化器からの供給濃度（Fd）と肺胞濃度（FA）との差である．低流量麻酔時には希望する麻酔薬濃度を上回る濃度を投与し，呼気濃度をガスモニターで確認する必要がある．

おわりに

　吸入麻酔薬の利点は患者が呼吸している限り確実に投与できる点にある．このためレジデントにとっては使いやすい麻酔薬といえる．本稿で示した薬物動態シミュレーションはパソコンやiPhoneで簡単に行うことができる．薬物動態を理解すると吸入麻酔による全身麻酔はもっとスムーズにかつ安全に行うことができる．

文献・参考文献

1) 金澤正浩，鈴木利保：吸入麻酔薬．「周術期管理チームテキスト（第2版）」（日本麻酔科学会・周術期管理チームプロジェクト/編），pp. 316-322，2011
2) Katoh, T., et al.：The effect of fentanyl on sevoflurane requirments for somatic and sympathetic responses to surgical incision. Anesthesiology, 90：398-405, 1999
3) Eger, E. I.：Ⅱ. Inhaled anesthetics. In：uptake and distribution. Miller's Anesthesia 7th edition.（Miller, R. D. ed.）pp. 539-559, Churchill Livingstone, 2010
　↑吸入麻酔薬を理解するバイブル．英語に自信がなければまず日本語訳から（1つ前の版）試してみよう．
4) 森本康裕：吸入麻酔シミュレーション．Anesthesia 21 Century, 11：26-31, 2009
　↑インターネットからダウンロード可能．吸入麻酔薬シミュレーションソフトのGasManを使ったシミュレーションを示す．
5) 森本康裕：麻酔科医のためのiPad活用法「AnestAssistの使用法」．LiSA，18：712-715, 2011
　↑iPhone/iPad用の麻酔薬物動態シミュレーターAnestAssistの使用法について．

プロフィール

森本康裕（Yasuhiro Morimoto）
宇部興産中央病院麻酔科
専門：超音波ガイド下末梢神経ブロック，麻酔薬の薬物動態，中枢神経モニター
吸入麻酔薬による全身麻酔，一見退屈ですが本稿を参考にちょっと薬物動態を考えるだけできっと面白さが理解できると思います．

第1章 現代の麻酔の概念の理解を目指す

3. TIVA による麻酔法

増井健一

● Point ●

- TIVA に使用する主な薬剤はプロポフォール，レミフェンタニル，フェンタニル
- プロポフォールの効果を麻酔導入時に評価
- トランジショナルオピオイドをうまく利用した術後鎮痛

はじめに

　TIVA（total intravenous anesthesia：全静脈麻酔）とは，静脈内投与薬剤のみで行う全身麻酔のことであり，日本では全身麻酔薬の**プロポフォール**（1％ディプリバン®注，1％プロポフォール®注）とオピオイド（麻薬）の**レミフェンタニル**（アルチバ®静注用），**フェンタニル**（フェンタニル®注射液）を用いて行われるのが一般的である．麻酔の考え方については**1章-1**を参照されたい．

　本稿では，プロポフォールとレミフェンタニルによる気管挿管を併用した全身麻酔時の投薬方法について，リスクの低い成人を対象にしたときの具体的方法を解説する．以下の解説では，基本的には投与量や投与速度ではなく薬剤濃度を用いて説明を行う．薬剤の効果は投与速度ではなく濃度で決まるからである．全身麻酔薬やオピオイドの投与に関しては濃度で論じられるのが一般的である．

　全身麻酔薬やオピオイドの薬剤濃度を連続的に実測できると有用だが，そのような方法はない．プロポフォールについては血漿濃度を臨床の現場で短時間のうちに実測する機器[1〜3]が発売はされているものの一般的ではない．そこで，薬物動態モデルに基づいた予測濃度を利用することが世界的に受け入れられている．安全な麻酔管理のためにも，何らかのソフトウェア[4]による薬物濃度シミュレーションを活用することを強く薦める．

　また，術後鎮痛へのスムーズな移行方法についても本稿の最後に解説する．なお，小児のTIVAについては割愛する．

1. 麻酔導入（麻酔開始〜気管挿管〜手術開始前）

　ここではプロポフォールの効果を判定しやすく，かつシンプルな方法を紹介する（**図1**）．

```
プロポフォール持続投与
反応消失の確認（プロポフォール効果の確認）
筋弛緩薬ボーラス投与（反応消失の確認後）
レミフェンタニル持続投与（反応消失の確認後）
気管挿管（筋弛緩薬投与数分後）
                                              時間
```

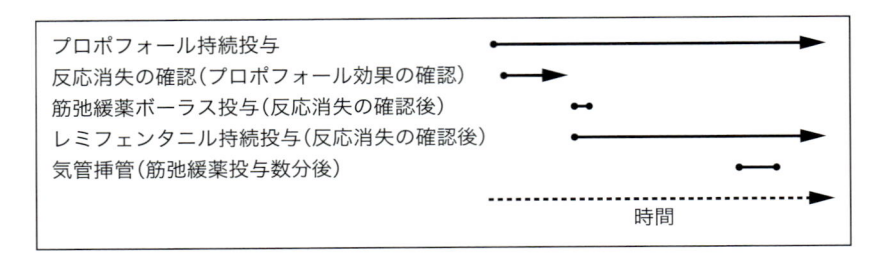

図1　麻酔導入時の投薬，反応消失の確認と気管挿管のタイミング
ここにあげた投薬の順序は1例である．レミフェンタニルの反応消失への影響を
ゼロにするためにはこの順序にする必要がある

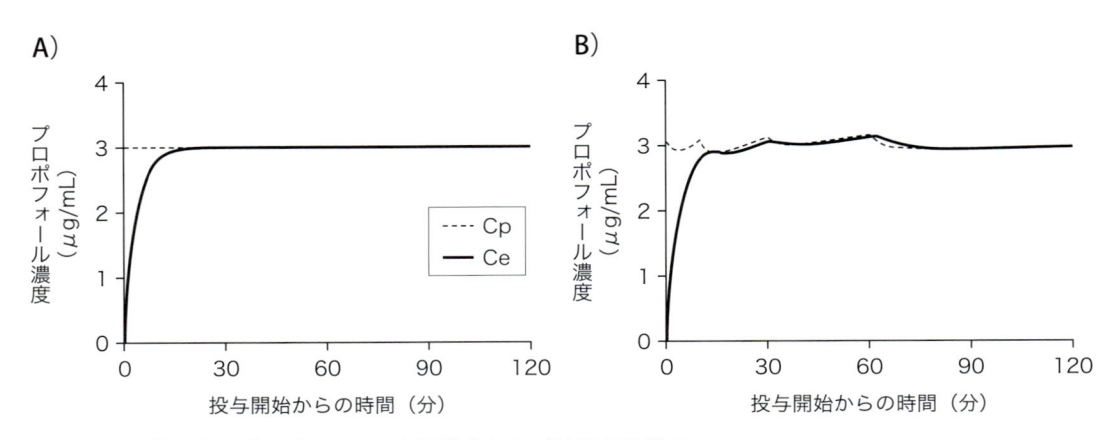

図2　麻酔導入時のプロポフォール血漿濃度および効果部位濃度
A）TCIで血漿濃度が3μg/mLとなるように設定して投与を開始した場合の血漿濃度（Cp，点線）と効果部位濃度（＝プロポフォールが効果を発揮する部位の濃度：Ce，太線）の経時変化．B）血漿濃度がおよそ3μg/mLとなるよう，0.7 mg/kgボーラス（急速）投与し，すぐに10 mg/kg/時で10分間，その後8 mg/kg/時で20分間，7 mg/kg/時で30分間，6 mg/kg/時で60分間持続投与した場合のCpとCe

■1 導入その1

　まず，プロポフォールの投与を開始する．Diprifusor® を用いてtarget controlled infusion〔TCI：薬物動態モデルを利用して投与速度を調節しながら計算上の薬剤濃度（予測濃度）が一定になるように薬剤を投与する方法〕で投与する場合，3μg/mLの設定で投与を開始する．TCIができない場合は，0.7 mg/kg程度をボーラス投与（急速投与）し，すぐに10 mg/kg/時で10分間，その後8 mg/kg/時で20分間，7 mg/kg/時で30分間，6 mg/kg/時で60分間投与すると，およそ120分間3μg/mLの設定でTCIを行った場合と同等の投与となる（**図2**）（プロポフォールを3μg/mLの設定でTCIを用いた場合の，ポンプによる初期投与量は約0.7 mg/kgである）．投与を開始したら，プロポフォールの効果を観察し，**プロポフォールが効きやすいか，効きにくいか，そのどちらでもないか**，の3段階で効果の評価を行う．具体的な効果の評価方法については後述の**3）効きやすさの判定**に解説した．

1）投与量について

　ここまでの内容を理解するために考え方を含め詳細を解説しておく．まず，上記で提示した導入方法による麻酔導入時のプロポフォール投与量は約0.7 mg/kgである．プロポフォールを例えば2 mg/kg投与すれば，ほとんどすべての人で投与後短時間のうちに声かけに対する反応が消失

する．しかし，「プロポフォールの効果を判定しつつ麻酔を導入」したいのであれば，ボーラス投与量1.5～2 mg/kg（TCIで初期設定濃度6～8 μg/mLとした場合の初期ボーラス投与量）は，効きやすさを判定する投与量としては多すぎる．

2）プロポフォール効果の評価手段について

プロポフォールは全身麻酔薬であり，期待される効果は**「無意識」「無記憶」**である．通常は「患者に声をかけながら，患者の反応がなくなる」ことを観察する．意識とは患者の主観であり，他覚的に患者の意識を評価することは不可能である．記憶は，事後に記憶が残っているかどうかを確認することはできても，今現在の状態で記憶が残る状態かどうかを評価することはできない．つまり，プロポフォールに期待する「無意識」「無記憶」という効果を麻酔導入時に直接確認することはできないため，代わりに「反応の消失」を評価する．筆者は「深呼吸してください」と言って，深呼吸ができるかどうかを確認している．筆者の経験によれば，「○○さん」と名前を呼んで反応を確かめる「呼名応答」を得られないときでも，深呼吸を促すと深呼吸をしてもらえることが少なからずある．深呼吸を促す代わりに，開眼を促すなど何らかの簡単な指示でもよいだろう．

3）効きやすさの判定

さて，「効きやすい」「効きにくい」などの判定方法だが，ひとつ考えられる評価の指標は，投与開始時から反応消失時までの時間だろう．しかし，この方法は輸液速度や血流速度に大きく影響される．そこで，プロポフォールが効きはじめてから反応消失するまでの時間の長さを評価の指標とする方法が考えられる．筆者は「何か感じが変わってきましたか？」などと尋ねることでプロポフォールの効きはじめを評価している．そして，効きはじめから反応消失までの時間が短い患者は「効きやすい」，効きはじめてもなかなか反応消失しない患者は「効きにくい」，そのどちらでもない場合「効きやすくも効きにくくもない（平均的な効き）」として効果を判断する．

2 導入その2

効きやすさの効果判定ができたら，反応未消失の患者では，反応が消失するようにプロポフォールの投与濃度をさらに上昇させる．反応消失後，筋弛緩薬とレミフェンタニルの投与を開始する．挿管刺激時の心拍数もしくは平均血圧の15％上昇を，50％の患者で抑制するレミフェンタニル濃度は4.6 ng/mLで，95％の患者で抑制するレミフェンタニル濃度は6.0 ng/mLである．0.5 μg/kg/分で持続投与すると，レミフェンタニル濃度は3分弱で4.6 ng/mLに達するが，麻酔導入時の忙しさで投与速度をそのままにしてしまうと，30分ほど濃度は上昇し続け，低血圧や徐脈などの副作用がみられることが多い．筋弛緩薬の投与とほぼ同時に2.0 μg/kg/分で10～20秒間投与（もしくは20～50 ng程度ボーラス投与）しその後0.2～0.3 μg/kg/分で投与すると，（TCIに似た投与となり）濃度が高くなりすぎることを防げる．

筋弛緩薬の効果が得られたら挿管する．その後，プロポフォールとレミフェンタニルの投与速度は適宜調節する．

挿管後，プロポフォールとレミフェンタニルの投与濃度を麻酔維持に必要な濃度に変更する〔後述の**2．麻酔維持（手術開始～手術終了）**を参照〕．

手術開始まで数十分ほどの時間があるときには，レミフェンタニルの投与濃度を一時的に手術に必要な濃度より低くしておくと，低血圧などの副作用を避けやすい．

●プロポフォールを先に投与する理由

プロポフォール注入時痛があるため，麻酔導入時にはレミフェンタニルやフェンタニルなどを先行投与する方法もある．しかしここでは，あえてプロポフォールを先行投与するとした（図1）．

なぜならプロポフォールだけの効果を評価したいからである．全身麻酔薬プロポフォールの効果を判定するときに「反応の消失」を指標としているが，レミフェンタニルを同時に投与すると「反応が消失」時のプロポフォール濃度は低くなる．手術中にもレミフェンタニルを投与するのだから何の問題ないだろうと思うかもしれないが，**麻薬は記憶に影響しない**という研究結果がある[5, 6]．つまり，「反応消失」と「無記憶」は違う事象であり，麻薬によって「反応を消失」させるプロポフォール濃度は低くなるが，「無記憶」を引き起こすプロポフォール濃度は低くならない，と考えておくのが安全である．プロポフォール単剤を投与したときに，個々の患者において反応消失させるプロポフォール濃度と無記憶を引き起こすプロポフォール濃度の関係は明らかではないが，少なくともプロポフォールを先行投与することで，プロポフォールの効果を過大評価する可能性を低くすることができる．

2. 麻酔維持（手術開始～手術終了）

1 プロポフォールの維持濃度

　もし，プロポフォールの濃度が○μg/mL（＝覚醒濃度）になったら覚醒する，とわかっていたならば，維持濃度をどの程度にするかを決めるのはそれほど難しくない．なぜなら，脳波の解析結果などから維持濃度は［覚醒濃度］＋1μg/mL前後に保てば十分であろうことがわかっているからである（脳波の解析をどれだけ厳密に行っても無意識，無記憶を確認することはできないので，残念ながら現状では「十分であろう」と言うのが精一杯である）．

　常識的に考えて，麻酔導入時の反応消失したときの'本当の'プロポフォール効果部位濃度（＝プロポフォールが効果を発揮する部位の濃度）と覚醒時の'本当の'効果部位濃度は，おそらくほぼ同一であろうが，実際に臨床現場などで個々の患者ごとに「反応消失時の'計算上の'効果部位濃度」と「覚醒時の'計算上の'効果部位濃度」の2つを比較してみると，両濃度は一致しないことも多い．麻酔導入時のプロポフォール効果部位濃度の薬物動態モデルによる予測精度の問題[7]や，創痛とオピオイドの効果のバランスなどが絡むからである．

　つまり，麻酔導入時の計算上の効果部位濃度を鵜呑みにしてその後の麻酔維持濃度の参考にする方法には，危険が潜んでいるということである．実際に術中覚醒してしまったという症例報告もなされている．

　もし，およその覚醒濃度をある程度正確に予測できれば，その濃度に約1を加えることで維持濃度を決めることができる．

　では，どのようにしたらおよその覚醒濃度を予測できるだろうか．

　先述の **1 導入その1と3）効きやすさの判定**でプロポフォールの効きやすさを導入時に3段階で判定する方法を解説した．また，われわれの未発表データによれば，プロポフォールとオピオイドによる全身麻酔（患者の年齢は56±17歳，身長161±10 cm，体重60±12 kg，女性51名・男性58名）における抜管時（覚醒後数分程度）のプロポフォール効果部位濃度は平均1.36μg/mLで0，10，25，75，90，100パーセンタイルの濃度は0.45，0.99，1.15，1.58，1.97，3.45である．少し言い換えると50％の患者は効果部位濃度1.15～1.58μg/mLで，80％の患者は0.99～1.97μg/mLで覚醒し抜管できた，ということである．効きやすさと抜管時の効果部位濃度のデータを合わせて考えると，麻酔導入時にプロポフォールの効きが平均的であるとすれば覚

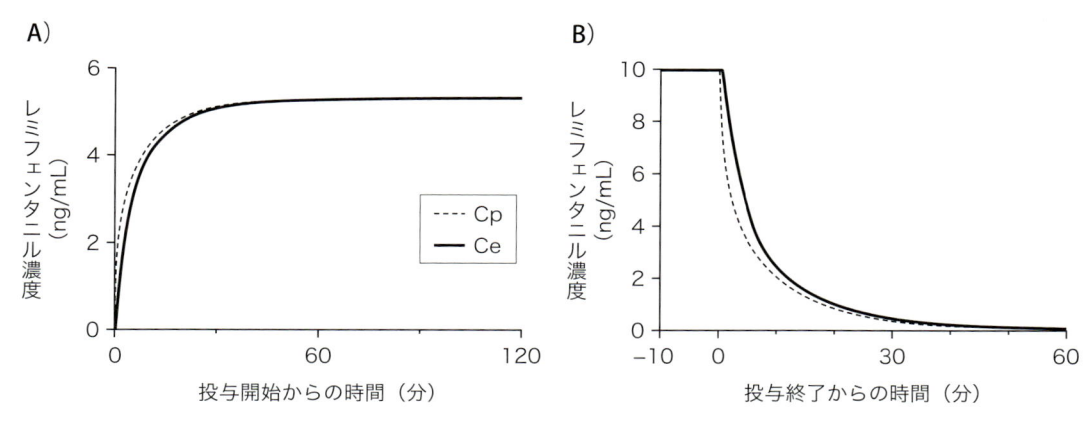

図3 持続投与開始後2時間と，持続投与終了後1時間のレミフェンタニル血漿濃度および効果部位濃度
A）70 kg，170 cm，40歳の男性に0.2μg/kg/分で持続投与したときのCp（点線）とCe（太線）の経時変化．B）レミフェンタニル濃度が10 ng/mLで安定しているときに投与中止した後のCpとCe．投与中止約5分で効果部位濃度が中止前の半分に，約10分で1/4になる．このグラフの縦軸の数値を，任意の数字を乗じて見ることもできる．つまり，例えば2，4，6，8，10 ng/mLを1，2，3，4，5 ng/mLとしてみてもよい

醒濃度は1.2μg/mL前後，効きやすい患者の覚醒濃度は1μg/mL前後またはそれ以下，効きにくい患者の覚醒濃度は1.5〜2.0μg/mLもしくはそれ以上，などと予想することができる．この数値に1を加えた数値が導入時の効果の評価により「適切と予想される維持濃度」と判断できる．ただしあくまで予測であるので，実際には，麻酔導入時の情報のみではなく，脳波モニターの情報などを加味して決定するとよい．脳波モニターに関しては参考文献を参照されたい[8]．

2 レミフェンタニルの濃度調節

　レミフェンタニルは基本的に持続的に投与するオピオイドである．持続投与すると急激に濃度が上昇し30〜60分でほぼ定常状態となり，濃度が一定になる（図3A）．投与を止めると，約5分で効果部位濃度が投与中止前の半分に，約10分で1/4になる[9]（図3B，このように濃度の調節がすみやかな薬剤はソフトドラッグと呼ばれる）．

　手術中は侵害刺激（1章-1参照）の強さに合わせて濃度を調節する．投与を中止すれば濃度がすみやかに減少するので，手術中はストレスを確実に軽減するため高めの濃度で維持するという考え方もあるが，レミフェンタニルを高濃度で維持すると手術創の慢性疼痛が増加するという論文[10]を読むと，適度な濃度で投与する方がよいように思われる．

3 徐脈，低血圧への対処

　TIVAでは麻酔中に徐脈や低血圧になることがしばしばある．副作用を減らすためには投与している薬剤の濃度を減らせばよいと考えるかもしれないが，もしそのときのプロポフォール効果部位濃度が，無意識・無記憶を得るのに適切な濃度だったとしたら，プロポフォールの濃度を下げると術中覚醒してしまうかもしれない．したがって，明らかに過剰な濃度と考えられるのでなければ，昇圧薬を投与するなどで対処すべきである．

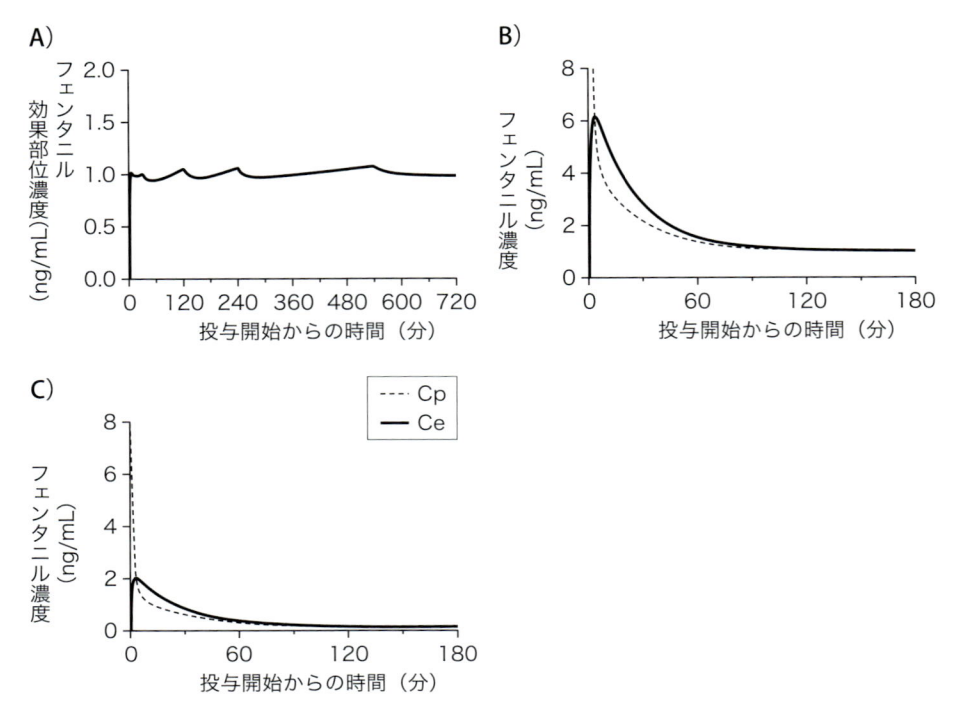

図4 さまざまな投与条件によるフェンタニル濃度の経時変化（50 kgの患者に投与した場合）

A）フェンタニルを40μg急速投与し，その後90μg/時で0.5時間，70μg/時で1.5時間，50μg/時で2時間，35μg/時で5時間，25μg/時で3時間，計12時間投与したときのフェンタニルCe（太線）．B）フェンタニルを300μg急速投与し，その後25μg/時で投与したときのCp（点線）とCe．C）フェンタニルを100μg急速投与したときのCpとCe

４ トランジショナルオピオイド（スムーズな術後鎮痛に向けて）

　術後に鎮痛薬が必要なほど痛みが生じる症例で，他の鎮痛法を併用しない全身麻酔を行う場合を考える．もし，手術中にレミフェンタニルだけを投与したならば，術後早期に痛みを感じはじめる．痛みを抑制するには術中からのフェンタニル投与や，フルルビプロフェンなどのNSAIDsの投与が必要となる．このように，レミフェンタニルの投与時に術後鎮痛をめざして投与する中〜長時間作用性のオピオイドのことを**トランジショナルオピオイド**という．

　術後に長時間フェンタニルを残存させるためには，麻酔開始後のなるべく早い時間にフェンタニルの投与を開始するとよい．フェンタニルは投与時間が長くなると蓄積性が増し，その後の濃度減少がゆっくりになる．術後鎮痛に必要なフェンタニルの濃度は手術の種類や患者によって異なるが，一般的にはフェンタニル効果部位濃度を1 ng/mL程度にしておくと，ある程度の痛みを抑えることができ，かつ副作用である呼吸抑制が生じる可能性が低い（高齢者や痛みが少ない場合はこの限りではないので注意）．

　麻酔からの覚醒時にフェンタニル濃度を1 ng/mLとする方法をいくつか紹介する（図4）．1つは薬物動態シミュレーションやあらかじめ計算しておいた投与計画を用いて，手術中からフェンタニルの濃度を1 ng/mL程度となるよう投与することである（図4 A）．この方法は手術時間の長さに影響されず容易に濃度を調節することができる．

別の方法としては，あらかじめ手術の開始時にある程度のフェンタニルをボーラス投与し，その後すぐに持続投与を開始する方法がある．50 kgの患者に300 μgのフェンタニルをボーラス投与し，すぐに25 μg/時で持続投与を開始すると，ボーラス投与後短時間で効果部位濃度がピークを向かえた後濃度が減少し，約2時間後にフェンタニルの効果部位濃度は1 ng/mLに収束し安定する[11]．

手術の終了間際にフェンタニルを100 μg程度投与する方法では投与後45分もすると効果部位濃度は1 ng/mLを大きく下回る[12]ので，術後鎮痛が長時間必要となる症例には推奨できない．

3. 麻酔からの覚醒と抜管

1 プロポフォールの濃度減少と覚醒

過剰な濃度で投与していなければ，通常プロポフォールの投与中止後20分程度の時間があれば覚醒する．プロポフォールを一定濃度で投与し続けても，投与を止めれば平均的には約20分で濃度が半分になる[13]ことがわかっているので，覚醒濃度の2倍以下の維持濃度にしておけば20分以内に覚醒する．手術終了後にX線撮影を行うのであれば，手術終了時にプロポフォールの投与を終了すれば，X線写真の確認から覚醒までの時間はそれほど長くならない．

さて，プロポフォールがとても効きやすい患者のことを考えてみる．覚醒濃度が0.6 μg/mLの患者の場合，**1 プロポフォールの維持濃度**で述べた適切と考えられる維持濃度は1.6 μg/mLである．すると，この濃度は覚醒濃度の2倍以上である．薬物動態シミュレーションを行ってみると簡単にわかるが，もし，1.6 μg/mLで例えば4時間プロポフォールを持続投与すると覚醒までに約30分，8時間投与すると約40分必要となる．このような場合に，覚醒をすみやかにするために，無理に維持濃度を減少させるのは術中覚醒の危険を増すだけである．薬剤が効きやすい患者を安全に麻酔するためには，**長い覚醒時間が必要になる場合がある**ことも理解しておく必要がある．

2 プロポフォールとレミフェンタニルによるTIVAの場合

TIVAをプロポフォールとレミフェンタニルのみで行っている場合，抜管時にはレミフェンタニルの効果部位濃度が1 ng/mL程度まで下がっている必要がある．濃度が高いと，プロポフォールの濃度が十分に減少して覚醒しても呼吸が再開しない．レミフェンタニルは超短時間作用性オピオイドであるが，手術終了時まで高濃度でレミフェンタニルを投与していれば，自発呼吸の再開まで時間がかかることもある．前述のとおり，濃度が1/4になるまでは約10分，1/8になるまでは20分弱の時間が必要である．覚醒しても呼吸が再開せず，挿管されている患者に苦痛がなければ，自発呼吸が再開するのを待ってから抜管すればよい．挿管刺激による咳反射で体動してしまうときは，指示動作に応じられることを確認できていれば，抜管して自発呼吸を促せばよい．

3 フェンタニル併用時の注意点

フェンタニル効果部位濃度を覚醒時に1 ng/mL程度にしておくのであれば，覚醒時にレミフェンタニルの濃度が0に近くならないと自発呼吸が再開しないことすらある．フェンタニル効果部位濃度は，2 ng/mLを超えると有意な呼吸抑制が出現するとされている[14]が，当然，患者によっ

て呼吸抑制が生じる濃度は異なる．フェンタニルとレミフェンタニルの力価の比についてはさまざまな見解があるが，およそ1：1と考えられている．この場合，ある患者においてフェンタニル濃度が1 ng/mL，呼吸抑制が生じるオピオイド濃度が1.5 ng/mLのとき，レミフェンタニル濃度は0.5 ng/mLを下回る必要がある．

4 TIVAにおける標準的な覚醒と抜管

覚醒時には強すぎる刺激（気管内吸引，体を大きく揺する）を避け，名前を呼ぶなどの声がけで覚醒の確認をする．TIVAでは抜管直前まで自発呼吸が出現せず，覚醒直前まで人工呼吸器での換気が可能であることが多い．覚醒したら呼吸器を止め，自発呼吸が出現するか，もしくは深呼吸を促して呼吸が可能かどうかを確認する．呼吸が可能であればすぐに抜管する．

抜管後に注意しなければいけないことは，十分な自発呼吸と気道狭窄がないかの確認である．抜管後は挿管チューブなどの刺激がなくなること，また，オピオイドを使っていることから，抜管後すぐに呼吸回数や換気量が十分とならない場合もある．オピオイド投与時には，声をかけて返答があっても，自発呼吸が再開していないこともあることを強く認識しておかなければならない．

おわりに

プロポフォール，レミフェンタニルによるTIVAおよび，トランジショナルオピオイドとしてのフェンタニルの使用方法について解説した．TIVAは，手術室だけではなく集中治療室で行う場合もあるので，将来，麻酔科医をめざす人もそうでない人も十分に学んでほしい．

> 注：本稿の予測濃度の計算に用いた薬物動態モデルであるが，プロポフォールはMarshらのモデル，レミフェンタニルはMintoらのモデルである[15, 16]．

文献・参考文献

1) Liu, B., et al.：Performance evaluation of a whole blood propofol analyser. J Clin Monit Comput. 26：29-36, 2012
2) 増井健一，風間富栄：レミフェンタニル投与の血中濃度シミュレーション．麻酔，56：1287-1295, 2007
3) 増井健一，風間富栄：薬物動態シミュレーションと薬物動態モデル．臨床麻酔，34：445-455, 2010
4) 「静脈麻酔/TCIソフトウェアガイドブック」（内田整，中尾正和/編著），克誠堂出版，2003
5) Veselis, R. A., et al.：The comparative amnestic effects of midazolam, propofol, thiopental, and fentanyl at equisedative concentrations. Anesthesiology, 87：749-764, 1997
6) Iselin-Chaves, I. A., et al.：The effect of the interaction of propofol and alfentanil on recall, loss of consciousness, and the Bispectral Index. Anesth Analg, 87：949-955, 1998;
7) Masui, K., et al.：The performance of compartmental and physiologically based recirculatory pharmacokinetic models for propofol：a comparison using bolus, continuous, and target-controlled infusion data. Anesth Analg, 111：368-379, 2010
8) 萩平 哲 ほか：麻酔脳波モニターを理解しよう 脳の生理学と麻酔．LiSA, 13：64-71, 2006
9) 増井健一：レミフェンタニルのTCI．LiSA, 11：572-576, 2004
10) van Gulik, L., et al.：Remifentanil during cardiac surgery is associated with chronic thoracic pain 1 yr after sternotomy. Br J Anaesth, 109：616-622, 2012

11）林　和子 ほか：シミュレーションに基づいた IV-PCA メニューの設定と応用．日本臨床麻酔学会誌，32：814-820，2012
12）増井健一：麻酔科学レクチャー．「創刊号 麻酔の現況と展望」（森田潔 ほか/編），：143-148，総合医学社，2009
13）増井健一：TIVA 総論Ⅱ．「今日から実践できる TIVA」（木山秀哉/編）：47-63，真興交易 医書出版部，2006
14）Peng, P. W. & Sandler, A. N.：A review of the use of fentanyl analgesia in the management of acute pain in adults. Anesthesiology, 90：576-599, 1999
15）Marsh, B., et al.：Pharmacokinetic model driven infusion of propofol in children. Br J Anaesth, 67：41-48, 1991
16）Minto, C. F., et al.：Influence of age and gender on the pharmacokinetics and pharmacodynamics of remifentanil. I. Model development. Anesthesiology, 86：10-23, 1997

プロフィール

増井健一（Kenichi Masui）
防衛医科大学校麻酔学講座
専門：麻酔関連薬剤の薬物動態力学

麻酔とは，臨床薬物動態力学の実践でもあります．薬物濃度と薬剤効果の関係はどのような薬を投薬するときにも考えるべきことです．麻酔科の研修では，薬剤効果を評価しながらじっくり患者さんに向き合う時間を持ってもらいたいです．
Windows用のフリーの薬物動態シミュレーションソフト（プロポフォール，フェンタニル，レミフェンタニルのシミュレーション用）を http://www.masuinet.com/ （2013年4月閲覧）に載せています．

第2章　基本手技の習得を目指す

1. 末梢静脈確保（成人）

内田　整

> **Point**
> ・静脈留置針の構造を理解して穿刺を行う
> ・適正な部位を適正な力で駆血する
> ・カニューレ留置が完了するまで，静脈の緊張を解除しない

はじめに

　末梢静脈確保は日常的に行う最も基本的な手技の1つである．麻酔・集中治療領域では静脈ルートによる薬物投与がほとんどであり，静脈確保は患者管理の第一歩である．本稿では，①静脈留置針の構造を理解して，②静脈確保に適した血管を同定し，③適正な駆血を行い，④正しい手技で穿刺する，という手順に沿って，末梢静脈確保のポイントを解説する．

1. 静脈留置針の構造を理解する

　静脈留置針は金属の内針と合成樹脂製のカニューレ本体で構成されている．金属針には透明なチェンバーが付属しており，そこで血液の逆流を確認できる．一部の留置針では金属針に側孔が設けられており，カニューレと金属針の隙間で血液の逆流が確認できる製品もある．
　留置針の針先を見ると，**金属針の先端とカニューレ本体の先端との間に2～3 mm（注）の距離が存在する**（図1）．この距離を意識して穿刺することが血管確保のコツの1つである．製品によって針の切れ具合やカニューレの特性が異なることにも注意する．道具が変われば用いる技術もそれに合わせることが大切である．

> 注）カテーテル先端から金属針先端までの距離は製品により異なる．使用の際に，それぞれの製品で距離を確認する．

2. 静脈確保に適した部位

　確保する静脈は，穿刺が容易で，その後の管理がしやすく，かつ合併症が発生しにくい部位を

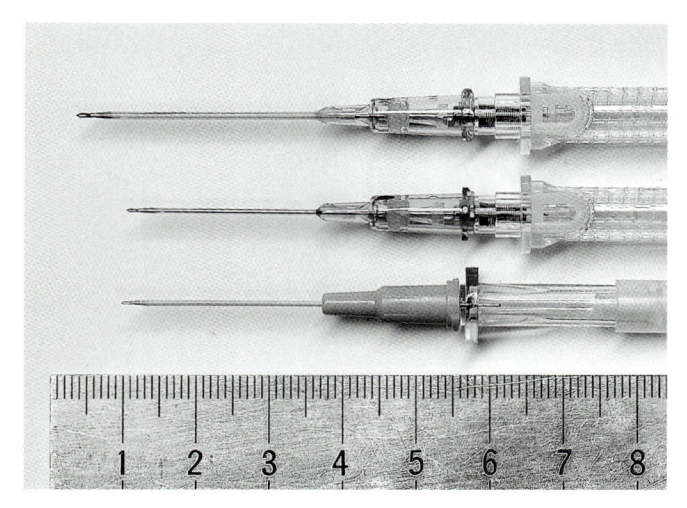

図1　静脈留置針
静脈留置針は，金属針の先端とカニューレ本体の先端との間に2～3 mmの距離が存在する．この距離は一定ではなく，メーカーやサイズにより差がある．写真は上から，スーパーキャス20 G，スーパーキャス22 G（ともにメディキット），BD Angiocath™ 22 G（日本ベクトン・ディッキンソン）Color Atlas①参照

選択する．表在性の静脈が候補となるが，一般に，手背の静脈や前腕の皮静脈が第一選択である（図2）．**手関節部の橈側皮静脈は，穿刺の際に近傍を走行している橈骨神経を損傷する危険性があり，選択肢から除外すべきである**．同様に，肘部の正中皮静脈も深く穿刺すると正中神経を損傷する危険性がある．

　カニューレ留置を行う静脈は真っ直ぐで蛇行が少ない部分を選択する．また，静脈ルートの固定や管理を考慮すると，関節を屈曲あるいは伸展しても滴下に影響しない部位が望ましい．例えば，手背の静脈の場合，手関節に近い部位にカニューレを留置すると，橈骨動脈カニュレーションの際に静脈ルートの滴下が悪くなることがある．

3. 穿刺手技

1 駆血のコツ

　適正な部位を適正な圧で駆血することは静脈確保の第一歩である．駆血操作により静脈が怒張するメカニズムは，筋肉など軟部組織の圧迫による静脈還流の阻害である．したがって，駆血は骨の周囲に軟部組織が多い部位を選択する．例えば，手背の静脈を確保する場合は前腕中央部を，また，前腕の静脈を確保する場合は上腕中央部を駆血する．駆血の力加減も重要であり，動脈血流を維持したまま静脈還流のみを阻害するように駆血圧を調節する．**駆血が強すぎると動脈血流も妨げられ，末梢に血液が供給されない**．特に，小児や血圧が低い患者では注意する．

　血管が見えにくい患者では，腕を下げるなど，静脈確保を行う部位を心臓よりも低くして駆血すると血管を見つけやすい．

2 静脈留置針の持ち方

　留置針は，ベベルを上方に向け，**血液の逆流が確認できるようにチェンバーが見える位置で持つ**ことが基本である．持ち方にはさまざまなバリエーションがあるが，筆者は第Ⅱ指と第Ⅲ指で留置針を下から支えるようにして持つ方法（図3），あるいは母指と第Ⅱ指（＋第Ⅲ指）でチェンバー部分を両側から挟むように持つ方法（図4）を推奨している．いずれの方法も針の先端のコ

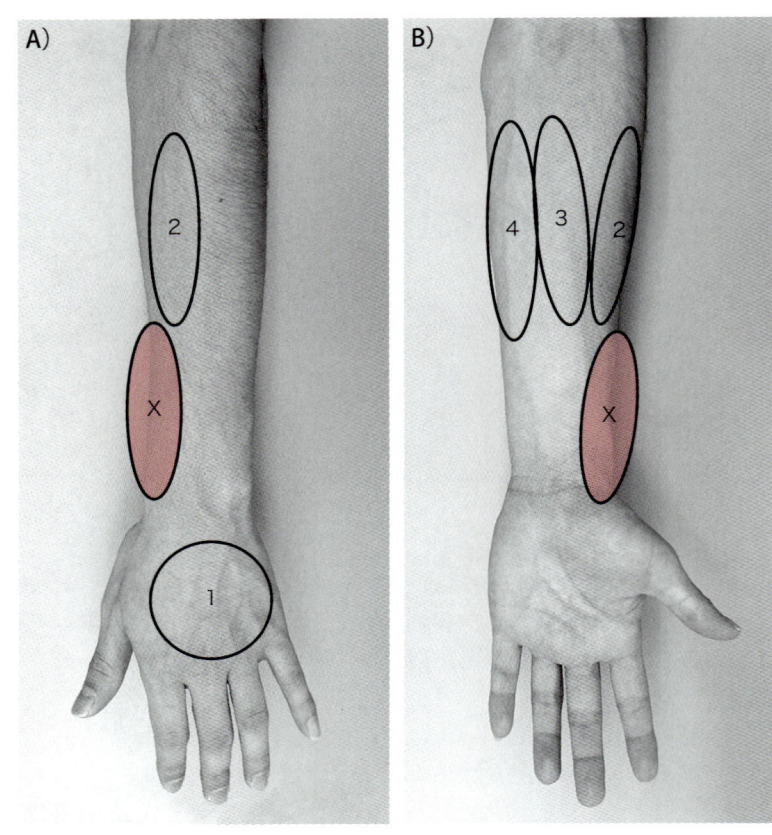

図2　静脈確保に適した血管（上肢）
A) 手背側，B) 手掌側．1 手背の静脈，2 橈側皮静脈，3 正中皮静脈，
4 尺側皮静脈．
手関節部の橈側皮静脈（手関節から10 cm以内，Xの部分）は橈骨神経を
損傷する危険性があるため，選択肢から除外する

ントロールが容易であり，また，血管と留置針の角度を小さく維持できるため，留置針を深く進めても静脈後壁を貫通する危険性が小さくなる．

❸ 穿刺とカニューレの進め方

　血管確保の基本は血管に適度の緊張を与えること，そしてカニューレ本体が確実に血管内に挿入されるまでその緊張を解除しないことである．右手で留置針を持つ場合，左手母指で穿刺部位より末梢側を手前に引き，静脈を緊張させて固定する．この際，血管走行の延長上ではなく，少し斜め方向に引いて指と留置針が触れないように注意する．引く力が強すぎると皮膚が静脈を押さえて内腔が狭くなることがある．

　穿刺は，留置針と皮膚の角度が5°以下，静脈の走行と留置針が一直線になるように注意して行う．金属針の先端が静脈壁を貫いて血管内に入るとチェンバー内に血液の逆流が認められる．しかし，**この時点ではカニューレ本体はまだ血管外にある**．次に，留置針と皮膚との角度をそのまま，あるいはさらに小さくして留置針を数mm進める．進める距離は留置針の種類やサイズにより差があるが，カニューレ本体の先端が"確実に"血管内に挿入されるまで進めることがポイ

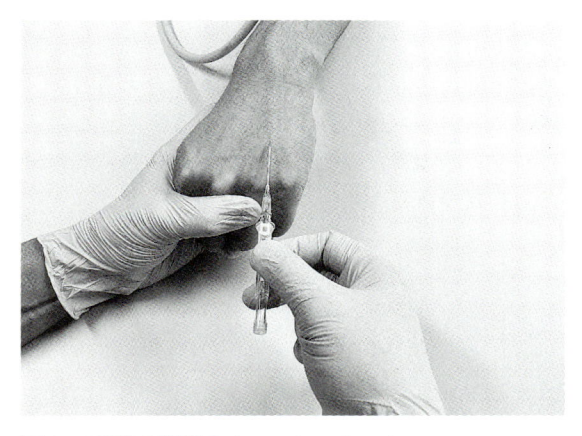

図3　手背の静脈のカニュレーション
静脈留置針は第Ⅱ指と第Ⅲ指で下から支え，母指で上から押さえるように持つ．左手は患者の手を保持するが，その際，母指を手前に引いて静脈を緊張させ，固定する．カニュレーションを行う静脈と留置針が一直線になるよう注意しながら針を進める（Color Atlas②参照）

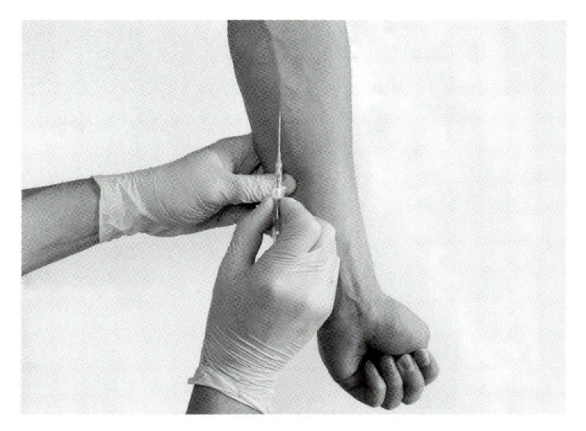

図4　前腕，正中皮静脈のカニュレーション
この部位のカニュレーションでは，母指と第Ⅱ指および第Ⅲ指で留置針のチェンバー部分を両側から挟むようにして持つと針の操作がしやすい．この場合も，左手母指で血管の末梢側を長軸方位に引っ張り，緊張をかける（Color Atlas③参照）

ントである．注意深く行えば，金属部分とカニューレ本体の段差が血管壁を通過する際に小さな抵抗を感じるはずである．技術に習熟してきたら，穿刺開始からカニューレ本体を血管内に進めるまでの操作を連続してできるように心がける．

次に，カニューレ本体の深さはそのままで金属針のみを1cm程度引き抜き，金属針の先端をカニューレ本体内に格納する．この時点でチェンバー内の血液の逆流を再度確認して，良好な逆流が認められればカニューレ全体を血管内に進める．**金属針を引き抜いてカニューレを進める操作は，必ず片手で行う．**血管に緊張をかけている手（右手で留置針を持つ場合は左手）はそのまま，カニューレ留置が完了するまで決して離してはならない．ポイントは，カニューレのハブを指で挟んで持ち，抵抗を確認しながらカニューレを進めることである．いくつかの書籍やメーカーのWebサイトには爪先でカニューレを進める手技が紹介されているが，この方法では挿入時の抵抗を確認できないため，決して真似してはいけない．

4 静脈ラインの接続は自ら行う

カニューレを血管内に挿入したら，駆血帯を外して静脈ラインを接続する．この接続は施行者自らが行う．血液を漏らさないこと，空気の誤注入を防ぐことと同様，接続の確実性も重要である．ルアーロックを使用する場合は，カニューレのハブをペアン鉗子などで把持して，確実にロックする．

4. 静脈が同定しづらい場合

確保できそうな血管が見つからない場合は，上腕や下肢を含めて，丹念に探すしかない．血管が細い場合や収縮している状況では，穿刺部位から末梢側の皮膚をアルコール綿でやや強く擦るとアルコールの血管拡張作用で局所の血流量が増加して，血管を見つけやすくなることがある．

また，静脈還流のみを選択的に阻害するためには，緩めの圧で幅広く駆血すると効果的な場合がある．四肢が冷たい場合には暖めたタオルなどで積極的に加温することが有効な場合もある．
　静脈確保のために何回も穿刺を試みることは患者にストレスを与えるだけである．静脈が同定しづらい，あるいは細いなどの理由でカニュレーションが困難な場合は，径の小さい留置針を使用するか，あるいは技術がある人と交代することも必要である．

おわりに

　静脈確保は日常的に行う基本手技である．"たかが静脈確保"と考えずに，短時間で確実に行う技術を身につけてほしい．

プロフィール

内田　整（Osamu Uchida）
大阪大学大学院医学系研究科 生体統御医学講座 麻酔・集中治療医学教室
趣味はアマチュア無線と飛行機撮影（ときどき，昆虫，天体）．
読者へのメッセージ：スポーツと同様，静脈カニュレーションをはじめとする"刺しもの"に関して，最初から上手な人はいません．科学的な知識（局所解剖やデバイスの構造）に基づく適切な手技を身につけ，それに経験をフィードバックすることで，必ず技術レベルは上がるはずです．

第2章 基本手技の習得を目指す

2. 末梢静脈確保（小児）

原 真理子

> ● Point ●
> ・小児で確保しやすい末梢静脈の解剖学的位置を理解する
> ・赤色ライトを使用すると穿刺位置がわかりやすい
> ・穿刺およびカニュレーションが成功するためのポイントは「基本」

はじめに

　小児の末梢静脈確保は成人と異なり難しいといわれている．手技自体は成人で行っている方法と大きく変わることはないが，より「基本」に忠実に行わないと失敗してしまうので難しいと感じるのかもしれない．以下に，この手技の「基本」について述べる．

1. 穿刺部位の決定

　まず，重要なのは穿刺部位の選択である．
　成人の末梢静脈は見えることが多く，見えない場合も駆血すると静脈特有の柔らかく弾力のある血管を触ることが多い．しかし，小児，特に乳児，幼児は皮下脂肪が厚いため静脈が全く見えず触れないことも多い．では，どこへアプローチするか？

■ 解剖学的に静脈がありそうな位置に穿刺してみる

　まず解剖学的に静脈が存在しそうなところを狙って穿刺する．手背や足背の静脈の走行は個人差が大きいといわれているが，それでも多くの小児では解剖通りに静脈が存在する．
　以下の静脈は，位置がわかりやすくカニュレーションもしやすいのでお勧めである（図1）．

1) 尺側皮静脈
　第3，4指間，第4，5指間からの静脈が手関節付近で合流して尺骨茎状突起の内側から前腕に走っていく静脈である．尺骨茎状突起の内側かつ第4指MP関節との中間地点付近から穿刺すると合流後の静脈に当たる可能性が高い．この部位からの穿刺はカニューレの先端が手関節にかかり角度によっては輸液が入りにくくなることがあるので，やや屈曲位でシーネ固定するとよい．

2) 橈側皮静脈
　母指MP関節付近から橈骨茎状突起近傍を走り前腕に続く．静脈自体が太く，走行も真っ直ぐ

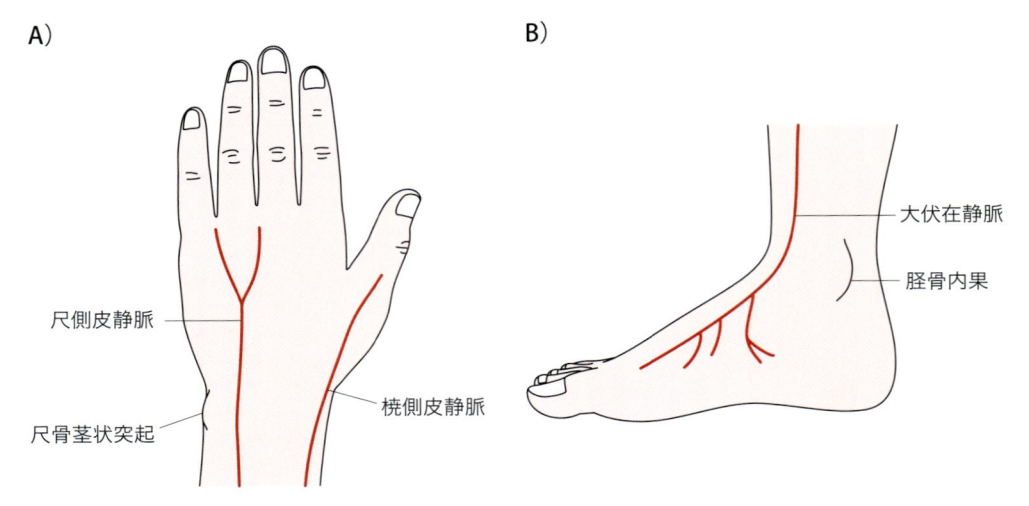

図1　小児でカニュレーションしやすい静脈
A) 手背, B) 下肢

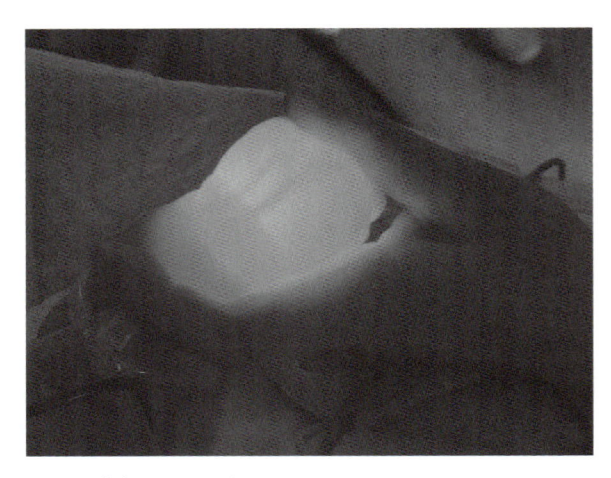

図2　赤色LEDライト
Color Atlas④参照

なのでカニューレを留置しやすい．しかし，橈骨茎状突起付近には橈骨神経浅枝が併走していて神経障害を起こす可能性があるので母指CM関節付近から穿刺する．

3）大伏在静脈

下肢の静脈では，大伏在静脈が太く真っ直ぐで，かつ固定しやすい．通常，脛骨内果の足背よりにあるので，その付近を狙う．手背や足背の静脈にくらべて少し深いところに存在することもあるので，逆流がない場合は角度を変えて穿刺してみるとよい．

2 赤い光（赤色LEDライト）を使って穿刺

われわれの施設でも，以前は解剖学的位置を狙って穿刺していたが，最近はこの赤色ライトを使用することが多い（図2）．このライトを使用すると，全く見えない静脈も赤い光で透過されて走行がよく見える．走行がわかれば，あとは深さの調節をして穿刺すればよい．また，過去に失

敗して血腫になっている静脈もわかるのでそれらを避けて穿刺することができる．深さに関しては皮下脂肪の厚さを考慮して穿刺角度を調節する．

　この赤色ライトをうまく使うコツは，できるだけ周辺の照明を暗くすることである．手術室は明るさを自由に調節できるので，血液の逆流が見える程度の照度にして穿刺するとよい．

2. 静脈穿刺，カニュレーションの方法

1 駆血はほどほどに行う

　小児，それも乳児は筋肉が発達していないために，成人のような調子で駆血を行うと「虚血」になってしまうので注意が必要である．駆血帯より末梢部分の皮膚色をよく観察して，決して「白っぽく」ならないようにする．また，新生児では自分の手で駆血しながら穿刺することを好む医師も多い．ただし，穿刺者の手が小さいと駆血が不十分になることがあるので駆血帯を使用した方がよい場合もある．

2 静脈留置針の構造を理解する

　小児で1番使用頻度が多い針は24G針，次は22G針である．いろいろな製品が発売されており，針の切れのよさ，カニューレの固さなどそれぞれ特徴があるので自分の好みのものを使用すればよい．

　ここで重要なのは，留置針の「**外筒と内筒の長さの差**」である．この差は留置針のサイズによって異なる（24Gは2mm程度，22Gは2.5mm程度）ので，穿刺する前に目で確認するかイメージを頭に取り込んでおく．多くの初心者は，**血液の逆流が内筒内に見えるとすぐに外筒を進めようとして失敗**する．これは血管内に内筒だけが入っていて外筒は血管外にある状態でおきる．血液逆流が見えたら，やや針を寝かせて「外筒と内筒の長さの差」の分だけ針を進める．それから外筒を進めればカニュレーションできる．

3 穿刺方法は基本に忠実に行う

1）穿刺時の固定

　穿刺時には，静脈が潰れない程度の力で，皮膚に一定の緊張を加え静脈を固定することが重要である．

2）留置針の持ち方

　小児の場合は同じ手背の静脈でも，ごく浅いところにあるものから深いところにあるものまでさまざまである．それに応じて穿刺角度を調節しなければならない．その際にポイントとなるのが留置針の持ち方である．私が通常指導しているのは，母指と示指の2本で左右から挟むようにして持つ方法である．この持ち方は上下左右の調節が自由自在であり，浅い部位の静脈にも容易にアプローチできるところがよい．母指と示指で上下に挟んで持つ方法もあるが，この方法だと穿刺時に示指の高さ分の角度がついてしまい浅いところに穿刺するのが難しくなる．

3）カニュレーション時の外筒の進め方

　血液が逆流したのを確認して「外筒と内筒の長さ」の差分も針を進めて，次に外筒を挿入すれば終了となるわけであるが，ここにもポイントがある．

　まず，内筒を外筒内まで少し引き抜く．ここで外筒内に血液の逆流が認められれば確実に外筒

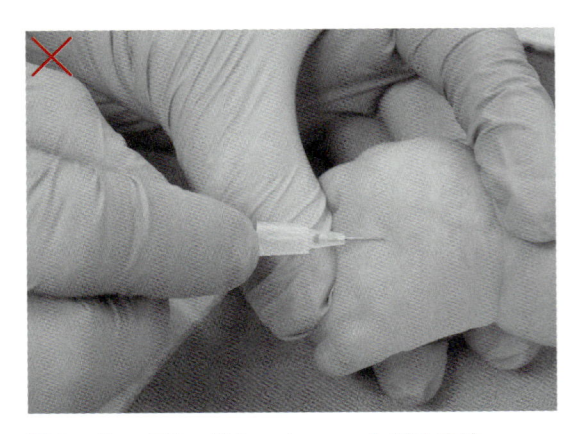

図3　やってはいけないカニューレ挿入方法
Color Atlas⑤参照

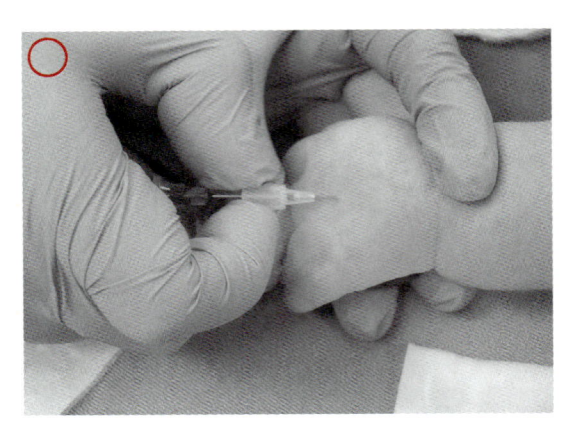

図4　基本的なカニューレ挿入方法
Color Atlas⑥参照

は静脈内に存在している．また内筒が外筒より頭を出した状態で針を進めると血管壁を突き抜ける可能性があるのでそれを避ける．

次に外筒を静脈内に進めるのであるが，その際に示指の爪先で，まるで「おはじきを弾く」ように外筒を進めている研修医をよくみる（図3）．これは小児では絶対やってはいけない．小児の静脈は細く，外筒の外径とあまり変わらないような細い血管にも留置しなければならないことがある．そのような場合は外筒を進めるときの抵抗を十分に指で感じながらゆっくり挿入する．示指の爪先ではこの微妙な抵抗はつかめずに，進まないあるいは突き破ってしまうこともある．外筒を進めるときも必ず母指と示指の2本で抵抗を感じながら挿入する（図4）．

おわりに

医師が1回で末梢静脈を確保すると，その子の信頼が得られ，その後の治療においても良好な関係を結ぶことができる．

全身麻酔時はあらかじめ吸入麻酔薬で鎮静してから静脈穿刺することが多いために，泣いたり動いたりすることがなく，かつ麻酔薬による血管拡張作用も加わり最も穿刺しやすい状態である．このような条件下で小児の末梢静脈確保の技術を上達させることは，今後，ベットサイドにおいて大いに役立つであろう．

プロフィール

原 真理子（Mariko Hara）
千葉県立こども病院麻酔科
末梢血管確保は奥の深い手技で今だに私も難渋することがあります．
失敗したときもガッカリせずに，何が原因で失敗したのかを考えて次の穿刺を行うことが上達への近道だと思います．

第2章 基本手技の習得を目指す

3. 動脈ライン確保

内田　整

●Point●

- 動脈に適度な緊張がかかるように穿刺部位を固定する
- 非貫通法が基本手技．できるだけ，動脈後壁を貫かないように
- 動脈を含む垂直面を意識して穿刺を行う

はじめに

　動脈カニュレーションは，観血的動脈圧モニタリングや採血用ルートを目的に，心臓手術や重症患者の周術期管理で施行される基本手技である．血管内にカニューレを留置するという点は静脈確保と共通であるが，血管壁の性状や血管内圧の違いから，静脈確保とは異なるテクニックが要求される．本稿では，橈骨動脈カニュレーションを中心に，動脈カニュレーションの習得に必要な知識・技術について解説する．

1. カニュレーションに適した動脈

　動脈カニュレーションには，皮膚表面から触知しやすく，走行が直線的で蛇行が少なく，かつ合併症を起こす可能性が小さい部位が適している．最も一般的な部位は橈骨動脈である．その他の動脈として，足背動脈，後脛骨動脈も使用される．また，大動脈弓の再建が行われる手術，あるいは新生児で他の動脈カニュレーションが困難な場合は浅側頭動脈も候補となる．

2. どのデバイスを使うか？

　一般に，成人の橈骨動脈カニュレーションでは20〜22 G，小児では22〜24 Gの留置針を使用する．使用するデバイスは静脈確保用の留置針を流用するのが一般的であるが，特定の製品が動脈カニュレーション用として特に優れているということはない．強いて言えば，刃先のカットが鋭く，剛性が高い，言い換えれば"切れがよくて硬い"留置針が選択肢である．これは，穿刺時の抵抗が小さく，たわみにくいため，針先を意図した方向にコントロールしやすいからである．カニューレの材質は，柔らかすぎず，"腰"があるものが筆者の好みである．針刺し事故防止を目

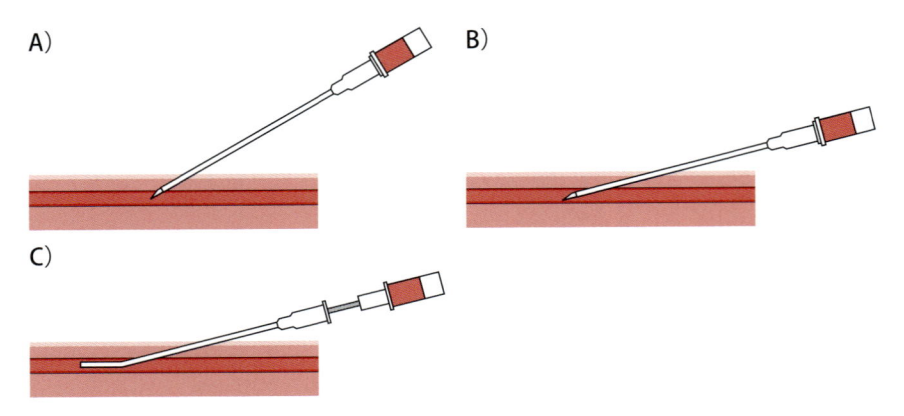

図1 非貫通法による動脈カニュレーション
A) 穿刺は，皮膚に対して15〜30°の角度で行う．留置針の先端が動脈壁を貫くと血液の逆流が認められるが，この段階ではカニューレ本体は血管内に到達していない．B) 皮膚に対するカニューレの角度を小さくして，カニューレ本体が確実に動脈内に位置するまでカニューレ全体を進める．C) 金属針を少し引き戻し，継続的な血液の逆流を確認しながらカニューレ本体を動脈内に挿入する

的として，ボタンを押すと金属針がバネで収納される留置針が普及しているが，不用意にボタンを押すとカニューレから血液が噴き出すことがあるため，動脈カニュレーションには適さない．

3. カニュレーション手技：貫通法 vs. 非貫通法

　動脈カニュレーションの代表的な手技は貫通法と非貫通法である．貫通法では，動脈が串刺しになるまで深く穿刺を行い，次に，金属針を少し抜いてカニューレ本体をゆっくりと引き戻す．そして，血液の逆流が認められる位置（カニューレ先端が血管内腔にあると想定）でカニューレを進める方法である．

　非貫通法では，留置針のチェンバーを観察しながら穿刺を行う．チェンバー内への血液の逆流でカニューレ先端が動脈内に到達したことを確認して，静脈確保のテクニックに準じてカニュレーションを行う（図1）．留置針の材質が向上し，また，動脈壁の損傷を最小限にする理由から，**現在では非貫通法が動脈カニュレーションの基本手技である**．

4. 非貫通法による橈骨動脈カニュレーション

❶ 手関節を適度に伸展して動脈を固定する

　すべての血管穿刺に共通するコツは，血管に緊張を与えて穿刺の際に"逃げないように"することである．静脈確保では，（右手で留置針を持つ場合）施行者の左手で患者の皮膚を引っ張り，血管を固定することができる．しかし，動脈カニュレーションは，通常，指先で動脈拍動を触知しながら穿刺を行うため，施行者の手で動脈を緊張させることが難しい．

　橈骨動脈カニュレーションの場合，患者の手関節背部に"枕"を挿入してテープで固定し，手

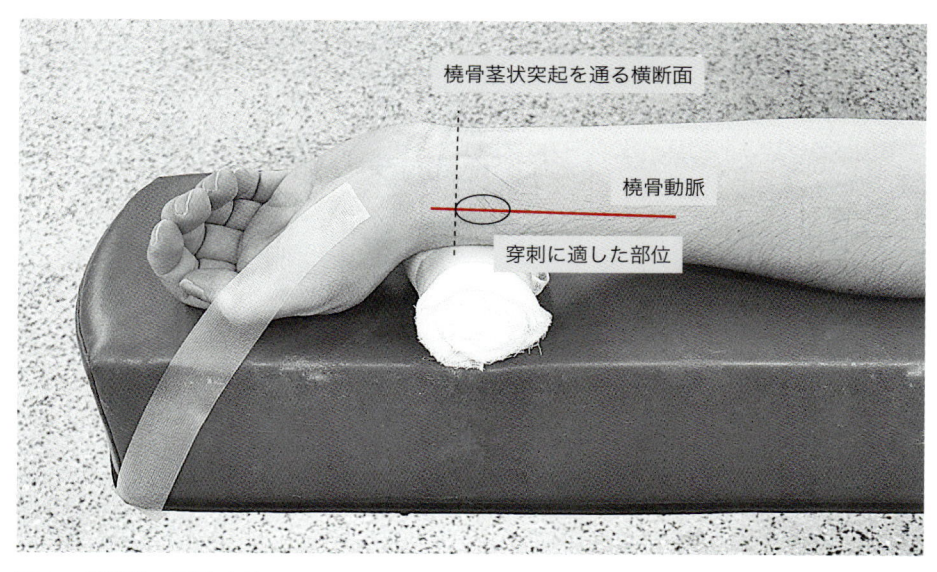

図2　手関節の固定方法
手関節の背側に"枕"を挿入してテープで手掌を固定する．母指球を斜め方向に軽く引っ張るように固定すると，橈骨動脈に適度な緊張を与えることができる

関節を伸展させる方法が一般的である．この際，**母指球を斜め方向に軽く引っ張るように固定する**のがコツである（図2）．手関節を過度に伸展すると，皮膚の過緊張で動脈が触れにくくなったり，動脈が扁平化することがあるので注意する．他の動脈にカニュレーションする場合も，穿刺部位の動脈に適度な緊張が加わるように工夫する．

2 垂直面をイメージして穿刺を行う

穿刺を行う前に，橈骨動脈の拍動の強さ，動脈の弾性，蛇行の程度などを触知して，**橈骨動脈を含む垂直面をイメージする**．刺入点は，橈骨茎状突起を通る横断線と橈骨動脈の交点から中枢側の1～2cmの範囲が適している．

留置針は鉛筆を持つ要領で保持する方法が針先のコントロールをしやすい（図3）．その際，チェンバー内の血液の逆流が見えるように持つことを心がける．留置針を持つ手は患者の手掌にあてて，患者の手を遠位方向に引っ張るような力をかけると動脈の緊張度を適切に維持することができる．また，この操作により施行者の小指球が支点となるため，カニュレーション操作を安定して行うことができる．

穿刺は，ベベルを上に向けて，先にイメージした垂直面でゆっくりと針を進める（図4）．静脈と比較すると動脈壁は厚く刺入時の抵抗が大きいため，**静脈確保よりもやや大きな角度（皮膚に対して15～30°）で穿刺する**．動脈を含む垂直面で留置針を操作することを心がければ，針の角度にかかわらず動脈を穿刺できるはずである．皮膚が"堅い"患者では，最初の穿刺で皮膚を貫通させて動脈の直前まで留置針を進め，次に動脈壁を穿刺する二段階穿刺を行うとよい．また，留置針を進める方向と加える力の方向を同じにして，**留置針が"しならないように"**注意することもコツである．

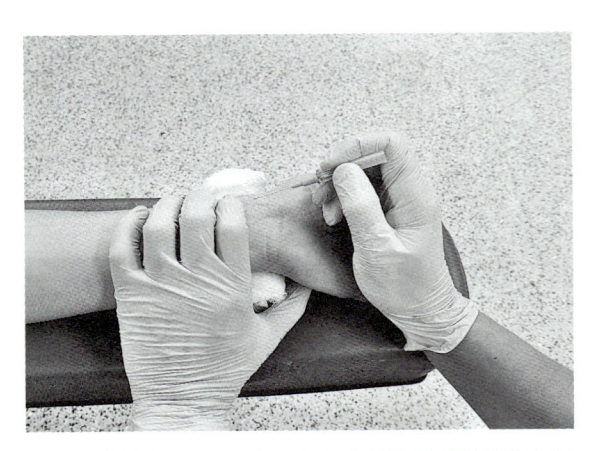

図3　動脈カニュレーションにおける留置針の持ち方
留置針は鉛筆を持つ要領で持つと針先のコントロールをしやすい．施行者の小指球を患者の手掌に置いて，患者の手を遠位方向に引くような力をかけると動脈の緊張を調節できる

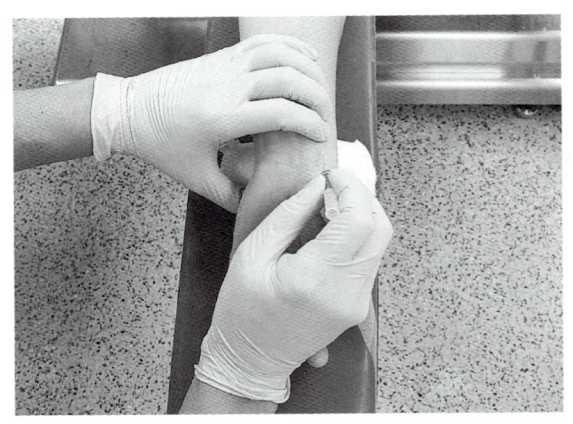

図4　橈骨動脈カニュレーション
カニュレーション操作は，橈骨動脈を含む垂直面をイメージして，その面に留置針が含まれることを意識して行う．施行者の目線で見ると，留置針は橈骨動脈の延長線上にある（Color Atlas⑦参照）

❸ 金属針の先端とカニューレ本体の先端の距離を意識して針を進める

　金属針が動脈壁を貫くとチェンバー内に血液の逆流が認められる．注意すべき点は，この段階ではカニューレ本体はまだ動脈内腔に到達していないことである．次に，カニューレと皮膚の角度をやや小さく（10〜20°）して，継続的な血液の逆流を確認しながら，カニューレ全体を3〜5 mm進める．注意深く行えば，カニューレ本体が動脈壁を貫く感触がわかることが多い．続いて，金属針を1〜2 cm戻してカニューレ先端に針先が出ないようにして，その位置で血液の逆流を再確認する．そして，抵抗がないことを確かめながらカニューレ本体を動脈内に進める．逆流が確実でない場合や挿入時の抵抗がある場合はカニューレを進めてはいけない．カニューレを動脈内に挿入したら圧測定ラインを接続し，圧波形を確認する．

　非貫通法では，穿刺が深過ぎて動脈を貫通してしまっても，次項に示す方法でリカバリーできることが多い．しかし，穿刺が浅くカニューレ本体が動脈内に到達していない位置で金属針を戻してしまうと，カニュレーションができないだけでなく，動脈周囲に出血して，穿刺の再施行に支障をきたすことがある．

5. カニュレーションが不成功の場合のリカバリー

❶ 動脈を貫通した可能性がある場合

　いったん認められた血液の逆流が途中で止まった場合は，留置針が動脈の後壁を貫通した可能性がある．このような状況では貫通法に切り替えてカニュレーションを試みる．貫通法は，穿刺した位置で金属針を1〜2 cm程度引き抜き，カニューレと皮膚の角度を10〜20°にして，カニューレをゆっくり引き戻してくる．途中で確実な血液の逆流があれば，その位置でカニューレ本体を挿入する．この手技では，刺入点より末梢側の皮膚を動脈の長軸方向に引っ張り，さらに動脈に緊張を加えると挿入できる確率が高くなる．

2 血液の逆流はあるがカニュレーションできない場合

　血液の逆流が認められてもカニューレを動脈内へ進めることができない場合は，カニューレ先端の一部が動脈壁にあたるなどで，先端の全周が動脈内腔に位置していないことが多い．このような状況では，留置針の深さを変えて血液の逆流が良好な位置を見つけて，その位置で金属針を"軸"としてセルジンガー法の要領でカニューレを進めると成功する場合がある．しかし，数回くり返してもカニュレーションできない場合は，手技を中止して留置針全体を抜去し，時間をおいて再施行するのがよい．留置針の抜去後は動脈穿刺部（刺入点ではなく留置針が動脈壁を貫いた部位）を圧迫して，血腫の発生を予防する．再施行の際に動脈拍動が触れづらい場合は，刺入点を少し中枢側に移動する．

　血液の逆流が良好な位置が見つからない場合は，動脈の中心から外れて穿刺している可能性がある．その場合は，皮下まで留置針を引き戻し，方向を少し変えて再穿刺を行ってもよい．注意点として，**穿刺手技中に金属針をいったん抜いたら，それをカニューレ内に再挿入してはいけない**．金属針がカニューレを損傷し，最悪の場合，異物として体内に残存することがある．

6. 動脈にあたらない

　動脈にあたらず，チェンバー内に血液の逆流が認められない場合は，留置針を皮下まで引き戻すか，いったん抜去する．動脈拍動の位置を再確認し，留置針が正しい面を捉えているかどうかチェックする．留置針と皮膚の角度を少し大きくすると，刺入点から動脈までの距離が短く，また，穿刺抵抗が減少することで針の方向の"ずれ"が小さくなり，成功率が向上することがある．

　動脈拍動が弱い，動脈が細い，あるいは蛇行が強い症例ではガイドワイヤーを使用したテクニック（Advanced Lecture）を用いると成功率が向上することがある．また，超音波エコーで動脈の位置と血流を確認する方法も有用である．超音波エコーで橈骨動脈の血流低下や閉塞が認められる場合は，カニュレーション部位を他の動脈に切り替える．

Advanced Lecture

1. ガイドワイヤー付き留置針を使用する手技

　Insyte-A™（日本ベクトン・ディッキンソン）は動脈カニュレーション専用の留置針で，金属の内針を通してガイドワイヤーを挿入する構造になっている．このデバイスは金属針に側孔が開いているので，先端が動脈内腔に到達した段階で金属針とカニューレ本体の隙間に血液の逆流が認められる．その段階でガイドワイヤーを挿入し，セルジンガー法でカニューレを進める．ガイドワイヤーとカニューレ本体に少し大きい段差があるため，ガイドワイヤーを挿入した後は留置針と皮膚の角度を小さくしてカニューレを進めるのがコツである．

2. テープ固定をせずにカニュレーションを行う

　手術室では比較的よい条件で動脈カニュレーションを行うことができるが，他の部門では手関節の固定などの操作が満足にできないこともある．そのような状況に対応できることを目的として，穿刺部周辺をテープで固定せずにカニュレーションを行う方法を紹介する．この方法は，新生児や乳児のように，成人に準じた固定では十分な動脈の緊張を得るのが難しい場合にも応用できる．

　右手で留置針を持つ場合は，左手母指を手関節背部にあて"枕"の代用にする．右手小指球あるいは第Ⅴ指で患者の手掌を押さえて動脈に緊張を加える．動脈拍動を左手示指あるいは第Ⅲ指で触知し，施行者の手関節を支点とした動きでカニュレーション操作を行う．非貫通法が基本であるため，留置針と皮膚の角度は小さく維持する．

おわりに

　動脈カニュレーションは難しい手技ではない．基本を理解したうえで，動脈と留置針の位置関係をイメージして行えば成功率が上がるはずである．

プロフィール
内田　整（Osamu Uchida）
大阪大学大学院医学系研究科 生体統御医学講座 麻酔・集中治療医学教室
プロフィールは2章-1参照．

第2章 基本手技の習得を目指す

4. 中心静脈ライン確保 (右内頸静脈ライン確保)

萩平 哲

● Point ●

- 血管確保の基本は血管の走行に沿った方向にできるだけ角度を付けずに穿刺することにある
- 上記の基本は末梢静脈も動脈も中心静脈も変わるものではないことを理解しておいていただきたい
- 内頸静脈路確保の古典的方法として知られているいわゆる「ランドマーク法」は血管確保の基本から最も外れた方法である
- 近年超音波ガイド下穿刺が普及しつつあるが画面よりも穿刺のコンセプトの理解が重要である

はじめに

　中心静脈ライン確保は麻酔科医が習得すべき基本的手技であり，そのなかでも右内頸静脈が最もよく用いられる．ここでは右内頸静脈穿刺について解説する．

　従来教科書には「ランドマーク法」と呼ばれる胸鎖乳突筋や総頸動脈の拍動などを頼りに，内頸静脈の位置を推定して穿刺する方法が記載されてきた．しかしながらこの「ランドマーク法」は血管穿刺の基本から外れた劣悪な方法である．

　血管穿刺の基本とは「**目標血管を直接認識し，血管の真上から血管の走行方向に向かい，かつ血管に対してあまり角度を付けずに穿刺する**」ということである．CT画像や超音波画像でわかるように成人の内頸静脈は循環血液量が適正な範囲であれば頭低位時には直径1.5～2.0 cmにもなる太い静脈であり，通常皮下1.0～2.0 cmの深さに存在する．

1. 穿刺時に超音波装置を用いない場合

1 内頸静脈の目視

　ここから具体的に右内頸静脈の穿刺法について解説する．体位は頭蓋内圧が亢進しているような場合を除き頭低位で頸部に枕を入れ30°程度までの角度で左方へ向ける（肩下に枕を入れるのでなく穿刺部が高くなるように頸部に入れる）．あまり左方へ向けすぎると内頸静脈の真下に総頸動脈が位置するようになり，また頸部の皮膚が張りすぎて静脈拍動が視認しにくくなる．ここで

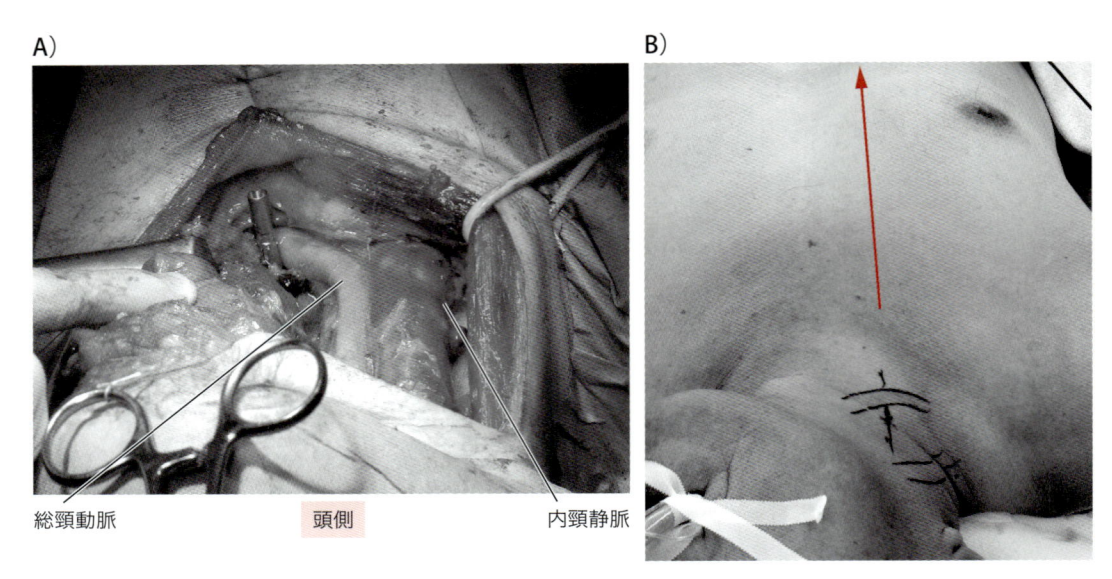

図1　総頸動脈と内頸静脈の走行と穿刺方向
Color Atlas ⑧参照

　内頸静脈の走行をしっかり確認する．筆者の経験上ほぼ8割の患者で内頸静脈の拍動を目視することが可能である．静脈の拍動は緩やかにぽよぽよとして見える．ときに表層を走行する前頸静脈や外頸静脈の拍動が見えることもあるが，よく見れば判別可能である．内頸静脈の拍動は輪状軟骨の高さ辺りからやや尾側にかけて目視できることが多い．もし拍動がはっきり見えない場合には触診で静脈を探すようにする．筋肉の触感と血管の触感は異なるためある程度トレーニングすれば触知できるようになる．視診および触診でほとんどの場合内頸静脈そのものの位置を特定できるので，皮膚上にその位置をマーキングする．図1Aは頸部郭清時の総頸動脈と内頸静脈である．この写真のように内頸静脈はほぼ体軸に平行に走行している．図1Bは内頸静脈静脈穿刺前に拍動の観察からマーキングしたものである．穿刺方向は「ランドマーク法」でいわれる右の乳頭方向ではなく，矢印のように体軸に平行な方向である．この例では後のカテーテル固定時の穿刺を避けるために前頸静脈と外頸静脈もマークしている．超音波装置が手元にあるならここでマーキングの真下にマーキングに沿って内頸静脈が存在するかを確認すれば確実である．超音波装置による位置確認の詳細な方法は後述する．

2　内頸静脈の穿刺

　利き手でシリンジを上から持ち，いずれかの指でシリンジの内筒を引く操作ができるようにする．筆者は母指と中指で2.5 mLシリンジの外筒の端を持ち示指で内筒を引くようにしている（図2）．またシリンジ内は空にしておき，（ヘパリン化）生理食塩水などは入れない．血液は希釈されると赤くみえるため，色による動脈誤穿刺の判断を難しくする．最初はパイロット針（成人の場合23 G）を用い，シリンジを保持したら反対の手の示指でマーキングの近位側の皮膚に軽いテンションを掛け，マーキングした皮膚が動かないように助けながら皮膚のみをしっかり穿刺する（図2）．穿刺位置は輪状軟骨の高さ程度とし穿刺角度は20〜30°とする．穿刺方向はマーキングに沿った方向（多くの場合体軸に沿った方向もしくはそれより若干内向き）である．針先が皮下に入ったところで再度穿刺方向を確認し，左手で皮膚に適度なテンションを掛けシリンジ内

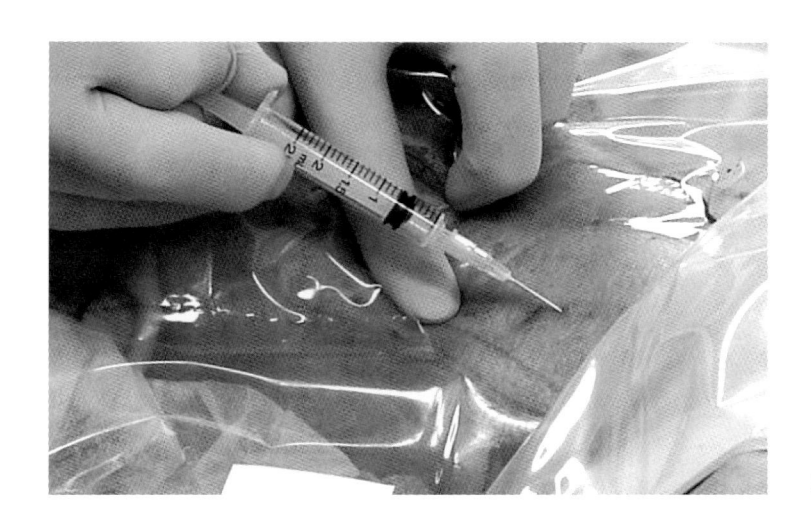

図2　パイロット穿刺

筒を引きながら一定速度で穿刺針を進める．穿刺方向に間違いなければ内頸静脈の前壁を貫いたところで逆血が確認できるはずである．逆血が確認できなければ再度血管の位置および走行の確認から行う．逆血が確認できた場合にはパイロット針をそのまま残し，エラスターを付けたシリンジで本穿刺を行う．本穿刺の穿刺位置はパイロット針の前後5〜10 mm程度の距離のマーキングライン上でよい．血管を線として捉えられていればよい．本穿刺はパイロット穿刺時よりもさらに左手で皮膚にテンションを掛けパイロット針と皮膚の角度が10〜15°程度になるようにしておく．本穿刺針はパイロット針より太いので手首のスナップを効かせて皮膚のみを確実に穿刺する．針先が皮下に入った段階でパイロット針と本穿刺針が平行になるように調整してさらに穿刺針を進める．パイロット針の深さに注意しながら穿刺していけばほぼ同じ深さで内頸静脈の前壁を貫いて逆血が確認できる．内筒と外筒の長さの差を考慮して，針をさらに寝かせ針先を持ち上げるように操作しながら5〜10 mm程度針先を進める．この位置でも逆血が確認できればエラスターの外筒は確実に血管内に入っているから，外筒をしっかり保持しながら内筒をゆっくり抜きガイドワイヤを挿入する．もしこの時点で逆血が確認できない場合には血管の後壁を貫いたと考えられるため，内筒を抜去しエラスターにシリンジを付け左手でエラスターを保持しシリンジ内筒に陰圧を掛けながら逆血が確認できるまでゆっくり内筒を戻し，逆血の確認ができた時点でエラスターをしっかり保持しながらガイドワイヤを挿入する．この際には抵抗がないかどうかを注意深く確認しておく．ガイドワイヤが挿入できたら確認のためにガイドワイヤ越しにエラスターを根元まで挿入しいったんガイドワイヤを抜いて逆血を確認するとよい．逆血が確認できたら再度ガイドワイヤを挿入しエラスターを抜去する．

　近年では質の高い細いガイドワイヤが開発され22 Gの金属穿刺針越しに直接ガイドワイヤを挿入できるキットが使われるようになっている．金属針を使う場合にはパイロット穿刺なしに穿刺することになる．血管内腔を保ったまま穿刺ができるように先に皮膚を通し角度を付けずに穿刺する．重要な点はいかに血管内に針先を保持したままガイドワイヤの挿入が行えるかである．

　ガイドワイヤが入れば後はダイレータで皮膚および皮下を拡げカテーテルを挿入する．なお，成人の場合右内頸静脈からのカテーテル挿入長は13〜15 cm程度，左内頸静脈からの場合には18〜20 cm程度である．人工心肺を使用する手術では脱血管を考慮しやや浅めに留置した方がよい．

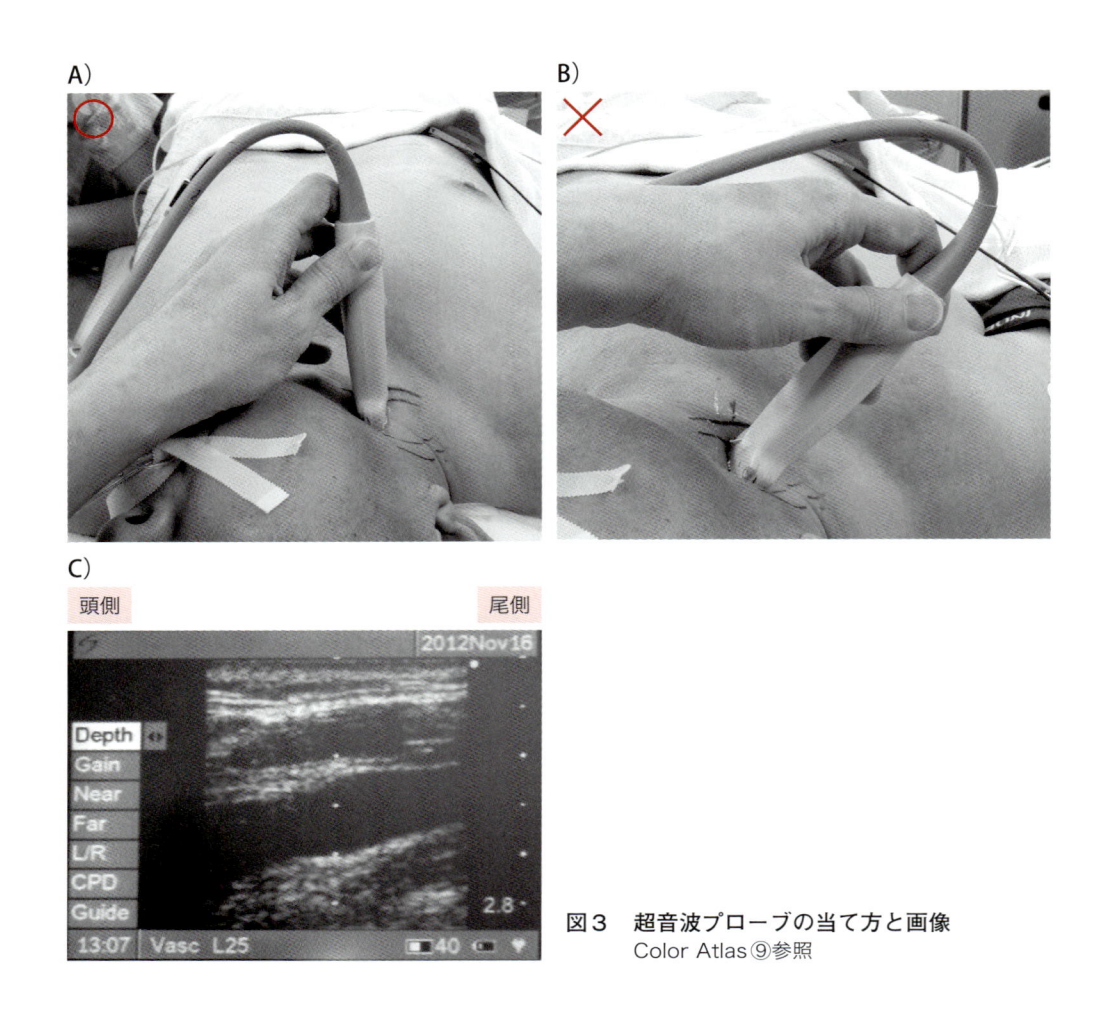

図3 超音波プローブの当て方と画像
Color Atlas ⑨参照

2. 穿刺時に超音波装置を使用する場合

　超音波装置を用いる場合プレスキャンは重要である．これによって血管の太さや深さ，走行方向を確認できる．ここで注意すべきはプローブの当て方である．プローブは設置面が皮膚に垂直ではなく地面に垂直になるように当てるべきである（図3A）．この状態で図3Cのように内頸静脈の長軸像が画面の左右両端まで見えるようにできればプローブはほぼ内頸静脈と平行になっていると考えてよい．内頸静脈は頭側で深く，尾側で浅くなる．この画像では内頸静脈の深さは1.0〜1.5 cmであることもわかる．もちろん血管の太さなどの性状を見ておきたい場合には血管が見えやすいようにして観察するとよい．われわれの視線は真直ぐ立っている限り地面が基準になる．皮膚面に対してプローブを垂直に当てた場合（図3B），血管はそのプローブ位置よりも内側に位置する．プレスキャンのみで穿刺する際にはこのずれが問題になる．筆者は超音波画像を見ながら穿刺することはないが，教育のために極力プレスキャンしてから穿刺するように指導している．プローブを左手で保持すると穿刺時に皮膚のテンションを掛けられないことが問題となる．画像を見ながら穿刺する際にも穿刺部位はプレスキャンで確認した血管の真上とすべきであり，血管を線として捉えていれば画像を見ながら適切な方向へ穿刺する限り必ず血管に当たる．交差

法(血管の短軸像を見ながら穿刺する)ではこのような空間の位置関係の認識が重要である.平行法(血管の長軸画像を出し,針を描出しながら穿刺)は初級者には難易度が高いが,ニードルガイドを用いれば針の描出も容易となり,初級者でも確実に行えると考えている.超音波ガイド下の穿刺法に関しては多くのマニュアルが存在するのでここでは割愛する.**超音波画像よりも穿刺の基本が大切である.**

3. 合併症に関して

不適切な内頸静脈穿刺にはいくつかの合併症が知られておりカテーテル留置後は常に合併症のことを念頭に置いておく必要がある.

内側を穿刺した場合には総頸動脈を誤穿刺する可能性があるし,外側へずれ深部まで針を進めた場合には椎骨動脈を誤穿刺することもある.ガイドワイヤを挿入した血管が動脈かどうか判断しにくい場合にはエラスターをガイドワイヤ越しにすすめエラスターだけを残して延長チューブを接続して圧を確認する,もしくは血液ガスを測定すれば判別可能である.輪状軟骨のレベルで穿刺していれば気胸が生じる可能性は低いが念頭に置いておく必要がある.ガイドワイヤによって気胸や血胸が生じたり心臓壁を穿通すれば心タンポナーデをきたすこともありうる.また,外側深部まで穿刺すると腕神経叢や横隔神経を誤穿刺し神経麻痺をきたすこともある.これらの合併症は穿刺直後でなく遅発性に生じる(もしくは発見される)場合もあるので注意が必要である.

4. 歴史的経緯

「ランドマーク法」は多くの人の手によって改変されてきており,最初に報告したEnglishら[1]の意図がいつの間にか失われてしまったことが混乱のきっかけであったようである.Englishら[1]は2つの方法を提唱しており,第1の方法は内頸静脈を触知してこれを狙っている.多くのレポートのなかでも彼らの成功率が最も高い(小児も含めた500例で94.8%,成人のみの415例で95.7%)ことも頷ける.徳嶺[2]は超音波ガイド下穿刺を推奨しているが,「超音波を用いるだけでは安全は確保できない」と述べているように超音波で血管が見えればそれで終わりではない.

Advanced Lecture

技術の向上には,道具の知識が必須である.使用する穿刺針の切れ具合などによっても用いる技術は異なる.「プロ」は道具を選び,道具にこだわらなければ「最高の仕事」はできない.穿刺針,ガイドワイヤ,1つ1つに気を配る必要がある.血管穿刺では皮膚の扱いが最も重要であり,切れる針と切れない針で大きな差が生じる.

おわりに

　内頸静脈穿刺は方法を間違わなければ容易な手技である．論理的に正しい手技を身につけ，内頸静脈を直接目標とするようにすれば非常に安全に行うことが可能である．血管穿刺には左手の補助が重要であることを理解していただきたい．

文献・参考文献

1) English, L. C. W., et al.：Percutaneous catheterization of the internal jugular vein. Anaesthesia, 24：521-31, 1969
2) 徳嶺譲芳：超音波ガイド下中心静脈穿刺のエビデンス．―エコーガイドCV穿刺のEvidenceを考える―日本臨床麻酔学会雑誌　2012；32：890-96

プロフィール

萩平　哲（Satoshi Hagihira）
大阪大学大学院医学系研究科 生体統御医学講座 麻酔・集中治療医学教室
筆者は脳波モニタリングを元にした21世紀の麻酔の概念の構築を目指しています．麻酔の概念も技術も論理的思考やイメージが重要です．血管や神経を空間のなかの線として3次元的に捉えること，穿刺技術を磨くことで，ライン確保や神経ブロックが上達できることを理解していただきたい．

第2章 基本手技の習得を目指す

5. スワンガンツカテーテルの挿入および扱い方

柴田晶カール

> ● Point
> ・SGカテーテルを正しい位置に留置しよう
> ・挿入できただけで満足しない！各種パラメーターを理解しよう

はじめに

　心臓血管外科の症例では，スワンガンツ（Swan-Ganz：SG）カテーテルを留置することが多く麻酔科専門医にとっては基本手技の1つであり，麻酔科研修中，ぜひ経験をしたい手技の1つである．この稿では，主に麻酔科研修で経験する心臓外科手術におけるSGカテーテルの扱いについて紹介したい．同時にSGカテーテルは，麻酔科領域のみならず広い分野にわたって使われており，集中治療領域では急性呼吸窮迫症候群（acute respiratory distress syndrome：ARDS）の管理や心筋梗塞の急性期循環管理などに使われるので各領域の参考書などを確認して知識を広めてほしい．

1. SGカテーテルの挿入の実際

1 SGカテーテルとは

　SGカテーテルは肺動脈カテーテルとも呼ばれ，右心房（RA），右心室（RV）を介して肺動脈（PA）に留置される．SGカテーテルは，通常は側孔から中心静脈圧（CVP）またはRA圧を測定し，先端のルーメンからPA圧を測定する．

2 挿入のアプローチ

　SGカテーテルの挿入経路は，通常右内頸静脈からのアプローチが第一選択になる．この方法では，最短距離での留置が可能でカテーテル操作もある程度行える．左内頸静脈アプローチは，SGカテーテル挿入長が長く，カテーテルの操作が難しくなるため第一選択になりにくい．鎖骨下静脈アプローチは，開胸時にSGカテーテルが折れ曲がってしまい圧測定できないことが多いため行わない．鼠径部からのアプローチも可能であるが，周術期管理には向かない．SGカテーテル用イントロデューサーシース留置の際には，シースとダイレーターを皮膚に挿入する深さに注意しよう．右内頸静脈アプローチでは，右腕頭静脈と左腕頭静脈，奇静脈（azygos vein）が合流する部位に近く，不用意に深く進めるとそれぞれの合流部を損傷する可能性がある．このため内頸静

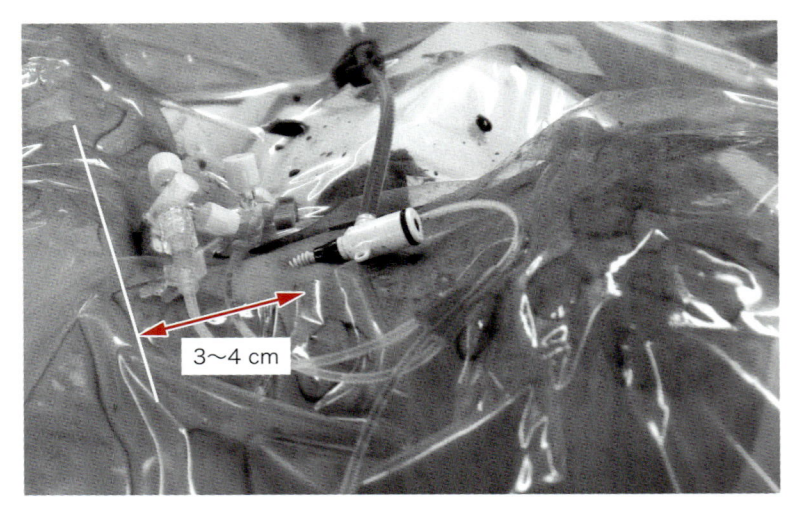

図1 内頸静脈アプローチ時のシース刺入点
右内頸静脈アプローチのイントロデューサーシースとトリプルルーメンカテーテル，それぞれの刺入点は，白い線（鎖骨）から3～4 cm離れている

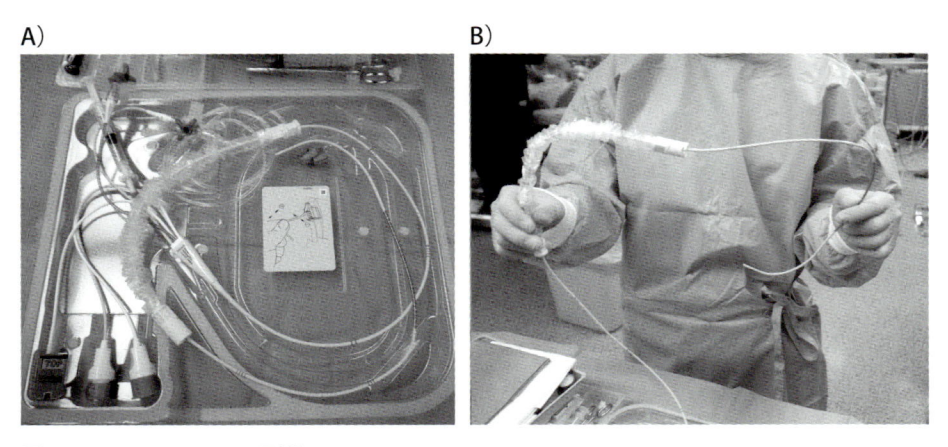

図2 SGカテーテルの形状
A）収納時，B）なるべく形状を崩さないようにする

脈アプローチ時のシースの刺入点は，鎖骨から離してできるだけ頭側に留置するようにする（図1）．
　SGカテーテルの挿入では，最初に各ラインにヘパリン生食（2～6単位/mL）を満たし，先端のバルーンのカフチェックを行った後，圧ラインにつなぎ気泡がないこと，圧波形が出ることを確認する．圧ルート内に空気があると波形がなまるため，判別が難しくなるのでしっかり空気抜きをしよう．SGカテーテルは，円状に束ねて収納されており円形に曲がった形状がついている．この形状を上手く利用すると肺動脈へSGカテーテルが上手く進むので，なるべく形状を崩さないように準備をすることが重要である（図2）．
　右内頸静脈からのアプローチならばカテーテル先端が左に向かって巻くような方向でシースに通し，15～20 cm進める．進めた後に，ゆっくり先端のバルーンを膨らませ，心拍同期音を聞

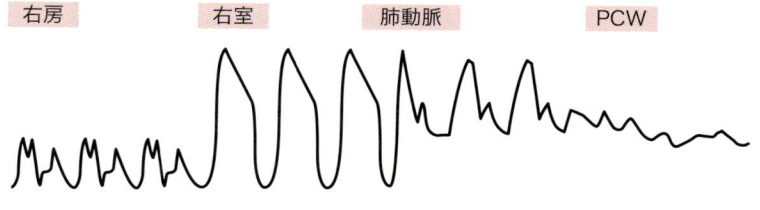

図3 SGカテーテル先端圧の変化

（右房／右室／肺動脈／PCW）

表1 カテーテル挿入長とそれぞれの部位の正常圧

	カテーテル挿入長（cm）	正常圧（mmHg）
右房	20〜25	1〜10
右室	30〜40	15〜30/0〜8
肺動脈	40〜45	15〜30/5〜15
PCW	50	5〜15

きつつ，カテーテル先端圧をみながらタイミングよく進める（心拍同期音は心電図に必ずあわせるが，現在のデジタル化されたモニタリングシステムでは心拍音には1秒近くのタイムラグがある）．カテーテルを進めるイメージとしては1回のストロークを2〜3 cmで，心拍にあわせて小刻みに進める．右房から三尖弁を通過するときは拡張期に，右室から肺動脈弁を通過するときは収縮期にカテーテルを進める．一連の先端圧の波形は，図3で示すように上大静脈圧→右房圧→右室圧→肺動脈圧へと変化する（図3）．右室波形が出たら，1度カテーテルを進める手を止め，カテーテルの深さを確認，再びカテーテルを進める．SGカテーテルが右室から肺動脈弁を超えるのに必要なカテーテル長の目安はおよそ10 cmであるので，確認した深さから極端に大きくなるようであればカテーテルのたわみなどが生じている可能性を考慮する．通常は，深さ45〜55 cmの深さで肺動脈に達するが，アプローチ法や心臓の大きさなどで変動する．参考までに，成人おけるカテーテル挿入長と先端位置，正常の脈圧の関係について示す（表1）．右内頸静脈からのアプローチで，SGカテーテルを60 cm以上進めても肺動脈圧波形が得られないときは，いったん先端のバルーンを脱気し，カテーテルを右房圧波形が見える位置までカテーテルを引き抜いてから再度バルーンを膨らませて進める．こうすることでSGカテーテルのたわみを完全に解除することができ，右房や右室内でカテーテルのcoilingを避けることができる．カテーテル先端が右室内にある状態で，抜き差しをすると心室内でカテーテルが絡まり結ばれてしまうことが稀にあるので，注意しよう[1]．

3 上手く進まない

右室波形がなかなか得られない場合は，Trendelenburg位をとることで右室にカテーテルが進みやすくなる．肺動脈波形がなかなか得られない場合には，逆Trendelenburg位，右側に手術台を傾けると肺動脈に進みやすい．TEE（transesophageal echocardiography：経食道心エコー）でカテーテルを描出しながら操作する方法があるが，経験が必要になる．どうしても，非開心術などでSGカテーテルのモニタリングが必要な場合には，透視下でカテーテルを操作すれば，比較的簡単に肺動脈に進めることが可能である．こうしたケースでは，2，3回tryをして，上手

く行かない場合には早めに透視の準備を依頼しよう．右内頸静脈以外からのアプローチの場合も上手く入らない場合には透視を使用した方が無難である．逆に，必要ない場合は，あまり深い追いをせずに，潔く諦めるのも大事である．SGカテーテルを右房に留置すれば，CVP，中心静脈酸素飽和度（ScvO$_2$）をモニターできるし，術野からカテーテルを肺動脈に誘導してもらえば人工心肺離脱後にモニターできなくて困ることもない．

4 不整脈

余剰なカテーテルが右室壁に当たると心室性不整脈を誘発する．特に右室流出路付近には，カテーテルがあたると右脚ブロックが生じることがある．しかし，特別な治療が必要になることは稀である．

5 肺動脈楔入圧（せつにゅうあつ）

PCWP（pulmonary capillary wedge pressure）〔または，肺動脈閉塞圧（pulmonary artery occlusion pressure：PAOP）〕は，肺動脈本幹内のSGカテーテルをさらに進め，図3で示す波形に変化する深さで手を止めPCWPを確認する．このあとカテーテルを3〜5 cm引き抜き，肺動脈本幹にカテーテル先端を戻しておくことが大切である．人工心肺中は，右室の内腔が縮小するうえに手術操作などでSGカテーテルが動かされるため，先端が肺動脈末梢に押し込まれることがよくある．深い位置でのSGカテーテルの固定は，末梢の肺動脈閉塞・損傷の原因となるので注意しよう．SGカテーテルの先端の波形をこまめにチェックして，先端の深さに変化がない（肺動脈圧波形が出続けている）ことを見ておくことも大切である．

PCWPは，左心系前負荷（左室拡張終期末期圧）の指標として用いられ，人工心肺離脱時の貴重な指標なので可能な限りモニターできる状態にするのが基本である．しかし，経験上，人工心肺離脱までに必要になる症例は少ないように思われる．意見がわかれるところだが，PCWPが2〜3回進めても得られない場合は，カテーテルを肺動脈本幹に留置した状態で固定しよう．

SGカテーテルの周りには清潔で操作できるように，透明なプラスチックカバーがついているので，イントロデューサーシース側と手前側の2カ所ロック（"O"マーク→"I"マークに本体をひねる）して操作を終える．

2. SGカテーテルでわかること

SGカテーテルをビジランスIIモニター（Vigilance II，エドワーズライフサイエンス社）に接続することで，主にモニターできるパラメーターは下記のとおりである．

1 圧測定：CVP，PAP，PCWP

CVPの波形には，陽性波（a, c, v）陰性波（x, y）があるが通常は平均値で表され，正常値は5〜12 mmHgである．Off-pump CABGなどの手術で，心臓の無理な脱転がある場合に右室流出路の狭窄・三尖弁逆流量の増加を鋭敏に反映する．PAP（pulmonary arterial pressure：肺動脈圧）は，正常では収縮期で15〜30 mmHg，拡張期で4〜12 mmHg，平均9〜18 mmHgで維持されている．PAPの圧波形から，右室収縮性や肺血管抵抗を評価することができるが，術中は主にCVPと同様に右室の容量負荷の程度をモニターする指標に使う．

PCWPは，SGカテーテルのバルーンをゆっくり膨らませ肺動脈を閉塞させて，一定の値になるまで10〜15秒程度待って測定する．測定が終われば，バルーンを脱気する．PCWPは，測定回数，楔入時間はできるだけ最小にとどめよう．多くの場合，PCWPをPAP拡張期終期圧で近似することができるので，くり返し測定は控える．正常値は6〜12 mmHgで，主に左房内圧を反映し，左室収縮能の間接的なモニターとして使う．僧帽弁逆流などがある患者では，経食道心エコーでは圧測定ができないので，左房内圧が上昇していないかを評価するのに有用である．

　CVP，PAPは，長年右室の容量負荷を反映するとされてきたが，近年それぞれの値と容量負荷との相関性がそれほど高くないことが報告され，全身の血管内容量モニターとしての有用性に疑問があげられている[1]．経験上，経食道心エコーで確認した変化を全くとらえないこともしばしばあるので，値をそのまま評価するのには問題がある．しかし全く信頼性がないわけではないので，麻酔管理中では他のモニターとあわせて判断材料の1つとして参考にするのがいいだろう．絶対値よりも変化を追いかけた方がモニターとして役に立つ．閉胸時に胸郭内圧を反映して上昇することがたびたびあり，特にこのタイミングで注意深くモニターする必要がある．

❷ 混合静脈血酸素飽和度（mixed venous oxygen saturation：SvO_2 または $S\bar{v}O_2$）

　まず，読み方は「えすぶぃーおーつー」である．混合静脈血という意味で本来なら"v"の上に横棒を記載して静脈血酸素飽和度（SvO_2）と区別するが，読み方だけそのままで，現在は"SvO_2"の表記が多く使われている．肺動脈血は，上大静脈，下大静脈，冠静脈洞からの静脈血が混合されたもので，ここの酸素飽和濃度は，全身の酸素運搬能と酸素消費量の指標になる．SGカテーテルの先端に赤色光の光ファイバーがついており，2波長反射式分光光度法でSvO_2を持続測定できる．SGカテーテル先端が肺動脈にあることを確認後，ビジランスⅡモニターのSvO_2メニューの体内キャリブレーションを選び，SGカテーテルの先端の肺動脈ポートから吸引採血を行い，血液ガス分析器で測定したヘモグロビン濃度またはヘマトクリット値を入力すれば，SvO_2の持続測定を行える．正常値は60〜80％である．

　SvO_2は，酸素運搬量の低下（心拍出量低下，貧血，低酸素）や酸素消費量の増加（代謝亢進）があると低下，酸素運搬量の増加（心拍出量増加，高酸素）や酸素消費量の低下（代謝抑制）があると上昇する．カテコラミンの投与などで心拍出量が増加するとSvO_2は上昇すると思われるが，同時に心臓の仕事量も増加して酸素消費量も増加するのでSvO_2が下がることもありうる．全身麻酔中は，代謝が一定で消費される酸素量の変動は心筋の仕事量を反映していると考えることが可能で，SvO_2は心筋の酸素需要供給バランスの指標として虚血性心疾患の場合にとても大事な指標になる．また近年，CABG術後患者で手術終了時SvO_2の値が低ければ低いほど，短期長期予後が悪いことが報告されている[2]．

❸ 持続心拍出量（continuous cardiac output：CCO），持続心係数（continuous cardiac index：CCI）など

　SGカテーテルには，サーマルフィラメントとサーミスタ・コネクターが設置されており熱希釈法によりCCO・CCI測定が可能で，観血的動脈圧，CVP，心拍数と連動することにより1回拍出量，右室拡張終期容積，肺血管抵抗，体血管抵抗，右室1回仕事量，左室1回仕事量をモニターすることが可能である．これらのモニターを使うことで容量負荷や両心室の収縮能・拡張能などを評価することができる．しかし，これを理解して麻酔中の管理に役立てるのには経験が必要で，

本書のスコープから外れるように思われるので，詳しい解説は控える．

●専門医のクリニカルパール

モニタリングを行ううえで重要なこととして，それぞれの測定値が変化するタイムスケールを理解することがあげられる．測定値がリアルタイムの値を反映しているものか，それとも10分間集めたデータから計算された値なのかを理解していないと判断を誤ることになりかねない．おおまかに，圧測定（PAPなど）はリアルタイム，SvO_2は30〜60秒，CCO/CCIは10分のオーダーで測定値が算出・表示される．よって，出血などが生じて，血圧が大幅に低下した場合，PAP，CVPなどはすぐ変化を示すのに対して，SvO_2，CCO/CCIの値は遅れてしまう．

Advanced Lecture

■ 熱希釈法による心拍出量測定の原理

心拍出量を間接的に測定する熱希釈法だが，色素を体内循環させて色素濃度の変化から心拍出量を計算する色素希釈法を発展させたもので，色素の代わりにカテーテルから投与される注入液（冷水）の温度変化から心拍出量を計算する方法である．計算式は，以下のようになる[3]．

$$心拍出量（l/分）= \frac{注入液量（mL）\times（血液温度 - 注入液温度）（℃）}{熱希釈波形下面積（mm^2）/ 波形形成速度（mm/秒）}$$

$$\times \frac{注入液比重 \times 注入液比熱}{血液比重 \times 血液比熱}$$

$$\times 60 \times 注入液温度上昇の補正係数 \times 較正係数（mm/℃）$$

エドワーズライフサイエンス社のスワンガンツ・サーモダイリューション・カテーテルでは，カテーテル通過中の注入液の温度上昇を補正するためにカテーテル固有のコンピューテーション定数があり，注入液量，注入温度，カテーテルの種類によって異なり，測定のセットアップ時に入力が必要になる．カテーテルの添付文書にはこれらの数値表が記載されている．

熱希釈法により心拍出量を測定する場合，決められた量，温度（生理食塩水5 mL，0〜5℃）をカテーテルの注入用側孔を通して注入，その結果生じる血液温度の変化は肺動脈内サーミスターによって検出され，曲線が表示される．通常では，5回ほど注入を行い表示された血液温度変化波形のうち比較的波形が近い3波形を選択する．この検出された温度変化をもとに心拍出量測定装置で計算表示される．心拍出量が多いほど，注入した冷水の上昇が早く温度変化が元の値に戻るまでの時間が短くなる．大変，手間がかかり，手術中の評価に使うことには向かない．また心拍出量が低下するとカテーテル先端のサーミスターで温度変化を捉えることが困難になり，測定ができなくなる．私自身も，ここ10年間こうした測定をしたことがないが，原理だけは理解をしておくといいだろう．

おわりに

　麻酔科領域におけるSGカテーテルの挿入と扱い方について簡単に紹介したが，実際に手にとらないとわからないことも多い．心臓外科手術の麻酔導入時は，いろいろ時間的な制約がありプレッシャーがかかるが，頑張ってほしい．

文献・参考文献

1) Kaplan's Cardiac Anesthesia：The Echo Era, 6th Edition（Joel, A. K., et al.），Elsevier Sanders, 2011
2) Holm, J., et al.：Mixed venous oxygen saturation predicts short-and long-term outcome after coronary artery bypass grafting surgery：a retrospective cohort analysis. Br J Anaesth, 107：344-50, 2011
3) 周術期モニタリング―For Professional Anesthesiologists（佐藤重仁，鈴木利保/編），克誠堂出版，2012

プロフィール

柴田晶カール（Sho Carl Shibata）
大阪大学大学院医学系研究科 生体統御医学講座 麻酔・集中治療医学教室
心血管麻酔・術後疼痛管理が専門．最近の趣味はクライミングやロードバイク．麻酔科は，短期間ではおもしろさが伝わりにくい科ではありますが，やり甲斐のある科だと思います．読者の皆さんもぜひ麻酔科の研修を楽しんでください．また，よかったら大阪大学医学部附属病院麻酔科のフェースブックにも遊びに来てください．

第2章 基本手技の習得を目指す

6. 用手的気道確保による
　　フェイスマスク換気

車　武丸

● Point ●

- 頭部後屈・下顎前突・開口（triple airway maneuver：TAM）が用手的気道確保の最重要手技である
- マスク換気困難な場合には，それに加えて両手法・エアウェイ使用など考慮する
- それでも困難な場合には，マスク換気に固執せず，すみやかに他の方法（声門上器具・気管挿管・状況により輪状甲状膜切開など）による換気を試みる

はじめに

　用手的気道確保下のフェイスマスクを用いた換気（以下，マスク換気）は，気道管理の基本中の基本であるが，適切に施行するためにはいくつかコツが存在する[1]．本稿では麻酔科研修をはじめた医師が最低限知っておくべきマスク換気に関する基礎知識を概説する．

1. まずは形から

　マスク換気を構成する要素は，

① （用手的気道確保による）上気道開存維持
② マスクを顔面に隙間なく密着させる
③ 気道内に陽圧をかけ肺胞を広げる

の3点である．
　左手でマスクを保持（いわゆるECクランプ）し，右手でバッグを押す一人法（片手法）では，左第3-5指が①，左第1-2指が②，右手が③，の役割をそれぞれ担う（図1）．
　また，両手法（両手でマスクを保持し，換気は他者あるいは人工呼吸器に任せる）も確実な用手的気道確保には有用であり，習得すべき手技である（図2）．

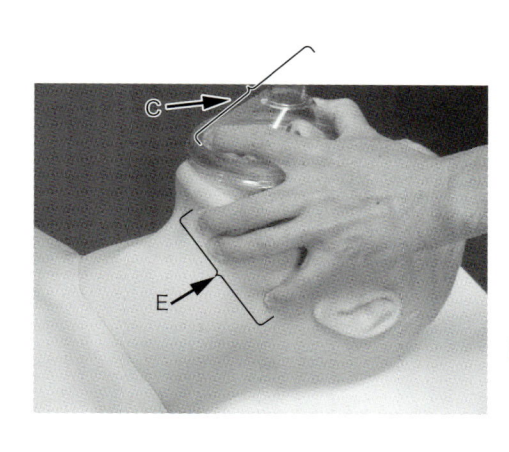

図1　片手法による用手的気道確保
いわゆるECクランプでマスクフィット・下顎前突を維持している

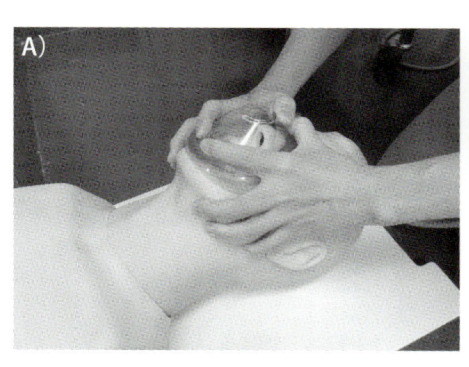

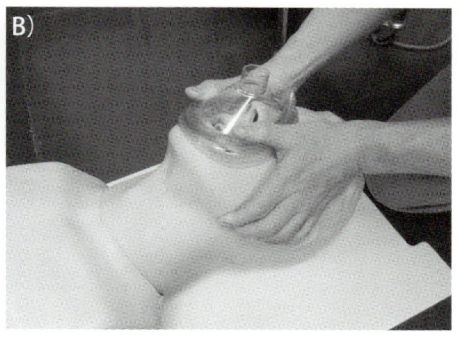

図2　両手法による用手的気道確保
こちらの方がより確実なマスクフィット・下顎前突が得られる．A）のように両手でECクランプをしてもよいが，B）のように下顎枝のみを保持する方法もある

2. なぜ上気道が閉塞するのか

　麻酔薬や意識レベル低下により咽頭拡大筋群の筋緊張が低下することが上気道閉塞の主因である．覚醒時にいびきをかくことは非常に稀であることからもそれは裏付けられる．上気道閉塞の主要部位は，鼻咽頭（口蓋垂付近）・口腔咽頭（舌根部付近）・喉頭蓋付近であり，これらの部位に空間を再構成することが用手的気道確保の目的である．

3. 用手的気道確保の基本的手技は，TAM

　TAM（triple airway maneuver）は，①頭部後屈 ②下顎前突 ③開口 からなる．なかでも下顎前突がその核となる．
　まず，両手の第一指を下顎体前面に置き，残りの4本の指で下顎角を中心に下顎枝を保持する（図3A）．そこから，わずかに尾側に移動させたのち，天井方向に挙上，さらにわずかに頭側に引き戻す．**下の歯が上の歯の前方（腹側）に位置する（＝下顎前突），いわゆる「受け口」の状態を維持する**（アイーンという感じ→図3B）．

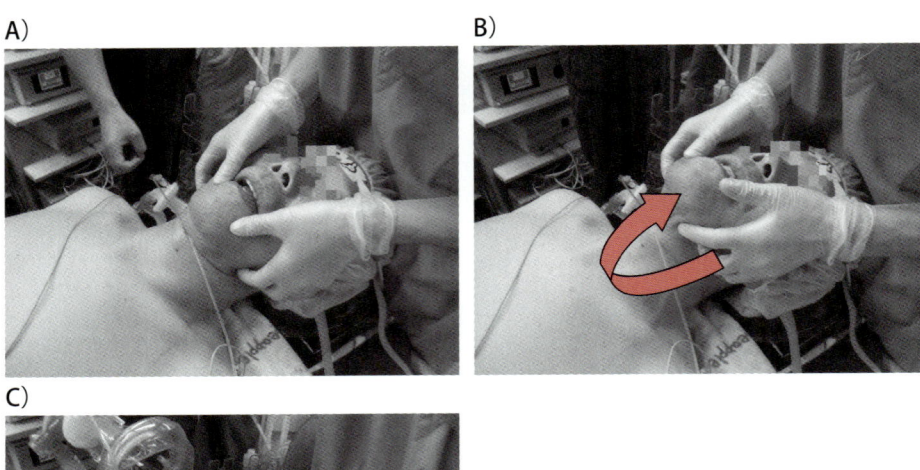

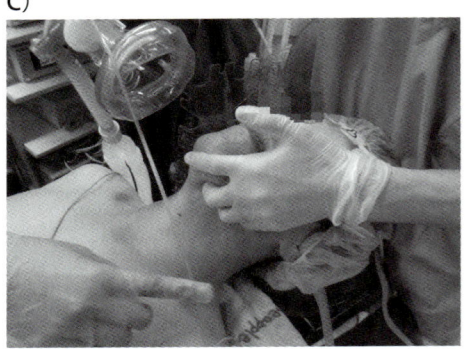

図3　TAM：頭部後屈・下顎前突・開口
A）両手で下顎を保持．B）ボートのオールを漕ぐイメージで動かす．アイーンとなるように．C）左手は下顎前突を維持し（←重要！），右手でマスクを顔面にのせる

● 専門医のクリニカルパール

1）手の小さい場合の対策

一般的には「小指を下顎角にかけ…」とされるが，マスク保持中にこれにこだわる必要はない．左第3-5指を腹側へ移動させ，下顎体を引っ掛ける形で下顎前突させてもよい（図4）．ただし，このとき，軟部組織を圧迫しないよう，注意が必要である．もちろん，片手でのマスク保持にこだわる必要もなく，うまくいかない場合にはすみやかに両手でのマスク保持に移行するべきである．

2）TAMは痛い

就眠直後など，いわゆる浅麻酔状態でTAMをしっかり行うと，一時的に換気がしにくくなる場合もある．体動をきたしたり，力んだ状態となったりして逆効果となる．麻酔導入したからといって，いきなり全例にTAMが必要なわけでもない．軽く下顎（おとがい）を挙上し，マスクを密着させてバッグを押すだけでも十分な換気が可能な症例も多い．TAM施行に際しては，「しっかりと」しかし「優しく」を念頭におく．

● ちょっとした小技≒専門医のクリニカルパール？

下顎前突状態では開口が維持しにくい場合もある．その際には，小さめのバイトブロックを併用する．こうすると，一度挙上した下顎が落下するのも予防できる．ただし，**開口そのものは上気道を閉塞させる可能性もあるため，「小さめ」のものを使用するのがコツ**である．筆者はマスク換気時にはほぼ全例でバイトブロックを使用している．

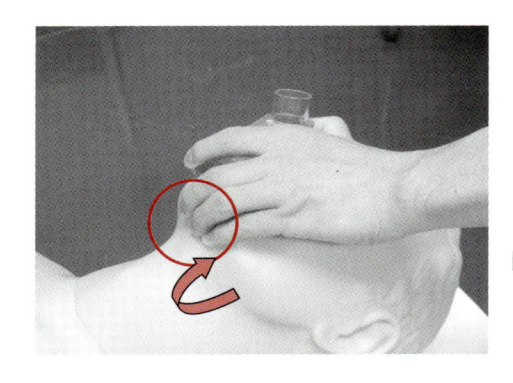

図4　自分の手が小さい場合の対策例
いったん下顎前突できれば，後は下顎角に指が届かなくてもよい．下顎体に3本指を引っ掛けて自分の方向に引き上げ続ける

　いわゆる**スニッフィングポジション**（2章-9参照）は，直視型喉頭鏡（マッキントッシュ型やミラー型など）を用いた気管挿管に適した姿勢とされる．この姿勢は，マスク換気においても上気道閉塞解除に有利な可能性がある．目安は，**外耳孔と胸骨とが同じ水平面に位置する**ことである．通常，8 cm程度の枕で頭部挙上し，顔面を天井方向に向けることで得られる．肥満患者などでは，肩枕も使用して肩甲骨付近から傾斜をつけていく（ramp position）必要がある．

4. マスク換気困難（DMV）時の対応

　多くの場合，ここまでの手段で十分な換気が可能であるが，DMV（difficult mask ventilation）に遭遇した場合には，患者が低酸素をきたす前に，すみやかに何らかの酸素化手段（自発呼吸の回復も含む）を確立する必要性に迫られる．
　DMVの明確な定義・統一見解はないようである．換気が十分にできているかどうかの評価例としては，

◎カプノグラフ波形の第三相（呼気のプラトー）が明瞭に表示される
○胸郭が十分に上下する
○バッグが抵抗なく押せ，呼気の戻りも円滑である

などがあげられる．

1 マスク換気困難あるいは不可能を予測させる因子（表1）[2]

　これらはあくまでも統計学的解析結果であり，個々のDMV事例における施行者の技術については考慮されていないことに注意．

2 DMVの原因

　DMVの原因は，その部位から，以下のように分類可能であろう．

1）気道閉塞解除困難

　鼻あるいは口から，肺胞に至るまで，どの部位であっても，その閉塞を解除できなければ，有効に肺胞を開くことは難しい．用手的気道確保で解決可能なのは，声門より口側の閉塞である．

表1 マスク換気困難あるいは不可能を予測させる因子

・肥満	・マランパチ3度4度
・いびき・睡眠時無呼吸	・下顎突出不十分
・あごひげ	・男性
・歯の欠如	・気道腫瘍・腫瘤
・56歳以上	・頸部放射線照射の既往

文献2より作成

> 例）もともと上気道が相対的に狭い患者…小顎・肥満・睡眠時無呼吸症候群など
>   気道解剖異常のある患者…咽頭膿瘍・喉頭蓋炎・縦隔腫瘍・気管腫瘍など
>   喉頭痙攣・気管支攣縮発症時

2）マスクフィット困難

リークが生じるため，有効な換気ができない．

> 例）腫瘍など解剖学的異常／総義歯を外した状態／ひげ

3）肺・胸郭コンプライアンス低下

肥満患者が代表的である．肥満患者では施行者の主観では十分なマスク換気ができているつもりでも，挿管後の血液ガスをみると酸素化能が低下していることもある．

また，麻薬投与後のいわゆる鉛管現象・筋強直の可能性もある．

❸ DMV時の対策

まず，最初にすべきことは，援助者の確保である．**指導医がその場にいなければ，すぐに呼ぶ**．また，気道確保困難対策カートを持ってくるよう指示を出す．

1）気道閉塞の解除　上気道開通を改善させる

A．両手法

確実なTAM，すなわち，頭部後屈・下顎前突・開口の3点が実行できているか，再確認する．片手で困難な場合には，両手でマスク保持を行い，介助者がバッグを押すか，人工呼吸器を用いる．もちろん，両手で施行した方がフィットも向上する．

B．エアウェイの使用

経鼻エアウェイは鼻咽頭（上咽頭）を，経口エアウェイは口腔咽頭（中咽頭）を開大する．ただし，エアウェイを挿入しただけでは不十分なことも多く，やはりTAMをしっかり実行することが重要である．

・経鼻と経口のどちらを選択するか

筆者は麻酔導入後のマスク換気時には経口エアウェイ，抜管後や病棟での使用など自発呼吸で観察したい場合には経鼻エアウェイを選択する．もちろん，双方を併用してもよい．両者の比較を**表2**に示す．

表2　経鼻エアウェイと経口エアウェイの比較

	長所	短所
経鼻エアウェイ	嘔吐反射をきたしにくい 位置がずれにくい	鼻出血の可能性 先端が深すぎると逆効果
経口エアウェイ	鼻出血の危険性がない	嘔吐反射を誘発しうる 体動で位置が変化しやすい

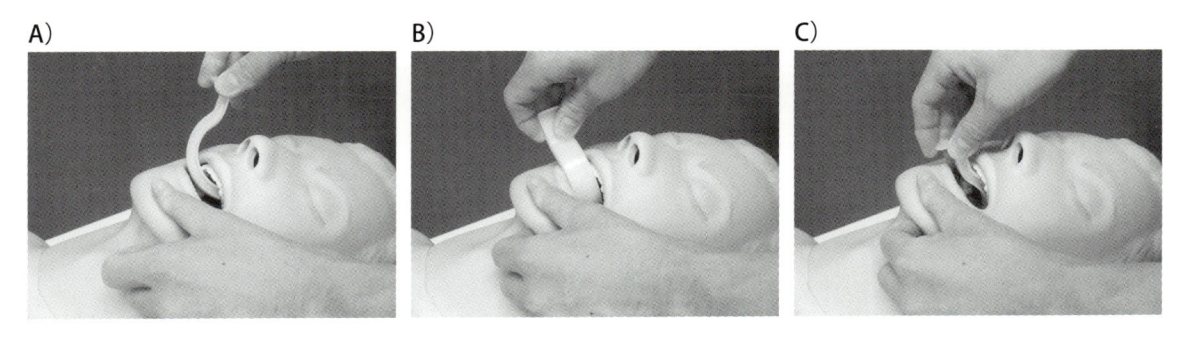

図5　経口エアウェイ挿入法
A) 先端を硬口蓋に当て．B) 180°回転させながら．C) 舌を押し込まないように挿入していく

・サイズ選択
　経鼻…筆者は通常成人には7〜8 mmを選択することが多い．太さにかかわらず，挿入後の先端の位置調整が重要である．深すぎて先端開口部が閉塞すると逆効果となる．
　経口…体表にあててみて，近位が口唇付近，遠位が下顎角付近に位置する程度が適切とされる．筆者は，通常成人では9 cm，小柄な成人では8 cmのものを使用している．

・挿入方法
　経鼻…鼻腔底と下鼻甲介の間を真下（背側）へ進める．やや先端を頭側へ向けて挿入し，中鼻甲介と下鼻甲介の間を進める方が円滑な場合もある．ベベル（先端の斜面）の向きを意識しながら，より抵抗の少ない方向を探しつつ，必要があれば左右に回転させながら挿入する．潤滑剤塗布も忘れずに行っておく．
　経口…開口した状態で先端を硬口蓋側に向けて接触させ，180°回転させながら挿入する．あるいは，舌圧子で舌を尾側に圧排しながら挿入してもよい．いずれにせよ，舌を巻き込んだり押し込んだりしないように留意する（図5）．

2）フィットを改善させる
　マスクフィット困難の代表例は，歯がない（edentulous）患者である．その場合，湿らせたガーゼを丸めて，両頬内側に挿入するとフィットが改善することもある．
　もちろん，両手法を用いることも効果的である．

3）コンプライアンスを改善する
　麻酔導入時の筋弛緩薬投与の至適時期にはさまざまな意見があるものの，筋弛緩薬投与によりマスク換気が容易になる可能性もある．
　伝統的に言い伝えられてきた「マスク換気可能なことを確認してから筋弛緩薬を投与する」こ

とには，現段階では明確なエビデンスは存在しない．
　一方，

> ・マスク換気が難しいときに，筋弛緩薬を入れるとマスク換気は容易になることが多い．
> ・マスク換気が不可能であるとき，気管挿管がその解決策となりえる．そして，筋弛緩薬を入れた方が多くの場合気管挿管は容易（少なくともマッキントッシュ喉頭鏡を用いた場合）である．
> ・導入直後のマスク換気困難のうち，筋強直・喉頭痙攣が原因の場合は，筋弛緩薬こそがその解決策である．
> ・筋弛緩薬としてロクロニウム（エスラックス®）を使用すれば，投与後にマスク換気不可能な場合にも，少なくとも筋弛緩作用はすみやかにスガマデクス（ブリディオン®）で拮抗できる可能性がある．

ため，患者が入眠後はすみやかに筋弛緩薬の投与を推奨する考えもある[3]．
　近年，スガマデクスが使用可能となり，挿管量のロクロニウム使用時でも比較的短時間で筋弛緩作用が拮抗可能となったため，以前よりも筋弛緩薬投与に対する躊躇は減少した感はある．
　ただし，筋弛緩作用が拮抗されても，その他の麻酔薬の効力が消失しなければ，上気道開存の回復・自発呼吸の回復は保証されない．
　また，拮抗されるまでの時間には個人差もある．
　さらに，既存の気道病変（腫瘍による狭窄など）があったり，くり返す挿管操作で気道損傷（浮腫なども含む）をきたしたりした場合など，機械的・物理的な気道閉塞に対しては，筋弛緩作用が拮抗されても気道は失われたままとなることは忘れてはならない．

5. それでもマスク換気が「不成功」なら…

　患者を覚醒させることを考慮する．すなわち，投与している麻酔薬は中止し，拮抗薬があれば十分量投与する．そのうえで，**すみやかにマスク換気以外の酸素化の手段を考慮する**．声門上器具挿入・気管挿管・輪状甲状膜切開などが選択肢となる．
　いずれの手段をとるにせよ，大切なのは，無呼吸・低換気の時間を最小限にすることである．常に換気（酸素化）を維持することが気道管理においては最優先となる．

おわりに

　気道確保の目的は換気（≒酸素化）の維持である．マスク換気は気道管理の基本ではあるが，基本＝容易，とは限らない．本稿により，1人でも多くの読者がマスク換気に習熟され，そして，1人でも多くの患者の予後改善に貢献できれば幸いである．

文献・参考文献

1) 車武丸:用手的気道確保とフェイスマスク換気手技の基本.臨床麻酔,35:505–516,2011
   ↑本稿の内容について,日本語で手軽にもう少し詳しく知りたい方むけ.
2) El-Orbany, M. & Woehlck, H. J.:Difficult mask ventilation. Anesth Analg, 109:1870–1880, 2009
   ↑マスク換気困難に焦点を当てた総説.
3) Calder, I. & Yentis, S. M.:Could 'safe practice' be compromising safe practice ? Should anaesthetists have to demonstrate that face mask ventilation is possible before giving a neuromuscular blocker ? Anaesthesia, 63:113–115, 2008
   ↑伝統的な「マスク換気ができることを確認してから筋弛緩薬投与すべき」という概念に疑問を呈している論文.

プロフィール

車　武丸(Takemaru Kuruma)
済生会松阪総合病院 麻酔科 医長
読者へのメッセージ:これから麻酔科医をめざす方には,ぜひ,救急や集中治療領域の研修を積まれることをお薦めします(それも若いうちに!).外科的気道確保や胸腔ドレーン挿入など,手術室内勤務ではあまり経験することのない手技ですが,いざというときには自身で施行できることが望ましいからです.

第2章 基本手技の習得を目指す

7. 声門上器具の使用

浅井　隆

●Point●

- 声門上器具は第3の気道確保器具である
- 声門上器具は原則としてフェイスマスクの適応症例で用いる
- 声門上器具は緊急気道確保時に有用である

はじめに

　全身麻酔中あるいは心肺蘇生中のように，意識を消失した人に対しては気道確保が必要となる．従来までは，フェイスマスクあるいは気管挿管の主に2種類の気道確保法が存在していた．1980年代にBrain医師の発明したラリンジアルマスクが出現するとともに，第3の気道確保として声門上気道確保器具という選択肢が増えた[1]．ラリンジアルマスクの登場は，麻酔中の気道確保法を根本から見直す必要が出るくらい大きな影響を及ぼすことになった．例えば，英国圏では全身麻酔を受けている症例の50％以上で声門上器具が用いられている[1]．さらに病院外の心肺蘇生中に，声門上器具が使用される頻度も高くなった[1, 2]．

　声門上器具は，全身麻酔中，あるいは心肺蘇生中の気道確保の器具として有用のみならず，フェイスマスク換気が困難なときに，"レスキュー"器具，そして挿管困難症例での気管挿管補助具として有用であることが判明している．

　これらのことから，麻酔科医になる予定の有無にかかわらず，声門上器具が使用できるようになっている必要がある，といえよう．

1. 声門上器具の定義と区分

1 定義

　声門上気道確保器具の定義は明確にはされていないが，狭義には「口腔・咽頭内の，頭側（すなわち声門上）にまで挿入して上気道閉塞を防ぐ器具」のことを示すといえる．また，広義には「遠位部を食道上部に挿入して，換気を可能にする器具」も含んでいる．

2 区分

　声門上器具は主に3つに区分することができる（表1）[3]．

表1　主な声門上気道確保器具

咽頭プラグ式器具
コパ（製造中止）
コブラエアウェイ
喉頭マスク
ラリンジアルマスク
ラリンジアルマスク社製
クラシック
プロシール
ファストラック（国内販売中止）
ユニーク（国内販売中止）
C-トラック（国内未発売）
その他の製造元製
Air-Q®
東機貿 Ambu
スミスメディカル SoftSeal
インターサージカル Solus
i-gel
食道閉鎖式器具
esophageal obturator airway（EOA）
esophageal gastric tube airway（EGTA）
コンビチューブ（esophageal tracheal combitube）
ラリンジアルチューブ
ラリンジアルチューブ
ラリンジアルチューブサクションⅡ

文献3より作成

1）咽頭プラグ式器具

　咽頭プラグ式器具は，声門より頭側に換気チューブを位置させ，口腔・咽頭内のチューブ周囲の隙間に"栓（プラグ）"をすることにより，送気ガスが漏れるのを防ぐしくみになっている器具である．古くは1930年代にpharyngeal bulb airwayなどが存在していたが，固いゴム製の栓はチューブ周囲の隙間を十分に埋めることはできずに，上気道閉塞やガス漏れを起こすことが多かった．

　1990年代になってから**コパ（現在製造中止）**や**コブラエアウェイ**などが再び開発されたが，これらの新しい器具も，上気道閉塞を直接阻止する機能がないため，しばしば器具の位置調整や下顎挙上の保持が必要となり，普及するには至っていない．

2）喉頭マスク

　喉頭マスクは，喉頭をマスクで覆うことにより換気を可能とする器具である．その代表例が1981年に発明されたラリンジアルマスクである．**ラリンジアルマスク**は咽頭プラグ式器具のように，口腔・咽頭で栓をする構造でなく，換気チューブの先端が声門の至近距離まで到達し，マスクにより喉頭を包み込むことにより，換気を可能とする構造になっている．そのため，ラリンジアルマスクは咽頭プラグ式器具と違い，上気道閉塞が起こることは稀である．Brain医師の発明したラリンジアルマスクの基本構造の特許が切れたため，類似品が各社から発売されるようになった．

　i-gelは一見ラリンジアルマスクと似ているが，全く新しい独創的な発想に基づいてつくられている[4]．ラリンジアルマスクは喉頭を包み込む構造のため，カフを膨らませて喉頭を包み込む必要がある（**図1 A**）．一方，i-gelは喉頭の形に基づいてつくられている．そのため挿入すると，柔らかいシリコンゴム様物質でできたマスク辺縁が喉頭にピッタリと密着し，喉頭とマスクの間に隙間がほとんどできなくなる．そのため，カフ構造を使うことなく，有効な換気が可能となる（**図1 B**）．

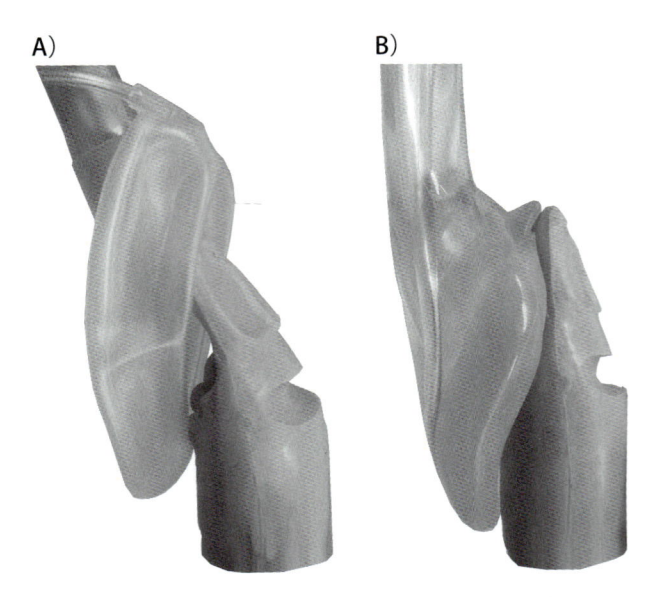

図1 喉頭モデルとラリンジアルマスク（A）とi-gel（B）
（文献4から転載）

3）食道閉鎖式器具

　食道閉鎖式器具は病院外の心肺蘇生時の気道確保器具として開発された．基本構造として，遠位部を食道上部に挿入して換気を可能にする器具となる．最も古い器具は，EOA（esophageal obturator airway）で，訳すると「食道閉鎖式器具」となり，このカテゴリー名の由来になっている．

　EOAのチューブの先端付近にはカフが付いており，これを膨らませることにより食道内への換気ガスの流入を阻止する構造になっている．一方，口腔からのガス漏れはEOAの一部であるフェイスマスクを顔に密着させることにより防止する．しかし実際には口腔からのガス漏れを防ぐのは困難という問題点があった．

　その後，**コンビチューブ**や**ラリンジアルチューブ**などのより性能のよい器具が開発された．これらもチューブ先端付近のカフで食道へのガスの流入を防止することが可能になっている．口腔からの換気ガス漏れはチューブ中央部のもう1つのカフを膨らませることにより，有効に防止することが可能となっている．

2. 声門上器具の利点と欠点

　声門上器具はそれぞれいくつかの違う機能を持っているが，利点と欠点は基本的に共通している（**表2**）[3]．そして，フェイスマスクおよび気管挿管の利点と欠点（**表2**）を比較し，声門上器具の利点が勝る場合に選択する．

表2 各器具の利点と欠点

フェイスマスク	
利点	欠点
・気管挿管にくらべ，気道反射を誘発しにくい	・使用には技術を要する ・上気道閉塞を防ぐことが困難 ・声門および下気道の閉塞を解除できない ・換気ガスの漏れを防ぐことが困難 ・誤嚥を阻止できない

声門上器具	
利点	欠点
・喉頭鏡を用いずに挿入が可能 ・上気道閉塞を防ぐことが可能 ・換気ガスの漏れをある程度防ぐことが可能 ・気管挿管にくらべ，気道反射を誘発しにくい	・誤嚥を阻止できない ・声門および下気道の閉塞を解除できない ・陽圧換気時に気道内圧が高いと器具周囲から換気ガスが漏れる

気管挿管	
利点	欠点
・上気道から気管上部までの閉塞を防ぐことが可能 ・呼吸ガスの漏れを防ぐことが可能 ・誤嚥を最も有効に阻止できる ・陽圧換気時に気道内圧が高い場合にも器具周囲から換気ガスが漏れにくい	・気管挿管が困難なことがある ・気道反射などのストレス反射を誘発しやすい ・気道刺激は最も強く，損傷を最も起こしやすい ・食道誤挿入に気づかれないと致死的になる

文献5をもとに作成

3. 声門上器具の適応

1 全身麻酔中の使用

　声門上器具は，原則としてフェイスマスクが適応となる症例で適応となる．また，以前には気管挿管が必須と考えられていた症例の一部，例えば乳房切除術や扁桃摘出術中などでも声門上器具で安全に気道を管理することができることが判明している[1]．

　声門上器具の適応症例は多く報告されているが，そのなかには安全であるとはいえない場合もある．英国での全身麻酔中の気道確保に関する合併症についての大規模調査では，声門上器具使用時の致死的な誤嚥が起こることが無視できないくらい多いことが判明した[5]．そのため，誤嚥を起こす危険性がある場合には声門上器具を使用しないよう特に注意する必要がある[6]．誤嚥の危険性が高い症例かの判定は，各症例の病態のみならず，手術，麻酔，器具の要因（表3）も考えて判断する必要がある[6,7]．近年に開発されたプロシールラリンジアルマスクやi-gelなどは胃管挿入用のチャンネルが内蔵されているため，誤嚥を低下させうるとされている．しかしながら，これらの器具の使用中にも誤嚥した，という報告がされているため，誤嚥の危険性が高い症例では声門上器具は使用すべきでない．

2 心肺蘇生中の使用

　ラリンジアルマスクは院外の心肺蘇生時には抜け出しやすい欠点があるためその役割が低い，といわざるをえない．コンビチューブは，簡易式人工呼吸器を接続しながら搬送しても器具が抜け出す危険性は低い，という利点があるため，院外における心肺蘇生時の気道確保器具として普

表3　誤嚥の危険性の高い要因

患者要因
フルストマック（緊急手術時など）
胃排泄停滞状態
糖尿病
頭蓋内圧上昇
横隔膜ヘルニア
イレウス
胃食道逆流症
dyspeptic symptoms
食道アカラシア，食道憩室
上部消化器手術の既往
妊婦
高度肥満
外傷
オピオイドなど胃排泄を遷延させる薬物投与

手術要因
上部消化器手術
砕石位あるいは頭部低下状態
腹腔鏡下胆嚢摘出術

麻酔要因
不十分な麻酔
陽圧換気，特に気道内圧の高いとき
長時間の麻酔
浅麻酔時の声門上器具の抜去

器具要因
声門上器具の存在
不適切に挿入された声門上器具
声門上器具からガス漏れが多い場合

文献7をもとに作成

及していた．ただ器具が大きく，食道内に遠位部を挿入するため，侵襲が大きい．また，堅いゴム製のカフに100 mLもの空気を注入する必要があり，咽頭に加わる圧が200 mmHgを超えるため，咽頭粘膜の血流を阻止する可能性が高いことも欠点である．さらに稀ながら，食道破裂などの重篤な合併症が報告されている．そのため，麻酔中に使用されることは稀である．

　ラリンジアルチューブはコンビチューブにくらべて，チューブが短く，カフが小さいなど，構造的に侵襲が小さいという利点がある．ラリンジアルチューブは現在，日本の院外心肺蘇生中の気道確保器具として最も使用されている器具となっている[2]．ラリンジアルチューブの先端は閉鎖されているため，胃内容物が食道に逆流してもチューブを介して口腔外に出せないが，後にチューブ先端に開口部をつけ，胃内容物の除去を可能にした吸引孔付きラリンジアルチューブ（laryngeal tube suction II）も開発されている．

　i-gelは，使用経験の多寡にかかわらず容易で，カフを膨らませる必要がないため，挿入時の無呼吸時間が他の器具にくらべて短い．そのため，理論的には院内外の心肺蘇生時の気道確保器具して有用といえる．今後の研究により，i-gelが心肺蘇生時に本当に役立つかどうかが評価されていくと思われる．

3 気道確保困難な症例での使用

　麻酔の導入後，気管挿管あるいはマスク換気が不可能であった症例で，ラリンジアルマスクの

挿入により換気が可能となったという症例が何例も報告されている[1]．そのため，ラリンジアルマスクは気道確保が困難な際に重要な役割を担いうるといってよい．各国の学会あるいは研究会が，気道確保困難な症例でのラリンジアルマスクの有用性を指摘している[8〜10]．

また，i-gelやラリンジアルチューブに関しても気道確保の困難な症例で有用であったいう報告がされている[11]ため，これらの声門上器具も，マスク換気が困難なときの"レスキュー"器具として役立つ可能性がある．

4. 気管挿管補助具としての声門上器具

1 有用な声門上器具

声門上器具のいくつかは，気管挿管のための補助器具としても有用である．ラリンジアルマスククラシックを介して気管挿管が可能であるが，内径6.0 mm以下の気管チューブしか通過させることができないのと，チューブを盲目的に進めても気管挿管に成功する率は低いという欠点があった[12]．

その後，気管挿管専用のファストラック（現在，本邦では発売中止）が開発され，これらには内径8.0 mmの気管チューブを通過させることが可能となった．またプロシールラリンジアルマスク，i-gelおよびAir-Qなども，それを介して気管挿管が可能である．Air-Qの基本構造はラリンジアルマスクと同じであるが，換気チューブは解剖学的形状に弯曲しており，内径も比較的太い．このため，成人用では，内径7.5 mm（サイズ3.5の場合）あるいは8.5 mm（サイズ4.5）の気管チューブを挿入することが可能である．また，チューブの長さはラリンジアルマスクにくらべ短く，接続コネクターを外すことが可能なため，経Air-Q挿管の後，Air-Qを抜去しやすい特徴がある．

2 経声門上器具挿管の利点

声門上器具を介した気管挿管にはいくつかの利点がある．
① 気管支ファイバースコープを用いて声門を確認する時間を短縮できる．
② 気管支ファイバースコープ単独で気管挿管を試みた場合，ファイバースコープを気管内に挿入できても，チューブを進めると披裂軟骨に衝突したり，食道に迷入したりして円滑に挿管できないことが多い[12]．一方，ファイバースコープを，声門上器具を通過させて進めた場合，チューブが円滑に気管内に挿入できる確率が高い．
③ 挿管操作の間，声門上器具を介して酸素や吸入麻酔薬をある程度投与することが可能である．

おわりに

時代とともに気道確保法は変化してきており，現在，気管挿管至上主義の時代から，声門上器具を含む多様性の時代に変遷してきたといえる．また声門上器具は，マスク換気が困難なときのレスキューとしての役割が認識されている．そのため，すべての医療従事者は，いざというときに，適切な器具を選択し，それを確実に挿入できる能力を普段から身につけておく必要があろう．

文献・参考文献

1) 「これでわかった！図説ラリンジアルマスク」（浅井　隆/著，安本和正/監修），克誠堂出版，2009
2) Asai, T. & Shingu, K.：Laryngeal tube. Br J Anaesth, 95：729-736, 2005
3) 浅井　隆：声門上エアウェイ．臨床麻酔, 35：517-523, 2011
4) 浅井　隆, Liu, E. H.：気道確保器具i-gelの紹介．麻酔, 59：794-797, 2010
5) 浅井　隆：気道確保困難患者への対策．Anet, 17：26-28, 2013
6) Cook, T., et al.：Major complications of airway management in the UK：results of the Fourth National Audit Project of the Royal College of Anaesthetists and the Difficult Airway Society. Part 1：anaesthesia. Br J Anaesth, 106：617-631, 2011
7) Asai T.：Who is at increased risk of pulmonary aspiration？. Br J Anaesth, 93：497-500, 2004
8) 浅井　隆：どこまで気管挿管にとって代われるか？．「どこまでできるかラリンジアルマスク」（安本和正，浅井　隆/編），pp. 1-14：克誠堂出版，2007
9) Practice Guidelines for Management of the Difficult Airway：An Updated Report by the American Society of Anesthesiologists Task Force on Management of the Difficult Airway. Anesthesiology, 98：1269-1277, 2003
10) Crosby, E. T., et al.：The unanticipated difficult airway with recommendations for management. Can J Anaesth, 45：757-776, 1998
11) Henderson, J. J., et al.：Difficult airway society guidelines for management of the unanticipated difficult intubation. Anaesthesia, 59：675-694, 2004
12) 浅井　隆：マスク換気が困難な症例でi-gelが有用であった3症例．麻酔, 60：850-852, 2011
13) Asai, T. & Shingu, K.：Difficulty in advancing a tracheal tube over a fibreoptic bronchoscope：incidence, causes and solutions. Br J Anaesth, 92：870-881, 2004

プロフィール

浅井　隆（Takashi Asai）
獨協医科大学越谷病院麻酔科
専門：気道確保法，胃腸管運動，医療統計学，医学研究倫理
気道確保法，器具はこの10数年で急速に発達してきています．これらを知ってると知らないとでは，気道確保の成功率がずい分違うので，いろんな方法を知っておきましょう！

第2章 基本手技の習得を目指す

8. エアウェイスコープ（AWS）を用いた気管挿管

鈴木昭広

●Point●

- ・エアウェイスコープ（AWS）は日本人が日本人のために日本人の気道解剖に基づいてつくった挿管器具
- ・AWSは小学生でもマネキン挿管できるほど視野がよく，挿管が容易
- ・AWSは麻酔科医が通常喉頭鏡でも挿管困難な事例の99％を解決する

はじめに

　食道挿管は時と場所を問わず連綿とくり返され続けている医療ミスである．本邦では残念ながら食道挿管事故に際してはシステムの改善よりも犯人を捜して当事者のスキルの問題に押しつける悪しき風潮がある．気管挿管は心肺蘇生ガイドライン上での優先度は下がったが，必要な場面でできるに越したことはない．麻酔科や救急部門で気管挿管を含めた気道管理を学ぶ研修医の皆さんには，患者を守りつつ，かつ自分自身を事故から守る術を身につけてほしい．これまで5,000例を超える挿管を実施あるいは指導してきた"気道屋"の結論は，現時点でAWS（Airwayscope）が，より簡単・安全・確実な挿管を提供する"研修医のMUST習得器具"だということだ．

症例
　初期研修を終え，自分の希望する専門科の医師としてはじめての病棟当直の朝．ステーションでうとうとしていると，看護師が飛び込んできた．「先生，X号室のZさん，急変です！」急いで部屋に向かうと，すでに看護師2名が胸骨圧迫とバッグバルブマスク換気をはじめている．心電図は心静止．「アドレナリン使います！」看護師は2人法で換気をはじめたが胸の上がりが悪い．「そ，挿管します！喉頭鏡とチューブ，ベッドの頭側空けて！」喉頭展開するが，口腔内の唾液，胸骨圧迫による体動でよく見えない．「枕を高く！のど押して！」声門らしき部分にチューブを挿入し，換気をはじめる．ブッ・・ブッ・・胸の上がりは悪い．痰詰まりか？「吸引！」そこへ上級医が．「お，挿管したか，じゃCO_2検出器！…？おいチューブ抜け，食道だ！替われっ！！！」

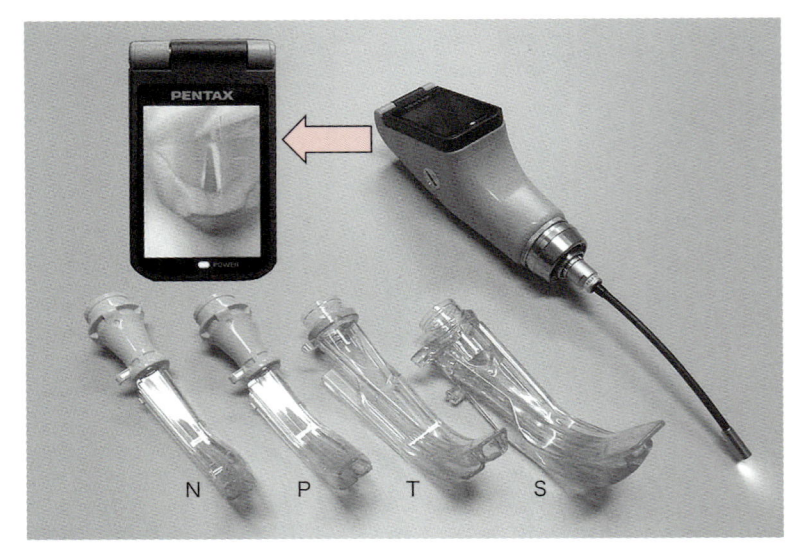

図1　エアウェイスコープ本体と各種ブレード
ブレードは現在，N：新生児用（〜5），P：小児用（5.5〜7.6），T：成人薄型（7.5〜10），S：成人用（8.5〜11）の4種が利用可能である（括弧内は使用チューブ外径の目安，単位mm）．成人薄型は救急領域でバックボード固定中の患者や小顎・開口制限など挿管困難予想時に有用であるほか，小柄な成人においても有用である．ただし，コストは通常ブレードより割高となる（Color Atlas⑩参照）．

1. 病棟挿管は術場挿管ほど甘くない！

　麻酔科研修は基本的救急手技を学ぶのに最適で，皆さんもABCにかかわる各種の手技を学ぶ．指導者の見守るなか，絶飲食・麻酔下・不動化された患者の挿管をくり返しながら自分にもできる，という自信が生まれてくる．しかし，麻酔科研修は自動車教習所内の運転と似ている．管理された環境で教官と一緒に何度成功体験を積んでも，実際の路上単独運転には予期しない危険が伴う．メタアナリシスによれば，マッキントッシュ型喉頭鏡を用いた場合，条件の整った麻酔中であっても5.8％の予期せぬ挿管困難に遭遇するという．挿管困難の確実な予測法はない．条件の悪い急変時挿管ではさらに難易度は上がる．ならば，より挿管成功率の高い器具をはじめから選ぶことは当然の選択である．

2. AWSは誰でも簡単に挿管するためにつくられた挿管器具

　AWSは脳神経外科医の小山淳一氏が"誰でも簡単に挿管できる器具を"と考案し，ペンタックス社とともに日本人の気道解剖をもとにつくりあげた新世代の挿管器具である．

■1 構造（図1）

　AWSはカメラケーブルと小型ディスプレイからなる本体ハンドル部分と，患者の口腔内に挿入するディスポーザブルブレードとからなる．ブレードは気道解剖に沿ったJ字型をなし，ガイド

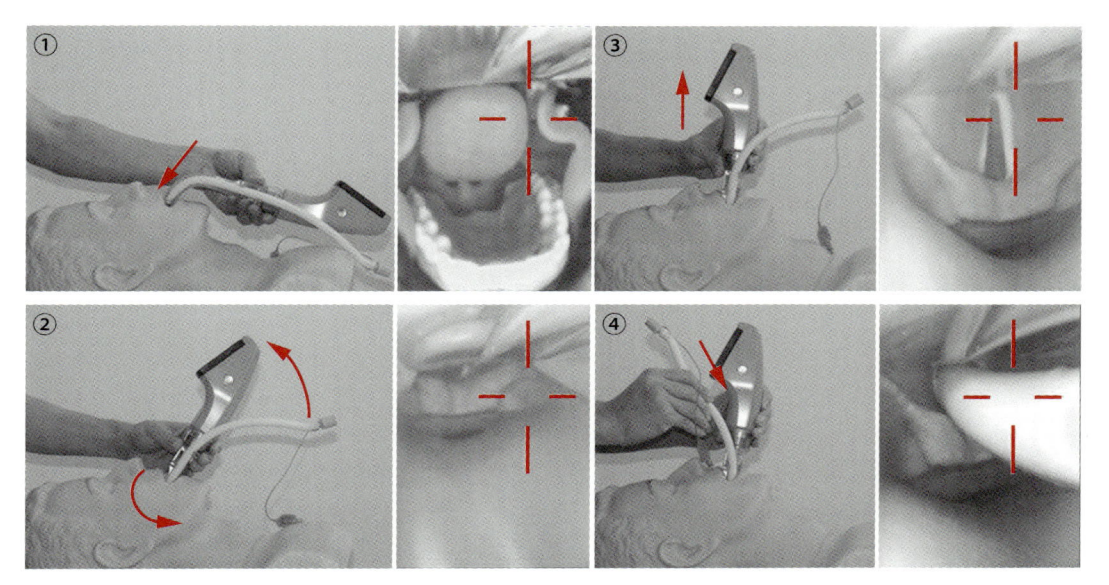

図2 エアウェイスコープ挿入操作手順
挿入の様子と各操作におけるモニター．①Insertion，②Rotation，③Elevation，④Intubation（Color Atlas⑪参照）

溝部分に挿管チューブを装填する．CCDカメラはケーブル先端に設置され，しかも挿管時には声門のすぐ手前に位置するため，非常に良好な視野が得られる．

2 操作はInsertion, Rotation, Elevation, Intubation, Confirmation（図2）

図2に挿入の様子を示す．

1）Insertion
モニターではなく口元を見ながらブレード先端を口腔内に挿入．十分開口させることと，舌を巻き込まないように口蓋側（＝気道後面．舌表面＝気道前面**ではない**ことに注意！）に沿わせるイメージでゆっくり進める．

2）Rotation
モニター上で舌を巻き込んでいないことを確認しつつ，軟口蓋側が見えてきたら愛護的に本体を引き起こしながらゆっくりと気道にそって先端を咽頭に進めていく．口蓋垂をこえて行くとともに次第に本体が垂直になってくる．てのように無理に手前に引き起こしたり，Rotationのしすぎ（手前に倒しすぎ）は歯牙の損傷やチューブ挿入困難の原因になる．

3）Elevation
本体を真上に持ち上げるようにすると声門が見える．もしも喉頭蓋が見える場合は，先端が喉頭蓋の下（背側）に進むようにしてから挙上操作に入る．**先端を喉頭蓋谷に進めるマッキントッシュ型と違い，喉頭蓋は下からすくい上げるように直接挙上する**．この展開方法こそ，優れた視認性と挿管成功率の高いAWSの最大の特徴だ．

4）Intubation
声門が画面上の緑色（図2では赤で強調）のターゲットマーク中央に一致するように本体を微調整し，左手で本体をしっかり保持しながら右手でチューブを愛護的に押し込むと，声門方向にチューブが誘導される．チューブがうまく進まないのは2）Rotation操作が過剰，3）のEleva-

tionが足りないかがほとんど．

5）Confirmation
　チューブを適切な深さまで留置して溝からはずし，口角でしっかり保持しながらブレードをゆっくり抜き去る．このときにも喉頭蓋が声門内に押し込まれていないか，粘膜損傷がないかなどを挿入と逆の操作で引き抜きつつ画面上で確認する．

3 マッキントッシュはチェス駒のRook（城），AWSはQueen（女王）だ！

　AWSはカメラとターゲットマーク，ガイド溝によりマッキントッシュにくらべて声門視認性が劇的に改善し，しかも容易な挿管が行える．最大の理由は組織を圧排するような力がほとんど必要ない点で，小学生でもマネキンで簡単に挿管を行える．さらに，多施設共同研究（7施設，2年間）でも，**麻酔科医が予期しなかった挿管困難270事例の99％がAWSで解決されている**．この器具に慣れ親しめば，緊急時に助けを呼ばなくても1度で挿管が行える可能性が非常に高いのである．挿管性能は明らかにAWSがマッキントッシュより優れる．マッキントッシュをチェス駒の城とすれば，AWSは例えれば女王といった感じで，ほかの器具の特徴を補って余りある．逆に，AWSでも困難であれば，挿管は潔くあきらめて喉頭上デバイスなどで急場をしのぐべきだと考えればよい．

4 AWSの欠点は視界不良と異物除去！

　光学機器の宿命は視界不良である．カメラの曇り，血液，吐物は三大悪．常に吸引の準備を怠らず，チューブ内にあらかじめ吸引管を入れておくのも一法だ．また，AWSは独特のブレード形状のため，適合する異物鉗子がない．現時点では異物除去が必要な場合はマッキントッシュとマギル鉗子を用いるしかない．

5 AWS類似の喉頭鏡（図3）

　現在本邦で使用可能な類似の挿管器具は，ブラード型，エアトラック，KingVisionなどがある．喉頭蓋の拳上方法やモニターの有無などの違いがある．モニターで視覚情報を共有できる器具の方がチーム医療には適しており，喉頭蓋を直接挙上できる方が視野改善効果にすぐれる．

3. 事故は手術室ではなく現場で起こっている！

　現在，麻酔科医が常駐し，モニターと安全管理の行き届いた手術室で食道挿管事故が起こることはほとんどない．事故の多くは病棟の急変現場で，かつ非麻酔科医の手によって起こる．そう，初期研修を終えた君たちこそがその危険な最前線におかれているのだ．しかも，麻酔中と異なり，急変現場では挿管操作に時間を取られていては全く診断も治療も進まない．次に行うべき処置が山積するプレッシャーのなかで効率の悪い器具を使うことが事故を招く．技術不足は器具の性能で補える．短い研修期間に，自分が1人で困難に立ち向かうための最上の技術の習得を心がけるべきだろう．蘇生ガイドラインに示されるように，日頃の訓練や教育を継続できない者がマッキントッシュ型を使うことは危険であり，技術の維持すらままならないことを自覚しよう．

A）エアトラック　　　B）KingVision 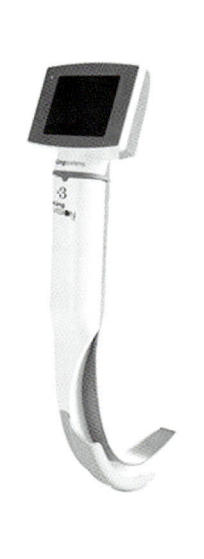　　　C）ブラード

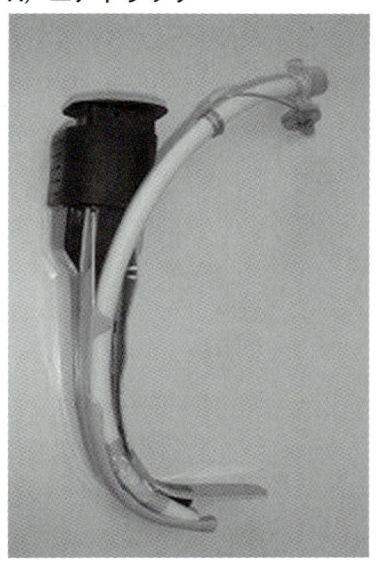

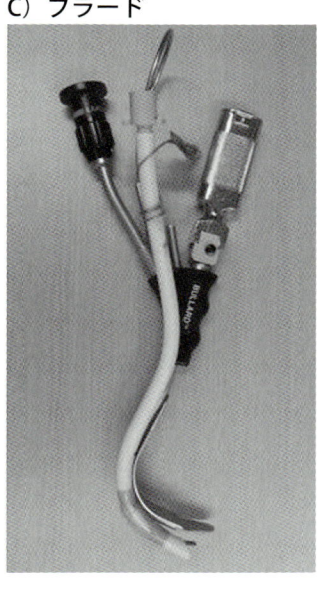

図3　チューブ誘導機能を有する間接声門視認型喉頭鏡
A）エアトラック（泉工医科工業），B）KingVision（アコマ医科工業，http://www.acoma.com/products/king_vision.phpより転載），C）ブラード（オリンパスメディカルシステムズ株式会社，現在は生産を終了）．気道屋イチオシのエアウェイスコープはHOYA/IMI社製（Color Atlas⑫参照）

●専門医のクリニカルパール

患者が真に欲しているのは，**チューブ**ではなく，**酸素**である．
麻酔科研修では用手的気道確保とマスク換気，喉頭上デバイスを含む各種エアウェイをまずしっかり体で覚えこむことが重要．挿管操作そのものが無換気，低酸素を誘導することを忘れないこと．

Advanced Lecture

■「特殊な挿管器具は病棟になんか置いてないッス！？」

　当直室の寝具がゴザ1枚！？　皆さんならどうする？当然，時代錯誤な職場環境の改善を要求し，ベッドの1つも置いてもらいますね？喉頭鏡の配備も全く同じ次元の話．麻酔科医は手術室の職場環境改善のために必要な器具を要求し，配備する．病棟の器具は，責任者不在のため，必要な器具を要求する人がいないから品ぞろえが悪い．食道挿管事故の和解金は平成23年の事例では5,400万円．医療事故を起こせば病院は，患者・和解金・信用・そして当事者である医師を失い，その損失は金額では埋め合わせられない．事故防止のためには人を変えるよりも環境を変えるのが一番．「医療事故のリスクを減らすために，より安全確実な器具を配備してほしい」という皆さんの願いは必ずや医療安全管理部門に聞き届けられるはずだ（もし，その病院が医師を大事にしたいと考えているならば）．声を上げ意思を伝えることが重要で，そのとき「マッキントッシュで十分」いう意見をする者は危機管理の原則を知らず，事故を当事者のスキルに転嫁する危険人物といえる（その人が困ったとき必ず駆けつけてくれるのでなければ）．

おわりに：最後に自分を守れるのは自分だけ

　私は人と資機材に恵まれた大学病院で働いているが，常に救急外来では「もし医療過疎で医師が自分しかいない状況ならどうするか」と考えるようにしている．皆さんも研修中は，独り立ちしたときに対応できるスキルを身につけるにはどうすればよいか，を常に意識してほしい．患者と自分を守る最後の砦は自分しかいない．急変対応では1カ所のつまずきが命取りとなる．**技術不足は練習ではなく器具で補う時代だ**ということをお忘れなく．

文献・参考文献

1) Shiga, T., et al.：Predicting difficult intubation in apparently normal patients. Anesthesiology, 103：429–437, 2005
　↑挿管困難を予測することは難しく，各種予測方法を用いても5.8％で困難になることを示した5万人のメタアナリシス．

2) Asai, T., et al.：Use of the Pentax-AWS® in 293 Patients with Difficult Airways. Anesthesiology, 110：898–904, 2009
　↑麻酔科医が困難と判定した事例の99％がAWSで解決したことを示す他施設共同研究．急変対応は時間との勝負．1度のチャンスを無駄にしないために何が重要かよく考えよう．

3) ProjectQQB：救急のいろは：www.projectqqb.com（2013年4月閲覧）
　↑小学生のAWS挿管ビデオをはじめ，AWSの使用法などを閲覧できる

プロフィール

鈴木昭広（Akihiro Suzuki）
旭川医科大学救急医学講座
麻酔・蘇生・ペイン緩和・救急・集中治療という麻酔関連五大陸の完全制覇をめざす．道北ドクターヘリのフライトドクター，"すーさん"．医療手技を「誰でも・安全・簡単・確実に」をモットーに臨床リサーチに励み，「気道屋」，「エコー屋」の異名を持つ．救急関連ホームページwww.projectqqb.comの管理人．

第2章 基本手技の習得を目指す

9. 通常の気管挿管

讃岐美智義

● Point ●

- 喉頭鏡を挿入する前に開口状態でスニッフィング位をつくる
- 舌の処理と喉頭鏡の挿入方向に注意
- 喉頭鏡ブレード"面"を意識して喉頭展開
- 気管チューブは視野を妨げないように挿入
- チューブの気管への留置確認を確実に行う

はじめに

　気管挿管手技のポイントは，喉頭鏡を挿入する以前の仕事にある．マスク換気時の気道が開通するスニッフィング位（sniffing position）が大切である．喉頭鏡を正しい位置に挿入するまでスニッフィング位を**保ち続ける**ことが気管挿管の成否を決める．

1. 気管挿管の前にすべきこと

　気管挿管を行う前にすべきことがある．1つは気管挿管前の準備である．もちろん器具の準備もあるが患者の状態把握（挿管困難の予測）を含めた評価である．もう1つは気管挿管の前にというより喉頭鏡を入れる前に必ず行うことがある．気管挿管の前（喉頭鏡挿入のために開口する前）にしておくこととは，バッグ−マスク換気とそれを長く続けられるような安定した気道の開通である．

2. マスクによる気道開通の維持に気管挿管のカギがある

　マスク換気は気道管理の基本である．マスク換気で気道開通状態に維持できれば，たとえ気管挿管ができなくても患者を危機的な状況に陥れることはない．マスクによる気道確保には，気管挿管手技にとっても重要なカギが隠されている．そのカギとは，マスクホールド時に行う，スニッフィング位と呼ばれる頭位である．マスクホールドは，スニッフィング位を維持したままマスクでしっかり鼻と口を覆い，気道の開通を維持したままマスクを密着させる．

A）スニッフィング位　　　B）頭部後屈位

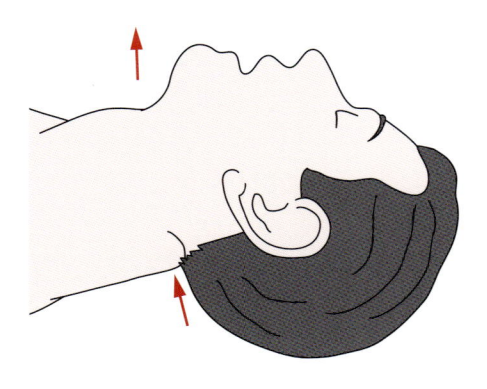

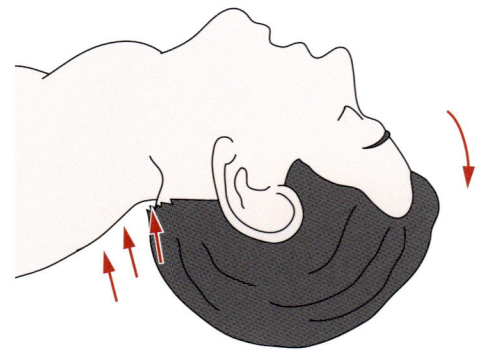

図1　スニッフィング位と頭部後屈位

3. スニッフィング位（sniffing position）

　直訳すると"においをかぐ姿勢"である．花のにおいをかぐときなど鼻を突き出すような頭位になる．仰臥位でにおいをかぐ格好になるには，鼻を突き出しながら下顎を前に出す．具体的なイメージとしては，志村けんの"アイ～ン"である．

　頭部（肩や頸の下ではない！）に少年ジャンプ程の厚さ（約4 cm）の枕をおいて下顎挙上を行うことでつくり出せる．下顎が挙上され上位頸椎のみが軽度の後屈した状態である（図1A →）．頭部後屈位のことではない．頭部後屈位とは上位の頸椎だけでなく下位の頸椎も後屈した状態になる（図1B →）．この違いを，認識する必要がある（図1）．

4. 開口のしかた

　マスクをはずし，スニッフィング位を保ったまま両手で下顎を挙上し，少し口を開ける．その状態から右手の親指と人差し指でクロスフィンガー[1]の要領で開口する（図2）．このときの右手の残りの3本の指（中指，薬指，小指で）開口後も，下顎が上顎より上方に位置するように保持する．要するに右手でスニッフィング位を保ったまま開口状態にすることが必要である．初心者が挿管に失敗する最大の原因は，開口したときに口を大きく開けることだけに注力し，気道閉塞状態になっていることに気づかないために，喉頭鏡を挿入するスペースができないことにある．"スニッフィング位を保ったまま喉頭鏡の通り道を確保するために口をある程度開ける"ことが必要である．クロスフィンガーは右手の第2指を患者の右上顎の大臼歯にかけ，対立する親指を下顎の小（大）臼歯にかけて患者の口を十分に開口する（親指の"腹"と人指し指の"腹"を使う）．図3のように2本の指をクロスして開く（90°でなく180°の方向）ことがコツ．口の中で指をクロスするのではなく180°の方向にクロスした状態で口の中に入れ，180°の方向に力を使う．気持ちとしては，親指で支えて人差し指を後方に押し出す感覚である（図3）．

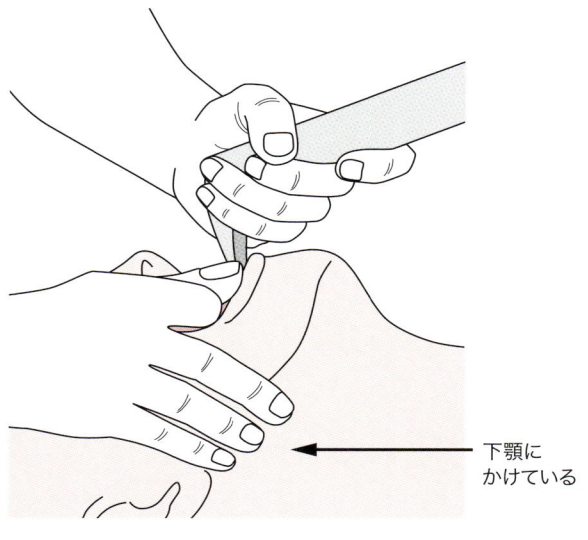

図2 クロスフィンガー時の右手
文献1より引用

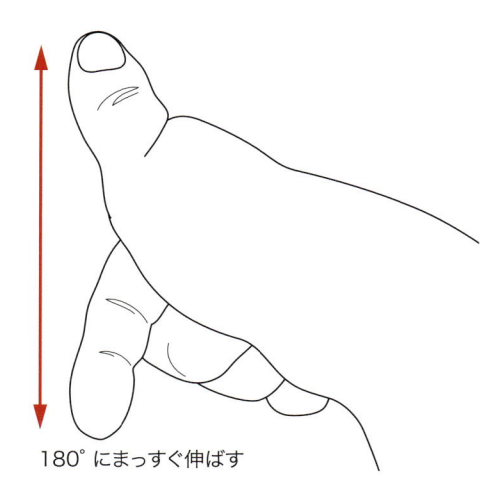

下顎にかけている

180°にまっすぐ伸ばす

図3 クロスフィンガーの方向
文献1をもとに作成

5. 喉頭鏡の握り方

　左手で持ち，親指を上からかぶせるように持つ．このとき手のひらを上向きに握るのではなく，前腕を回内して親指が上からかぶるように握る．悪い例では母指球は上向きに，よい例では母指球は下向きになっていることに注目する[2]．喉頭鏡の握り方にはバリエーションがあるが，きちんと握るためには親指が上，対立するその他の指が対側から押さえるという位置関係が大切だと考える．物を握るということを考えてほしい．3本指でも5本指でも構わないが，"母指球"と対立指を相対させる必要がある（図4）．

6. 喉頭鏡の挿入と喉頭展開

　左手でマッキントッシュ喉頭鏡を受け取り（握り方注意），喉頭鏡のブレードで舌を左側によけながら挿入する（喉頭鏡の右側に舌がないように！）．喉頭鏡で舌を挟んで押し込んでしまうと，その分だけ手前のスペースが少なくなり喉頭展開に不利である．この状態でブレードを奥まで挿入し，喉頭蓋の上にかける．喉頭鏡を前上方に押し出す（ブレード後面が上顎から離れるように操作する，図5B）．患者頭位をスニッフィング位にして喉頭鏡を挿入したとき，喉頭鏡の長軸と前額部と顎先を結ぶラインが平行になるように挿入する．その角度を保ったまま，喉頭鏡のブレード"面"を前方に押すイメージである（図6A）．喉頭鏡の先端を"点"で使うのではなく，"面"で使う意識が必要である（図6B, C）．

悪い例　　　　　　　　　　　　よい例

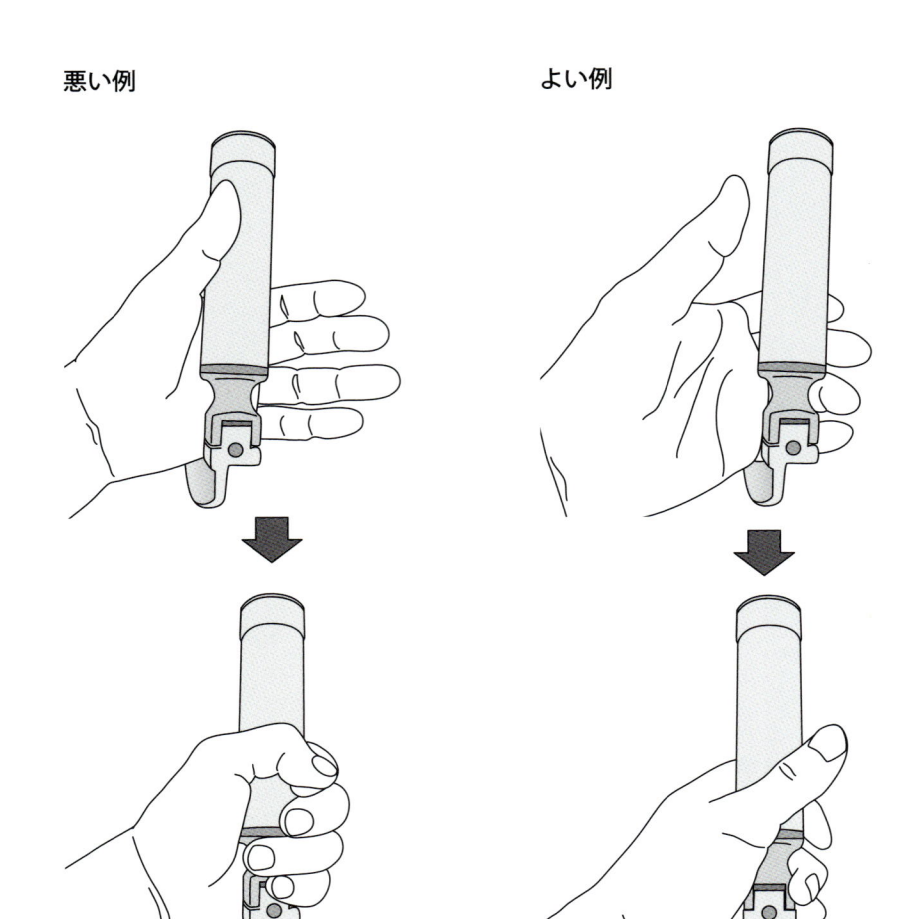

図4　喉頭鏡の握り方と前腕の回内運動

A)　　　　　　　　　　　B)

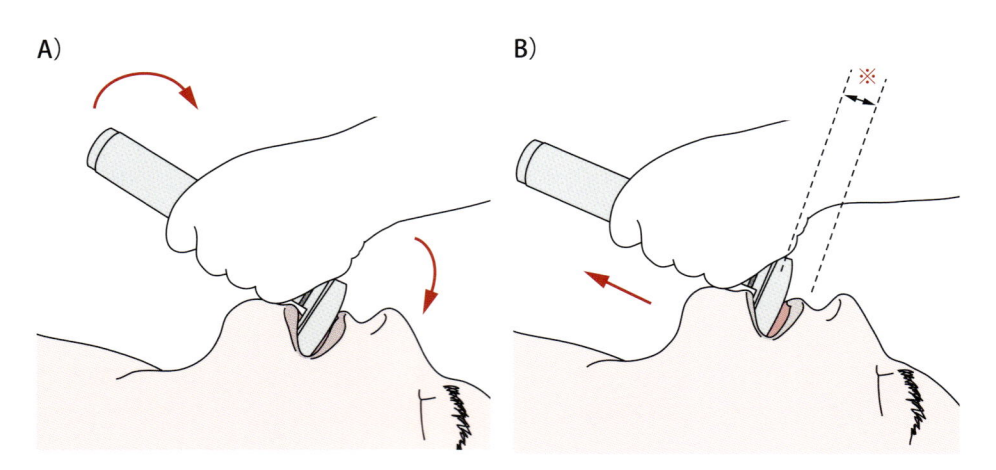

図5　喉頭展開の方向
　A）悪い例，B）良い例．手首を後方に曲げるように操作すると前歯を（上顎）を損傷する．
　※が拡がるように喉頭鏡を前方に操作する（文献1をもとに作成）

A）

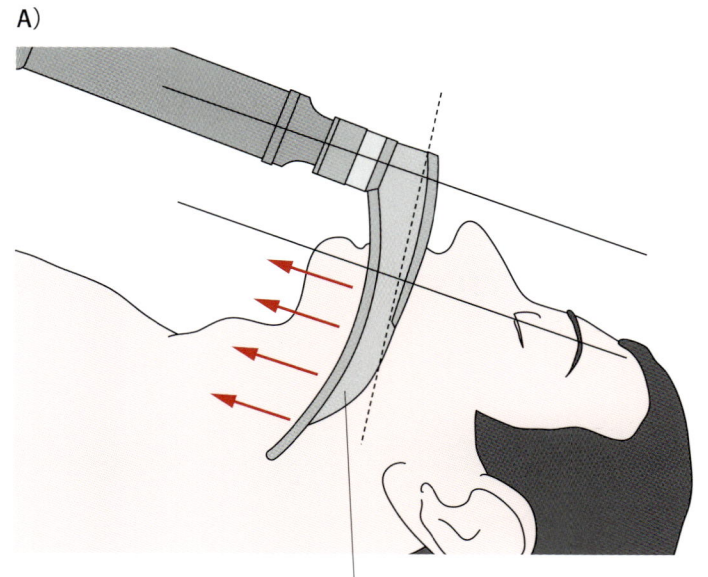

ブレードを"面"で使うことができる

B）頭部後屈位　　　　　　　　C）スニッフィング位

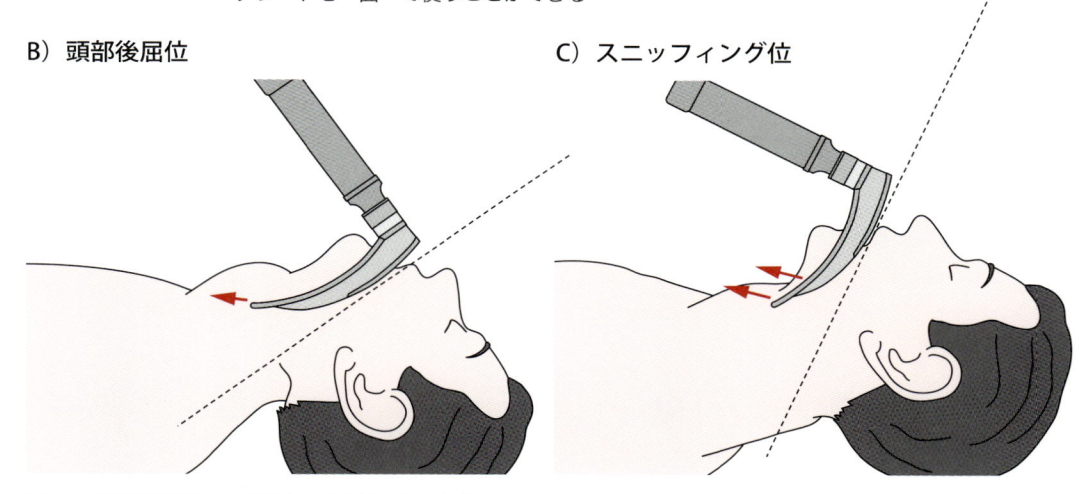

図6　喉頭展開時の喉頭鏡の位置と力の方向
A）スニッフィング位と喉頭鏡の押し出し方向．B, C）喉頭鏡の形と患者頭位．スニッフィング位だとブレードの先端を"面"で使うことができるが，頭部後屈位だと"点"でしか使えない．"面"で前方に押し出す

7. 喉頭の押さえ方（BURP法）

　喉頭鏡を正しい位置に挿入しても声帯や喉頭が十分に確認できないことがある．その場合，助手に右手で甲状軟骨（輪状軟骨ではない）をBackward（後方），Upward（上方），Rightward（右方）に押さえ（Pressure）てもらうと視野が改善してよく見えることがある．患者に対して，後方→上方→右方に動かす．この頭文字をとってBURP法[3]と呼ぶ（図7）．

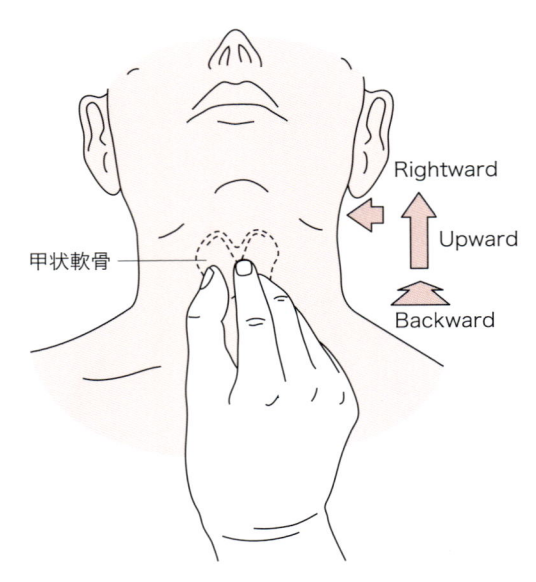

図7　BURP法
文献3をもとに作成

8. 気管チューブの挿入

　喉頭展開で声門部が確認できれば，右手で気管チューブを受け取り挿管する．そのとき，正中から挿入するのではなく右側方からチューブを挿入して，気管に挿入されるチューブを目視で確認する必要がある．正中からチューブを挿入すると，声門を直視できない状態になり，食道にチューブが挿入されても，その場では気づかないということになる．

9. 気管チューブの選択と準備

　気管チューブ（男性8.0 mmID，女性7.0 mmIDを中心に前後3本）カフ漏れのチェックを行い，潤滑ゼリーを塗布カフだけでなく先端にも薄く塗る．スタイレットを挿入しチューブ全体をホッケースティック状に曲げる．スタイレットはチューブから飛び出さないように注意する．小児では4.0＋年齢/4の内径（ID）のものを基準に選択する．

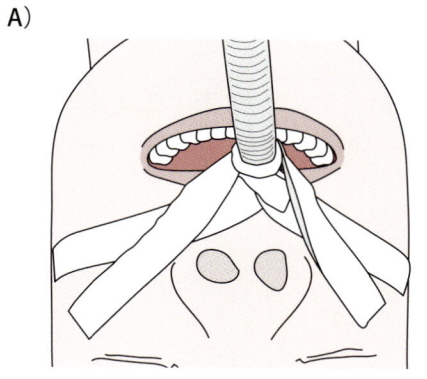

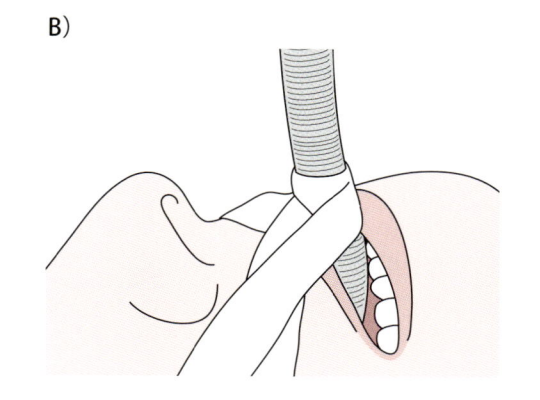

図8　気管チューブの固定の仕方
A）正面，B）側面（文献1より引用）

●専門医のクリニカルパール

1）気管チューブの固定
歯がある場合には右または左の口角固定にする．総入れ歯や上顎に歯がない場合には上顎固定にする．歯がない患者に口角固定すると，チューブが自然に深くなってしまう危険性があるが，"上顎"に固定すれば動きにくい（図8）．

2）カフ圧の調整
カフ圧は何mL入れたかではなく，カフ圧計でカフ圧を20 cmH$_2$O以下に設定する．カフ圧計がない場合は，テルモ社製の10 mL注射器で，多めにカフを入れ，注射器をつけたまま手を放して押し戻しが自然に止まるまで待って，注射器をはずす．これで20〜30 mmHgのカフ圧になる[4]．

10. 気管挿管後の確認

①視診（胸郭の動き）　②聴診　③CO$_2$モニターからの連続的な呼出を確認する．1つだけでなく2つ以上の確信が持てるようにする．可能な限り3つの方法で確認を行う．ACLSでは，食道挿管の確認は，胃部の聴診でゴボゴボ音が聞こえないことをまず確認するのが通常だが，挿管麻酔時は，肺野の聴診で片肺挿管の確認と食道挿管でないことを同時に確認するのが通常である．しかし，最近では麻酔時でも，6点確認法または4点確認法が主流になりつつある．すなわち胃部→左上肺→右上肺→左下肺→右下肺→胃部の6点（最後に再度，胃部を聴く）あるいは胃部→左上肺→右上肺→胃部の4点の確認である．このとき，目視で両方の胸郭が左右均等にあがっているのを確認しながら，聴診器では呼吸音の左右差と異常音がないかを確認する．最後に，カプノメーターを接続してCO$_2$がきちんと（矩形波が連続して表示される）呼出されるのを確認する．カプノメーターで，CO$_2$がほとんど表示されない場合，またはだんだん表示されなくなる場合には食道挿管を疑うべきである（マスク換気で胃内に呼気CO$_2$を押し込んでいれば，少しはCO$_2$が呼出される）．片肺挿管は，まだよいが，最も怖いのは，食道挿管をしてそれに気づかないことである．

11. 経鼻挿管

　経鼻挿管が必要な場合には，マスク換気が確立できることが最低条件である．そのうえで，右または左の鼻腔の消毒および鼻粘膜収縮の目的で，前処置を行う．消毒薬としては10％ポビドンヨード（イソジン®）を用いる〔0.05％クロルヘキシジン（ヒビテン®）はアナフィラキシーの原因となることもあり粘膜への使用は禁忌とされている〕．また，鼻出血を起こしにくくする目的で血管収縮薬を用いることが多い．実際には，長めの綿棒にシャーレに入れたイソジン®をしみこませて（一度鼻腔内に挿入した綿棒は，イソジン®に再度浸したりしない），外鼻孔から垂直に鼻腔内に挿入する操作を数回くり返す．その後，4％キシロカイン®5 mL程度に0.1％外用エピネフリン（ボスミン®）を0.1 mL混入した液をシャーレにつくり（鼻粘膜用の血管収縮薬トーク®をそのまま使用してもよい），綿棒で同様に2～3回鼻内に塗布する．意識を落としてから行う場合，マスク換気を中断して，長く無呼吸にしないよう注意する．経鼻エアウェイによる鼻腔の拡大（省略可）後，喉頭鏡ブレードを口腔内に挿入（声門部の確認）声門部が確認できれば，再度マスク換気を行う．

　次に，鼻腔から潤滑ゼリーを塗布した気管チューブを挿入し，咽頭まで通す．再度，喉頭鏡を挿入し，マギール鉗子で咽頭から声門部に気管チューブを誘導する（カフを掴むと破れるので注意）．マギール鉗子のみの力で入れることが難しいときは，助手にチューブを少しずつ押し進めてもらう．カフが全部，声帯を越えたことを確認し，カフに空気を注入する．喉頭鏡を抜き，鼻孔のところでチューブを保持してチューブの気管内への確認を行う．

Advanced Lecture

■ 挿管トレーニング人形の欠点

　挿管トレーニング人形は頭部後屈位を行わないとうまくマスク換気ができない構造になっている．そのため，患者でも頭部後屈位を一生懸命に行い，下顎挙上がおろそかになり，うまく換気できないという傾向がある．マスク換気の際の下顎挙上（顎先挙上）が重要視されてこなかったことが，マスク換気がうまくならない理由である．頭部後屈位ではなくスニッフィング位を基本にして気道確保を練習しよう．逆に挿管トレーニング人形ではスニッフィング位が難しく，気道は通らないので注意が必要である．

おわりに

　通常の気管挿管のポイントは，マスク換気時から開口状態でスニッフィング位を維持し続けること．喉頭鏡ブレードの"面"を意識して喉頭展開することで，上達が可能であろう．最も大切なのは，「気管挿管ができなくてもマスク換気ができれば患者は死なない」ということを忘れてはならない．

文献・参考文献

1）「麻酔科研修チェックノート 第4版」（讃岐美智義/著）羊土社，2013
2）「頭で理解し身体で覚える気管挿管トレーニングDVD」（讃岐美智義/監），日経BP社，2007
3）Knill, R. L. : Difficult laryngoscopy made easy with a "BURP". Can J Anaesth, 40 : 279-282, 1993
4）Mac Murdo, S. D. & Buffington, C. W. : Brand and Size Matter When Choosing a Syringe to Relieve Pressure in a Tracheal Tube Cuff. Anesth Analg, 99 : 1445-1449, 2004

プロフィール

讃岐美智義（Michiyoshi Sanuki）
広島大学病院麻酔科
専門：麻酔科学

初期/後期研修医教育に情熱を燃やす．研修医が一人前になるのを見るのが楽しみである．私と一緒に麻酔を担当する先生には麻酔科讃岐塾を開講している．希望者にはデジモノ讃岐塾も行っている．msanuki.com という麻酔科医サイトは著者が運営している．msanuki.net という趣味や麻酔科医生活を綴ったブログもある．
趣味：スキー，インラインスケート，コンピュータプログラミングなど

第2章　基本手技の習得を目指す

10. 気管支ファイバースコープの操作

青山和義

> ● Point ●
> ・麻酔科領域における気管支ファイバースコープの使用は，気管挿管困難症例におけるファイバースコープガイド下気管挿管，胸部手術で使用されるダブルルーメンチューブの挿入および位置確認，無気肺の治療のための選択的気管支内喀痰吸引，などである
> ・気管支ファイバースコープの構造，使用方法に習熟する必要がある
> ・気道確保困難が予測される，または既往がある症例では，意識下ファイバー挿管が行われる

はじめに

　麻酔科医の重要な役割である周術期の気道管理において，気管支ファイバースコープは必要不可欠な器具である．麻酔科医はその適応，使用方法に習熟し，いつでも使用できるように準備しておかなければならない．本稿では，周術期における気管支ファイバースコープの適応と，その使用方法について解説する．

1. 周術期における気管支ファイバースコープ使用の適応

　周術期におけるファイバースコープの使用，適応を表1に示す[1]．突然の換気困難など，気道に重大な問題があるときには，直ちにファイバースコープで観察することが重要である．これらの使用のうち，主なものに解説を加える．

1 気管挿管困難症例におけるファイバースコープガイド下気管挿管

　気管挿管には喉頭鏡を用いた方法が一般的だが，約1〜4％の症例で声門の観察および気管挿管は困難となる[1〜3]．喉頭鏡では声門を直視できない挿管困難症例においても，ファイバースコープを使用すれば声門を観察でき，気管チューブを誘導することが可能となる[1〜3]（Advanced Lecture 参照）．

2 胸部手術で使用されるダブルルーメンチューブの挿入および位置確認

　肺，食道，胸部大動脈瘤など胸部の手術では，手術側の肺を虚脱させて手術操作をしやすくす

表1　周術期におけるファイバースコープの使用・適応

気管挿管困難症例におけるファイバースコープガイド下気管挿管
肺，食道，胸部大動脈瘤などで使用されるダブルルーメンチューブの挿入および位置確認
無気肺の診断，治療，各気管支の選択的喀痰の吸引
気管挿管，気管チューブの観察・確認
・気管挿管の確認 ・気管チューブの適切な位置の確認 ・気管チューブおよび気道の開通性の確認 ・チューブ交換時のチューブの観察
声門上器具（ラリンジアルマスク，i-gel など）の位置，気道開通の確認
抜管時の上気道閉塞の評価，診断
・抜管前後の気道の浮腫の診断 ・抜管後の気道の開通性の確認
気道の評価，予測
・気道病変時の気道の検査 ・気道病変による挿管困難およびマスク換気困難の予測

文献1をもとに作成

る必要がある．そのために通常の気管チューブの代わりに，ダブルルーメンチューブ（二腔チューブ）を気管，気管支内へ挿入する[4, 5]．手術側の肺は虚脱させ，換気は非手術側肺のみで行う（一側肺換気：one-lung ventilation）．ダブルルーメンチューブの挿入，およびその位置の確認のためには，気管支ファイバースコープが必須である[4, 5]．

3 無気肺の診断，治療

　手術前，手術中，手術後には，さまざまな原因で無気肺が発生し，酸素化の低下，低酸素血症を引き起こす．スコープ検査による無気肺の診断，気管支の選択的喀痰吸引による無気肺の治療には，気管支ファイバースコープの使用は必要不可欠である．

2. 気管支ファイバースコープの構造[3]

1 構造

　ファイバースコープの構造を図1 A, Bに示す[3]．**挿入部**は患者に挿入する55〜60 cmの長いコードで，その中に画像を伝送するファイバー束，光源の光を投射する光ケーブル，鉗子挿入用チャンネルと吸引用チャンネルが1本に合流した操作チャンネル（導管），そして先端部を湾曲するためのコントロールワイヤーが，通っている[3]．先端から約3 cmの部分が上下に曲がる**湾曲部**である．先端部の対物レンズを通った画像は，挿入部のイメージガイド（ファイバー束）を通して接眼レンズへと伝達され，接眼レンズより画像を観察できる（図1 B）．吸引接続口に吸引管を接続して吸引バルブ（ボタン）を押すと，スコープ先端の吸引チャンネルから分泌物・唾液・血液などを吸引できる．鉗子口（入口）は鉗子チャンネルへと通じて，途中から吸引チャンネルと合流し，先端まで導管が続いている．挿管操作時に，ここから先端部に局所麻酔薬を投与できる．スコープコネクターの部分には光源装置と接続するライトガイドと写真撮影に必要な電気接点がある．

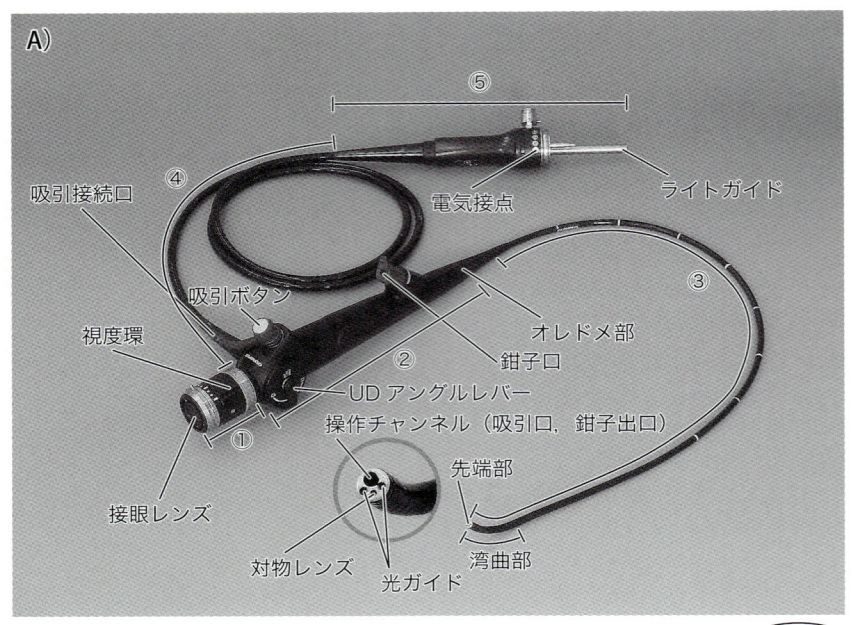

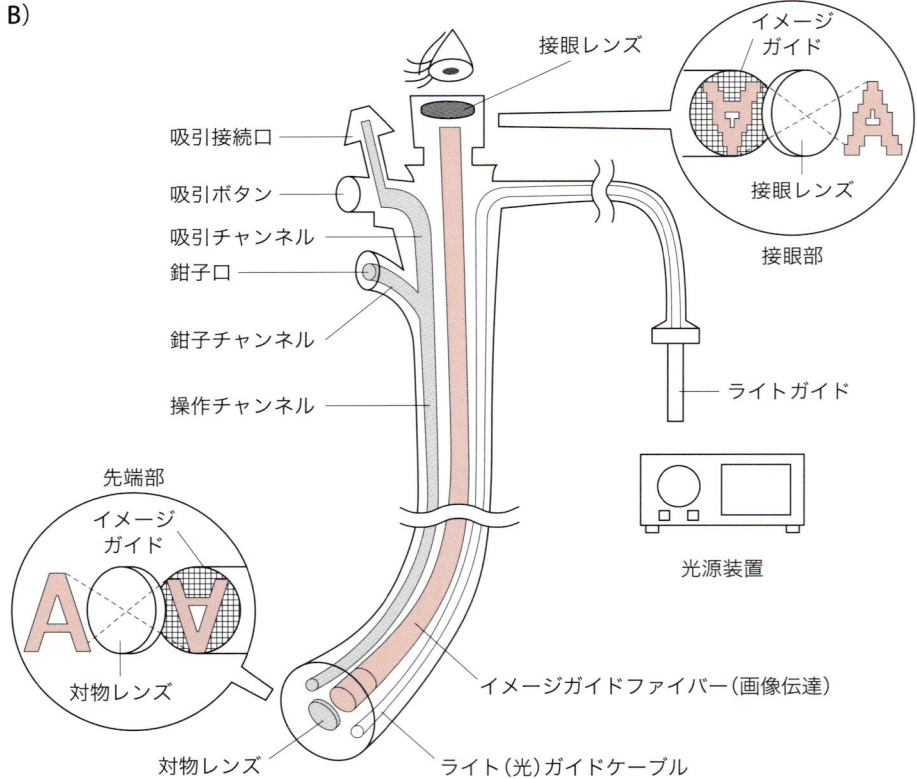

図1 気管支ファイバースコープの構造
A) 概観,B) 内部構造.
ファイバースコープの構造は大きく分けて,①接眼部 ②操作部 ③挿入部(挿入コード)④ユニバーサルコード ⑤スコープコネクターに分かれる.製造メーカーにより細部構造・名称などは若干の違いがある(文献3より,許可を得て転載)Color Atlas⑭参照

なお電子スコープの場合には先端にCCD（charged coupled device：撮像素子）が取り付けられておりファイバーの中は電気ケーブルと光ケーブルという構造となっている．画面での観察を前提としているため本体にアイピースはない．

2 ファイバースコープのサイズ[3]

　ファイバースコープのサイズは，挿入部の太さを**外径**で表示される．各メーカーより，さまざまなサイズのスコープが販売されている．太いサイズの方が，視野，吸引チャンネルともに大きく，観察および操作が容易である．一般的に使用する気管チューブ（内径7.0〜8.0 mm）の中を通す際には，外径5.0 mm程度のファイバースコープがよく使用される[3]．肺外科の麻酔に使用するダブルルーメンチューブには，その細い内腔を通過可能な細いサイズ（外径3.0〜4.0 mm）のものしか使用できない[5]（ダブルルーメンチューブの種類，サイズによって違いがある）．また，採痰には操作チャンネルの大きな外径6.0 mm程度の太いファイバースコープを用いるとよい．

3 ファイバースコープ使用前の準備[3]

　小型光源を搭載したポータブルタイプ以外の一般的なファイバースコープには，光源装置が別に必要である．吸引操作のための吸引装置，スコープ先端の対物レンズのくもり止め用薬液，滅菌カップと滅菌水を準備しておく．チューブ内腔とスコープ表面には，潤滑剤（キシロカインスプレー®，KYゼリー®など）を塗布して準備しておく．

> **注意**
> ファイバースコープは非常に繊細な器具であり，極度に曲げたり，衝撃を加えたり，ものに挟んだりすると，中のファイバーが折れてしまう．その取り扱いには細心の注意を払い，丁寧に行う必要がある．

3. ファイバースコープの操作[3]

1 ファイバースコープの持ち方

　ファイバースコープは通常左手で操作部ハンドルを持ち，その母指でアングルレバーを，示指で吸引バルブ（ボタン）を操作する（図2A〜C）[3]．挿入コードは，右手の母指・示指・中指で軽く持つ．操作部を右手で持ち，操作することも可能である[4]．

2 上方・下方および左右の観察

　母指でUDアングルレバーをU（Up）の方向に押し下げるとスコープ先端部分が持ち上がり上方を，レバーをD（Down）の方向に持ち上げると先端部分が下がり下方を見ることができる[3]（図2A〜C）．
　スコープの先端部分は上下にしか動かないので，気管支内の観察のため左右を観察にはスコープを回転させ，UDアングルレバーを上下させる必要がある（図3A〜E）[3]．ファイバースコープを基本位置（図3C）から，時計回りに回転させた後，先端部分をupにすると**右側**を，（図3D, E）．反時計回りに回転させ，先端をupにすると**左側**を見ることができる（図3A, B）．またスコープを反時計回りに回転させ，先端部分をdownにしても**右側**を，時計回りに回転させ

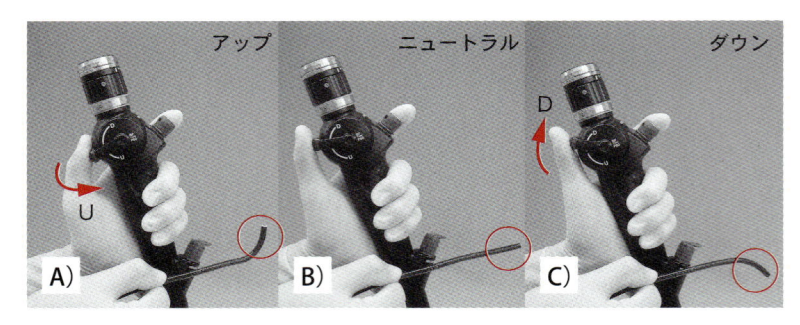

図2 スコープ操作部の持ち方（左手）とUDアングルレバーによるスコープ先端部の操作方法
A）母指でレバーをU（Up）の方向に押し下げると先端部がupする．B）ニュートラルポジション．C）母指でレバーをD（Down）の方向に持ち上げると先端部がdownする（文献3より，許可を得て転載）Color Atlas⑬参照

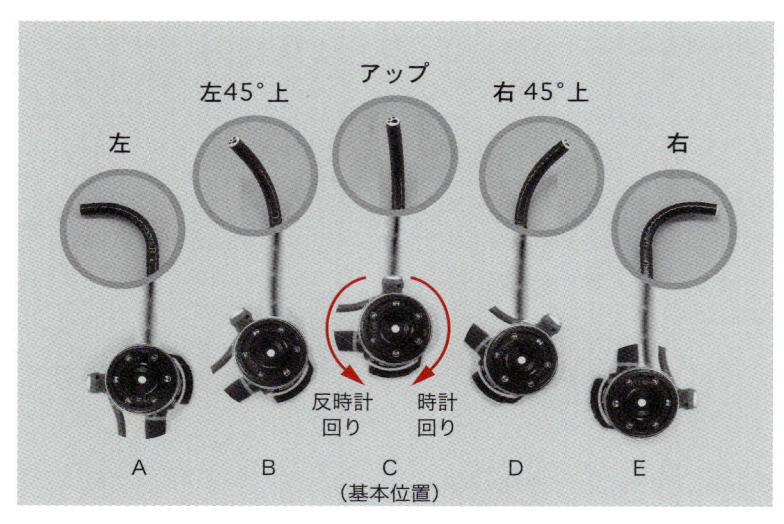

図3 スコープの回転による左右の観察方法
A）スコープを反時計回りに90°回転させ，先端をupにすると先端は左側を向く．B）スコープを反時計回りに45°回転させ，先端をupにすると先端は左側45°，やや上方を向く．C）スコープの基本位置．先端をupにすると上方を向く．D）スコープを時計回りに45°回転させ，先端をupにすると先端は右側45°，やや上方を向く．E）スコープを時計回りに90°回転させ，先端をupにすると先端は右側を向く（文献3より，許可を得て転載）Color Atlas⑮参照

てdownにすれば**左側**を見ることができる．このようにスコープを回転させるには，手関節を掌屈（手のひら側に屈曲）または背屈（手背側に屈曲）させる方法と，上半身を左右に回転させる方法の2種類あり，適宜併用して左右を見る[3]．

3 分泌物・血液の吸引

スコープ先端部から分泌物，血液を吸引するためには，スコープ操作部の吸引接続口に，吸引装置からの吸引管を装着し，吸引バルブ（ボタン）を押す（**図1 A，B**）．

● 専門医のクリニカルパール
ファイバースコープの操作性をよくするコツ
ファイバースコープをうまく操作するための鉄則を以下に示す．これらは，ファイバー挿管の鉄則[3]の一部であるが，スコープ操作のすべてに適用できる．
・スコープはむやみに進めない．先端はできるだけ組織に接触させない
・視野が閉塞したら，またどこを見ているのかわからなくなったら，スコープを少し引き戻す
・スコープの緊張を保ち，ループ形成・ねじれを起こさない
・進みたい方向を視野の中央に位置させて，スコープを進めていく
・スコープ先端部分を極度に屈曲させたまま進めない

Advanced Lecture

■ ファイバースコープガイド下気管挿管（ファイバー挿管）

近年，挿管困難症例に対してさまざまな挿管用器具が導入されているが，ファイバースコープは唯一の柔軟な挿管用器具であり，非常に多様な困難気道にも適合可能である．他の硬性器具では適合できない高度な解剖学的偏位，高度な気道病変にも対応できる可能性がある[1,3]．また，ファイバー挿管は，経口，経鼻ともに行うことができ，開口不能時には経鼻ファイバー挿管が可能である．ファイバー挿管は今なお，挿管困難症例に対するGold Standardである[1,3]．

・術前の気道の評価（3章-7）において，気道確保困難（挿管困難，マスク換気困難）が強く予測される症例，または既往がある症例では，自然な気道開通および自発呼吸が保たれ安全性が高い**意識下ファイバー挿管**を行う[1,3]．この場合，鎮静薬（例：ミダゾラム1～3 mg）や鎮痛薬（例：フェンタニル50～200 μg）の投与，気道の局所麻酔（リドカインスプレーなど）を適宜行い，患者の苦痛をできる限り軽減する[1,3]．
・全身麻酔導入後に予期せぬ挿管困難に遭遇した場合，マスク換気を適宜施行しながら，その間に**全身麻酔下ファイバー挿管**を行う．
・挿管困難かつマスク換気不能時（cannot intubate, cannot ventilate：CICV）は，**声門上器具**（ラリンジアルマスクなど：2章-7）によっていったん気道を確保した後，それを通してファイバー挿管を行う[1,3]．

おわりに

気道管理上，必要不可欠な器具である気管支ファイバースコープの適応，操作方法について解説した．麻酔科医はその使用方法に習熟し，**気道に重大な問題があるときには，直ちにファイバースコープで観察**することが重要である．また本稿では省略したが，ファイバースコープの使用には，気道の解剖，すなわち鼻腔，口腔，咽頭，喉頭，気管，気管支の解剖学的知識が必要不可欠である．専門書[2-5]で適宜確認しておいてほしい．

文献・参考文献

1） 青山和義, 竹中伊知郎：Difficult Airway Management（DAM）におけるファイバースコープガイド下気管挿管の現状と今後. 日臨麻会誌, 30：567-576, 2010
2） 「必ずうまくいく！ 気管挿管. 改訂版 カラー写真とイラストでわかる手技とコツ」（青山和義/著）, 羊土社, 2009
3） 「これならできるファイバー挿管−エアウェイスコープ, トラキライト実践ガイド付き」（青山和義, 竹中伊知郎/著）. メディカル・サイエンス・インターナショナル, 2011
4） 萩平　哲：分離肺換気. 「エキスパートの気管挿管」（車武丸/編）177-205, 中外医学社, 2010
5） 「肺外科の麻酔 ダブルルーメンチューブ, 気管支ブロッカーによる一側肺換気の基本とコツ」（佐多竹良/編）, 羊土社, 2013

プロフィール

青山和義（Kazuyoshi Aoyama）
製鉄記念八幡病院 麻酔科
専門：気道管理とその教育.
読者へ：気道管理は, 患者の生命管理の第一歩です. より安全な気道確保を迅速に行えるように, 管理の概念に習熟し, 技術習得のために日夜研鑽を積みましょう.

第2章 基本手技の習得を目指す

11. 硬膜外麻酔

柴田政彦

● Point ●

・硬膜外穿刺の上達のコツは体位を上手にとることである
・穿刺に伴う痛みや恐怖心を最小限にするよう心掛けることが重要である
・骨標本を見て三次元的感覚を養うことが上達の秘訣である

はじめに

　硬膜外麻酔は術後鎮痛にも応用できるため，1990年ごろから本邦において種々の手術に対して広く用いられるようになった．麻酔医の技術も向上し，挿入に時間がかかる頻度は減少しているように思える．しかしながら，挿入技術の低い麻酔科医は少なくなく，初学者が学ぶに十分な環境が必ず整っているとは限らない．筆者は，麻酔科医になって5年目に別の医局の麻酔科で研修する機会を得たが，硬膜外穿刺に関する技術が高いことに驚かされた．刺入方法の優劣を比較することは難しいが，**穿刺技術を学ぶには，高度な技術を持つ指導医が実際に行っているところを見て真似ることが何より早道である**．文字で表現することには大きな限界があるため下記記述は1つの方法として参考にしていただければと思う．

1. 輸液路

1）20G以上の輸液路を確保する．
2）患者の全身状態と使用予定の局所麻酔薬の時期や量などを勘案し（表1），適切な速度で輸液を開始する．

2. 体位

1）麻酔医が右利きの場合は患者を右上側臥位とする．
2）両膝が下腹部につくくらい，可能な限り股関節を十分屈曲させる（注1）．

表1　硬膜外麻酔に使用する局所麻酔薬の種類，商品名，濃度，使用量

一般名	商品名	濃度	使用量（添付文書から）
リドカイン	キシロカイン®	0.5，1，2％	2％：200〜400 mg（10〜20 mL）
メピバカイン	カルボカイン®	0.5，1，2％	2％：200〜400 mg（10〜20 mL）
ブピバカイン	マーカイン®	0.125，0.25，0.5％	0.5％：15〜20 mL
ロピバカイン	アナペイン®	0.75，1％	20 mL（0.75％：150 mg，1％：200 mg）
レボブピバカイン	ポプスカイン®	0.75％	20 mL（150 mg）

是非はともかく，医療事故の際には各薬剤の添付文書の容量を順守することが客観的判断の根拠になる場合が多いという事実を銘記することは重要

> 注1：頸部硬膜外の場合はそれほど膝をかかえる必要はないが，下位胸椎，腰椎の場合に棘突起と棘突起および椎弓と椎弓の間が広がり，①皮膚から硬膜外腔までの距離が短くなる，②棘突起を視覚で確認しやすくなる，③棘突起を触れやすくなり位置を正確に確認しやすくなる．患者の柔軟性や身体機能に応じて適切な体位をとることが重要である．

3）**肩の角度，肩甲骨の場所が左右対象になるように枕の高さを調整**する（上位胸椎の穿刺の場合に特に重要）．男性は女性より肩幅が広いので，高い枕を必要とすることが多い．顎を胸にしっかりとつける．左右の前腕を回内させ手の甲どうしをあわせるようにする．プールに飛び込むように手を前に出すと左右の肩甲骨の距離が広くなる．まず患者の背中側に立ち，患者の右わきの下から麻酔医の右手を回して右の母指と示指で患者の顎をもち，左手で患者の後頭部を支えながら首を屈曲させる．引き続いて，後頭部を支えたままの状態で患者の右前胸部を術者の右親指で押さえながらひき寄せるようにし，**患者の体幹が床に対して垂直**になるよう調整する（注2）．

> 注2：これにより肩甲骨の幅が広がる．上位胸椎での刺入の際，特に重要である．肩甲骨が左右対象になっていなければ，脊柱は側弯，回旋がかかっているので精度が下がり再穿刺の原因となる．外見上わからなくても胸部X線で側弯を認める患者は意外に多い．側弯のある場合胸部硬膜外ブロックは難易度が高い．大抵の場合，体の右半身が前方へ倒れ気味になるので，肩と骨盤をもって両肩甲骨のラインおよび骨盤のラインが地面に垂直になるように修正する．

4）穿刺部位にマークし，このままの姿勢でしばらく動かないよう指示する．

3. 消毒など

1）0.5％クロルヘキシジン含有消毒用エタノールないしポビドンヨードにて広範囲に消毒する（注3）．

> 注3：穿刺の体位は窮屈で苦しいので消毒してからとればよいという意見もある．介助の看護師など自分以外のだれかが確実によい体位をとってくれる場合はよいが，そうでない場合は麻酔医自らが体位をとらねばならないので，患者が窮屈に感じる時間が少し長くなっても，穿刺をくり返すことに伴う恐怖や苦痛にくらべると許容できる．

2）できる限り透明の覆布を使う（注4）

> 注4：穿刺時に患者の体が動いた場合，脊柱全体の側弯，回旋がないかどうかを確かめることが重要であるから，通常の不透明な穴あき覆布は硬膜外麻酔や脊椎麻酔の穿刺時には適さない．

4. 局所麻酔

1）正中法の刺入点は棘間の中央より1〜3 mm尾側に皮下に局所麻酔を行う．
2）傍正中法では棘突起の上縁で正中より1.5〜2.5 cm（注5）下方（患者の左側）に（23〜25 G）行う．局麻薬を注入しながら，まず皮膚に垂直に（しかし正中矢状面に対しては約10〜20°の角度をつけて）針の基部まで達するか，椎弓後面に針が当たるまで針を進める（このとき局麻薬使用量は約2 mL）．いったん針を皮膚まで引き抜き矢状面に対する角度はそのままで，頭尾側に対しては30°および45°の角度をつけて再び局麻薬を計3 mL程度注入しながら針を進める．深部組織の麻酔が効くのを待つ間に，フィルターに局麻薬を満たしたりカテーテルを袋から出したりするとよい．

> 注5：体格と穿刺部位により距離は変わる．

5. 穿刺

1 正中法

局所麻酔は皮下のみの方が棘間の感触がわかりやすい．5 mLの注射器に1％キシロカイン®を満たし，皮膚に垂直に刺入し約1 mLを皮下注する．刺入点は棘間中央より1〜3 mm尾側とする．さらにこのとき針先を棘間靭帯まで進め棘間を確認しておく．もしも針が棘突起に当たる場合には棘間がわかるまで探すこと．棘間がわからなければ正中法はできない．皮下注の場合，局所麻酔が効くまで30秒程度かかるから，この間ガーゼで軽く揉むとよい．この後まず18 G針で皮膚を穿刺する．穿刺は局所麻酔の効果を確かめながらゆっくりと行い，患者が痛みを訴えた場合にはもう少し待つこと．痛みを訴えなければTuohy針を刺入する．最初の刺入方向はどのレベルから刺入する場合にでも必ず皮膚面に垂直に行い，針先が棘間靭帯に入るように調節すること．もしも棘間靭帯の畳のような感触が得られないときはこれが見つかるまで探索する．これができないときは正中法を断念する．

針先が棘間靭帯に入ったらTuohy針を両手で保持し，内筒を抜いて5 mLの注射器に2 mLの生理食塩水を入れてTuohy針を少しずつ進め確認をくり返す．針先が棘間靭帯から外れると急に手応えが軽くなり，また時にはこのとき患者が痛みを訴えることもあるのでこれを参考にすること．針先が棘間靭帯から外れなければ骨を強く押さないかぎり患者が苦痛を訴えることは稀である．途中で針先が骨に当たった場合には少しだけ針先を頭側へ向けて針先が骨に当たらないようなら，また少しずつ進めていく．針先が骨に当たったと判明したら決してそれ以上強く押さないこと．**正中法での針の方向は左右については棘間靭帯で，吻尾方向は棘突起で規定**される．つま

り，左右方向は棘間靱帯から外れないように，吻尾方向は棘突起にあたらないような方向に進めていくことが重要である．注射器の内筒を少しだけ押しても生理食塩水が入っていかなくなったらもう少し強く内筒を押してみる．これでも生理食塩水が入っていかなければ針先は黄靱帯に到達している．ここからさらに注意深くTuohy針を少しずつ進めては注射器の内筒を押して抵抗の消失を確かめる．正中法の成功率は中部胸椎でもおおむね95％，それ以外のレベルではもっと高率である．**棘間がとらえられない場合には，棘間を変えるか，傍正中法に切り替える．**

2 傍正中法

Tuohy針を正中矢状面に対し10〜20°，頭尾方向前額面に対し約80°で骨（椎弓後面）に当たるか，黄靱帯特有の硬い感触になるまで進める．骨に当たれば正中との角度はそのままにして，頭尾側の方向に少しずつずらしていき骨に当たらないところを探す．骨に当たらなくなり，黄靱帯特有の硬い感じに変わったら，生理食塩水による抵抗消失法により針を進める（注6，7）．

注6：穿刺部位について詳述する（**表2**）．Th4/5から6/7レベル，Th7/8から9/10レベル，Th11/12からL3/4レベル，L4/5，L5/S1レベルとそれぞれ椎弓の後面から棘突起にかけての曲面の形状が異なる．実際の骨標本をじっくりと観察すればどのような刺入角度が最も硬膜外腔に入りやすいか理解することができる．上腹部手術で最も頻度の高いTh7/8から9/10レベルの椎弓後面は凸になっているので棘突起の真横では入るスペースがあまりない．したがって矢状面に対して20°程度の角度をつけた方がよい．当然刺入点は正中から離れる．それ以下の場所では逆に椎弓の後面が凹になっているので正中の近くから穿刺し，5〜10°程度の浅い角度で穿刺した方が入りやすい．Th4/5からTh6/7あたりは最も穿刺に苦労するところで，椎弓後面が凸であるのだが針が入りうる幅が狭いので倒しすぎると入らない．正中から近い場所から針を矢状面に対しては倒さず横断面に対して45°以上の角度をつけて入れるか，矢状面に対して20°程度の角度をつけて真っ直ぐに針の通る場所を探すかどちらかとなる．文章ではわかりにくいので何より骨標本を見て確認することが望ましい．穿刺中に患者の体位が崩れ，思い通り針が進まない場合には，はじめから体位をとり直してもらうか，いったん手袋をはずして自分で体位をとり直す心掛けが必要である．Tuohy針の操作は，なるべく緩徐に行う．強引な操作は不安や恐怖を誘発し体位が崩れ，再穿刺をくり返すという悪循環に陥る原因となりうる．

注7：hanging drop法でも空気による抵抗消失法でも悪くはないが硬膜下に空気が入った場合の頭痛など種々の合併症が報告されているので生理食塩水による抵抗消失法が推奨される．抵抗消失法に使用する注射器がガラスシリンジかプラスチックでよいかに関しては意見がわかれるところである．注意としてガラスシリンジを用いてのわずかな圧変化は硬膜外腔に入ったサインではないことが多いので，靱帯にしっかりと針を固定させることが重要である．一般に体格のよい筋肉量の多い人の靱帯は厚く，逆に女性の高齢者に多くみられる筋肉量の少ない人では黄靱帯も薄くわかりにくい傾向がある．その場合は上下方向の角度をつけて靱帯を斜めに捉える経路で入れるよう再刺入するとよい．

表2　手術ごとの挿入部位

食道癌，肺，縦隔の手術	Th4/5 〜 Th7/8
胃切除，肝臓切除など上腹部開腹手術	Th7/8 〜 Th9/10
腸切除など下腹部開腹手術	Th10/11 〜 L1/2
子宮筋腫，帝王切開	Th11/L1 〜 L2/3
下肢の手術	L3/4 〜 L4/5

麻酔管理を硬膜外単独で行うのか，全身麻酔と併用して使うのか，術後疼痛に対してのみ使うのかにより，穿刺部位，局所麻酔薬の種類や投与量，効かせるべき範囲は異なるので一概にはいえない

6. カテーテル挿入

　針が硬膜外腔に入ったら，カテーテルを進める．カテーテルがスムーズに入らない場合は，無理に進めずはじめからやり直す（注8）．

注8：カテーテルを3 cm以上挿入した後に挿入抵抗が変わった場合はいったんそこで固定する．血液の逆流がなおもある場合ははじめからやり直す．（生理食塩水や局麻薬を注入したり引いたりして血液の色が薄くなる場合は，すでにカテーテルは血管内にはないと判断し，後のテストに判断を委ねる）カテーテルは5 cm以上進めない．真っ直ぐに進むことはきわめて稀であるし，椎間口からの逸脱などトラブルのもとである．

7. テストドーズ

　仰臥位にして心電図モニターを装着してから1％エピネフリン入りキシロカイン® 3 mLをテストドーズとして注入する．注入後1分以内に心拍数の増加と刺入部位周辺の感覚低下が起こっていなければくも膜下および血管内には入っていないと一応判断する（注9）．

注9：テストドーズで硬膜下注入や，注入した薬液の一部が血管内にはいるなどのトラブルを完全には発見できるものではない．

専門医のクリニカルパール

1. 体位をしっかりとる．いい加減な体位でも熟練すればスムーズに入ることも多いが，1回の穿刺でスムーズに挿入する確率を上げるには，体位が非常に重要である．体位をしっかりとることによって，穿刺に難渋する確率はずいぶんと低下するはずである．
2. **針先の三次元的感覚を養う**．解剖書や骨標本をじっくり見ておくことも重要である．身体の中にあるTuohy針の先が正中からどのくらいの距離にあるかを常に外から透かして見えている感覚を養う．また，CT画像がある場合には皮膚から硬膜外腔までの垂直距離を計測しておくとある程度参考になる．

3. やむをえず刺入部位を変える場合は，皮膚をずらすなどの高等技術は使わず，素直な気持ちではじめから行った方がスムーズにいく．
4. 穿刺に苦労する場合も，刺入による痛みを最小限にすることを心掛け，また患者を安心させる言葉をかけながら行う．痛がっているのを「ちょっと我慢して」と言って穿刺操作を続けないこと．このような配慮により，穿刺による患者の精神的苦痛はかなり抑えることができる．硬膜外の主な目的は，術後の鎮痛であるから挿入時の痛みが強くつらい思いをさせたら意味は半減する．穿刺時の痛い思い出はいつまでも患者の心に残る．ひいては，口コミで患者の間に広がる．穿刺が困難な場合でも決してあわててはいけない．
5. 傍正中法は棘突起を避けるために行うのではない．挿入許容スペースが最も大きくなるために行うので，正中からの距離は，刺入部位によっても異なるが，やや離した方がよい．ただし，患者の体型から，どの程度の深さで最終的に入るかを見定める眼力は必要である．硬膜外腔の左半分に挿入するイメージで行う．針先が右半分にいってしまうと，どこまでいっても抵抗消失が得られず再刺入の原因になる．
6. 傍正中法の場合は針先が黄靱帯に入った感触が得られてから抵抗消失法を行う．黄靱帯の手前から行うと判定が困難である．患者の体格，筋や脂肪の量，刺入部位，アプローチによって硬膜外に達すると思われる深さの感覚を 10 mm 以内の精度で体得することが望ましい．骨に当たらずいきなり黄靱帯を貫通するリスクを感じる場合には，針の角度を内側に修正して棘突起の側面に針先を当て，徐々にずらしていく方法をとるとよい（痛みを伴うので常にこの方法を使うことは勧められない）．

おわりに

　硬膜外麻酔を自由に活用できるようになると麻酔の質が一段向上する．麻酔専門医になるためには適応判断，穿刺技術，活用方法について習得しなければならない．

プロフィール

柴田政彦（Masahiko Shibata）
大阪大学大学院医学系研究科疼痛医学寄附講座 寄附講座教授
専門：疼痛医学
痛みの専門は麻酔科医であるといわれています．麻酔科医は神経ブロックやオピオイドに関しては確かに専門ですが，体のどこかに痛みがあって病院に来る患者さんの役に立つという意味ではありません．実際には，原因のはっきりわからない痛みがある患者が病院を訪れる場合，ペインクリニックで診ることになりますが，そのような患者のなかで麻酔科医が本当に役に立てるのは，必ずしも多くはないのが現状です．この矛盾を解決すべく努力しているのが私の仕事です．

12. 脊髄くも膜下麻酔

萩平 哲

● Point ●

・術前の画像情報から穿刺の難易度を適切に判断し，穿刺部位や穿刺方向を考慮する
・成書には脳脊髄液の比重は 1.00059 ± 0.0006 とされており，これより比重の高い薬液を使用すれば下方に，軽い薬液を使用すれば上方に薬液が広がる
・麻酔範囲は原則として体位によってコントロールする
・投与する薬液量で規定されるのは効果持続時間であり，投与量を少なくすれば効果が切れるまでの時間が短くなる

はじめに

　脊髄くも膜下麻酔や硬膜外麻酔は凝固・止血異常のある患者には原則禁忌である．施行前には必ず血液の凝固・止血機能検査を施行しなければならない．抗凝固薬や血小板凝集阻害薬を服用している場合には主科などと相談してこれらの薬剤の休薬が可能かどうか，休薬可能な場合には術後いつ再開するかなどに関しても綿密に打ち合わせしておかねばならない．
　脊髄くも膜下麻酔施行の可否の判断基準には絶対的なものはなく各施設で基準を定めているのが現状である．
　この他穿刺部位の皮膚や皮下に感染巣が存在する場合もくも膜下や硬膜外に感染を生じさせる危険性があるため，その部位からの穿刺は回避しなければならない．

1. 画像診断

　脊髄くも膜下麻酔や硬膜外麻酔を行う際にはX線画像の読影が重要である．図1Aには腰椎正面像を，図1Bには脊椎骨のみの3Dイメージを示す．最も重要なのは図1に示している椎弓間の窓である．その次に重要なのは図1Aに示される棘突起間の窓である．正中法によるアプローチではこの棘突起間の窓から椎弓間の窓を通して黄色靱帯を捉え，さらに硬膜を超えて脊髄くも膜下へ到達するのである．椎体はくも膜下腔よりも腹側に存在するため椎体間の隙間（図1B）の広さは脊髄くも膜下穿刺の難易度に直接関与しない．棘突起間が狭い場合には傍正中アプローチを考慮してもよい．なお，図1Aの写真ではL5が仙椎の形態になっているが，肋骨からT12を同定すればL1-L5も同定できる．

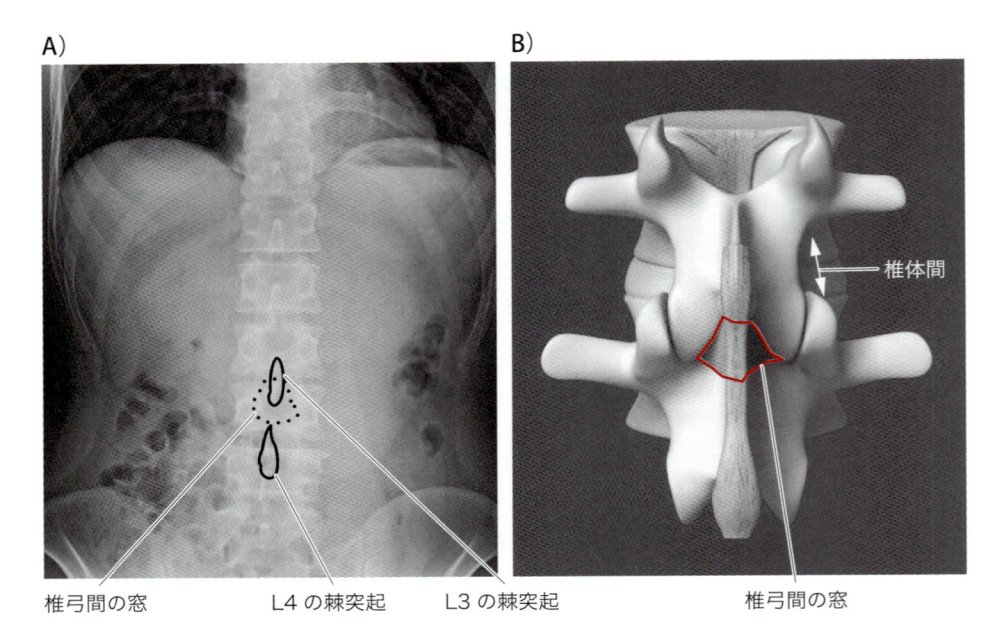

図1　腰椎単純X線画像と椎体の3Dイメージ
3Dイメージはhttp://pie.med.utoronto.ca/VSpine/VSpine_content/VSpine_lumbar Anatomy.htmlより作者の許可を得て転載

ときには脊椎が側弯などによって捻れている場合もあるし，椎弓切除術などが施行されている場合もある．椎弓切除術などで開窓されている場合には穿刺は容易に思えるかもしれないが，実際には手術による癒着や創による瘢痕などのためにオリエンテーションが付けにくいこともあり穿刺は必ずしも容易ではない．

2. 穿刺の実際

1 穿刺する位置

　まずは，患者さんに穿刺しやすい体位をとってもらうことである．側臥位で前屈する際には肩が倒れ脊柱に捻れがないように注意する．

　椎間を数える際には必ずL5/S1間を確認したうえで頭側に棘間を辿るとよい．一般にいわれているJacobyライン（左右の腸骨稜の最高点を結んだ線；欧米ではTuffier line）は不確実であるためこれに頼ってはならない．帝王切開や鼠径ヘルニアなど腹部の操作が必要な手術では原則としてL3/4からの穿刺を第一選択とする．どうしても困難な場合にはL4/5，L5/S1からのアプローチでもよいがその際には薬液注入後できるだけ素早く仰臥位に戻し頭低位（高比重液を使用した場合）として適切なレベルまで効果が出るように調節する必要がある．L3/4とL4/5では麻酔高に差がないという報告もあるが，投与する薬液の量によってこの結果は異なる可能性もある．下肢手術や会陰部の手術の場合にはL4/L5もしくはL5/S1を選択してもよい．一般に腰椎では下位ほど皮膚からの垂直距離は長くなる．変形性脊椎症の顕著な高齢者でもL5/S1は比較的椎弓間の

窓が残っていることが多く、穿刺困難の場合にはこのレベルを選択するとよい．ただし，なかにはL5が仙椎化して仙骨と癒合している症例もあるためX線画像での確認が必要である．肥満患者などで正中線がはっきりしない場合には座位の方が正中を捉えやすいので座位での穿刺を考慮してもよい．この際には低位での穿刺と同様に薬液注入後の体位に注意しなければならない．

筆者は通常25 Gのクインケ針を使用している．post spinal-puncture headacheの予防にはペンシルポイント針がよいという報告もあるが，経験的には25 Gであればクインケ針でもpost spinal-puncture headacheは稀であり，イントロデューサの必要なペンシルポイント針や27 Gなどのクインケ針は使用していない．

2 実際の穿刺

実際の穿刺に際しては図2に示すように針の頭部のみを利き手の母指と示指で持ち，針に真直ぐ力が掛けられるようにする．針本体には触れない．原則として最初は正中法によるアプローチを行う．まずは棘間の中央から皮膚に垂直に穿刺する．針先が皮下に入ったら方向を定めて真直ぐに一定の速度で針を進める．骨に当たるか黄色靱帯を超えたという感触があるまで止めないようにする．頻回に針を止めて内筒を抜き髄液の逆流を確かめていたのでは針先がどこまで進んだのかを手応えで感じることは困難である．一定の速さで進めた場合摩擦は常に動摩擦であり手応えの変化は針先の組織の変化を示す．針が骨に当たった場合には左右へのぶれがないかどうかを，針を横から眺めて確認する．針は一度皮下まで抜き，そこで左右のぶれがあった場合にはこれを修正した方向に，なかった場合にはやや頭側に針先が向くように（黄色靱帯までの距離は通常3〜4 cm程度であり，そのレベルで2〜3 mm程度方向が変わるくらいの角度を考える）して再度穿刺を試みる．慣れてくれば針先が黄色靱帯に入った感触がわかるようになる．ペンシルポイント針などの先が鈍な針を使用した場合には硬膜穿刺時のプッツンという感触がわかるが細いクインケ針では感じることは難しい．黄色靱帯を抜けたという感触から5 mm程度進めたところではじめて針を止め，内筒を抜いて髄液の逆流を確認する（図3）．逆流がない場合には内筒を戻しさらに5 mm程度針を進め髄液の逆流を確認する．この操作はせいぜい2回までに留める．明らかに黄色靱帯を抜けた場合，10 mm進めても髄液が逆流しない場合には穿刺方向が左右いずれかにぶれている可能性が高い．

3. 使用する薬液に関して

現在では高比重もしくは等比重ブピバカイン（マーカイン®）0.5％液の使用が一般的である．等比重ブピバカイン0.5％液は厳密には体温（37℃）では低比重となる．したがって高比重液では体位の下側，等比重液では上側に薬液は広がる[1]．

一般的には2.0〜3.0 mL程度を使用することが多い．麻酔の持続時間や麻酔高は種々の要因により変化するが，麻酔の持続時間は薬剤量によりほぼ規定される．濃度や溶液量が異なっても薬剤量が同じであれば持続時間は同等となる．同一溶液を使用する場合には使用量を多くすれば持続時間は長くなり，同じ体位であれば麻酔高も高くなる．麻酔高は薬剤量よりも体位に影響される．薬剤量を増加させても体位を調整すれば麻酔高は高くならない．なお高比重液よりも等比重液の方が効果持続時間は長いとされている．筆者は，明らかに短時間で終了する手術を除きすべての脊髄くも膜下麻酔で高比重もしくは等比重ブピバカインを3.0 mL使用している．これは手

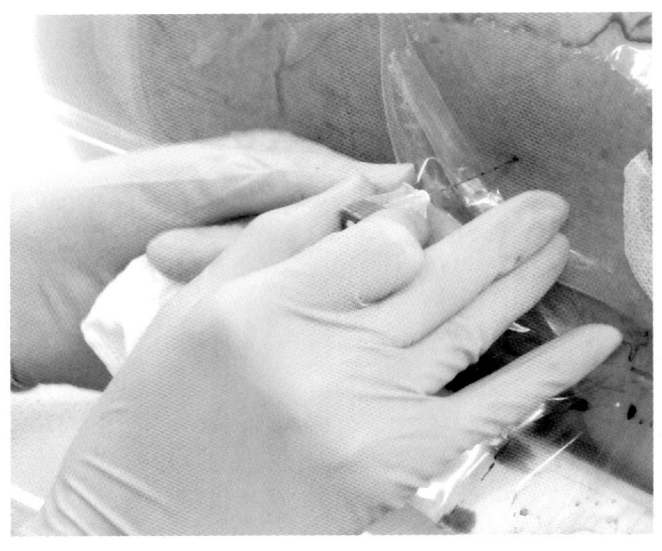

図2 脊髄くも膜下穿刺の実際

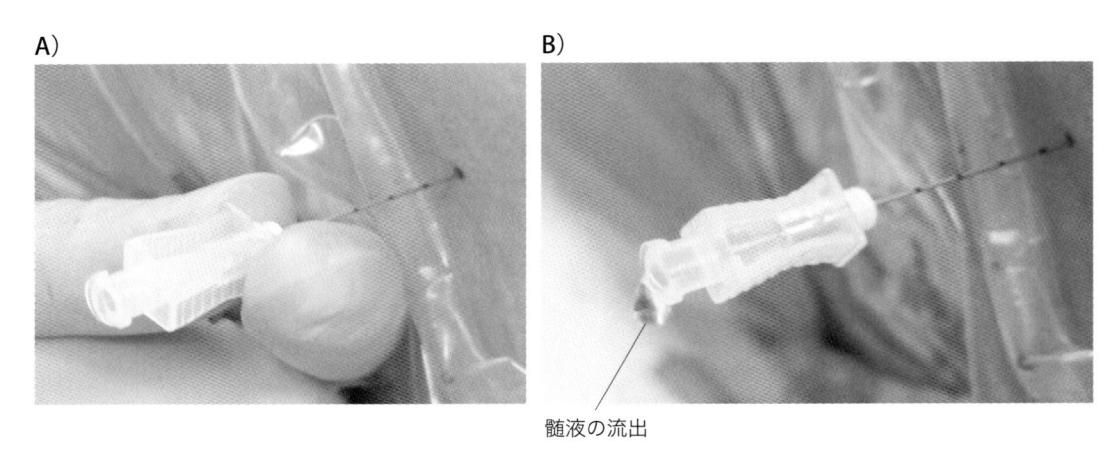

図3 髄液流出の確認
Color Atlas⑯参照

髄液の流出

　術が延びても効果の持続が期待できるからである．必要かつ十分な麻酔高を得るために薬液投与後しばらくの間の麻酔高の変化を観察しながら体位をこまめに調節する．妊婦は麻酔高が高くなりやすいという理由で帝王切開時の薬液量を減らす麻酔科医も多いが，筆者は帝王切開であっても3.0 mLを投与し，体位の調節で高位まで上がりすぎないように調節している．また，高齢者の下肢の骨折は低比重液のよい適応である．患側上で麻酔を施行すれば患側のみの麻酔が得られ，循環動態の変動も少なく抑えられる．

　クインケ針を使用していれば薬液の注入速度による麻酔高の違いはないとされているが，ペンシルポイントのように側孔から薬液が出るようになっている針を使用した場合には側孔の向きによっては薬液注入速度により麻酔高に差ができることが考えられるため，側孔の向きに注意しながらいつも同じ速度で注入するようにしておいた方がよい．

4. 麻酔高について

必要となる麻酔高は脊髄神経の皮膚支配（皮膚分節）を基準に考えるとよい．同時に，腹部手術では内臓支配にも注意しなければならない．例えば膀胱手術では少なくともT10までの麻酔が必要である．詳細は成書に委ねる．

5. 合併症

穿刺時に針が側方へ逸れた場合に神経根を穿刺することがある．多くはそのときに痛みを生じるのみであるが，稀に神経根障害が生じることもある．不必要に深く穿刺しないことである．

薬液注入後，効果発現に伴い交感神経ブロックに起因する血管拡張による低血圧や徐脈など循環系の変動に注意し昇圧薬や輸液負荷，アトロピン（硫酸アトロピン®）投与により対処する．昇圧薬としてはエフェドリン（エフェドリン「ナガヰ®」）4～5 mg，エチレフリン（エホチール®）1 mg，ネオシネフリン（ネオシネジン®）0.1 mgなどを適宜投与する．なお，かつては帝王切開時にはエフェドリンが第一選択とされたが，現在では胎児のアシドーシスを進行させることが示され，ネオシネフリンが第一選択とされるようになってきている．低血圧や徐脈は悪心嘔吐などを伴うことも多く，患者の様子をよく観察していれば血圧計測で低血圧が示されるよりも早い段階での対応が可能となる．

麻酔効果が高位まで及ぶと呼吸補助筋の筋力以下に起因する呼吸困難感や咳嗽困難が出現するので，必要な高さまで麻酔効果が得られれば体位を調整してそれ以上高位に上がらないように注意しなければならない．

最も注意すべき合併症はくも膜下や硬膜外の血腫による神経麻痺である．ブピバカインによる脊髄くも膜下麻酔の場合，麻酔効果が消失するまで数時間を要する．これよりも長時間下肢の運動機能や知覚低下が回復しない場合には血腫による麻痺を念頭において観察する必要がある．軽度の場合には腰背部痛などの痛みが主体のこともあるが，重症では麻痺症状が主となる．血腫形成を疑った場合にはすみやかにMRI撮影を行い確定診断がつけば早急に除圧術が施行されなければならない．一般に麻痺出現後8時間以内に処置が必要とされている．

この他くも膜下や硬膜外への感染，膿瘍形成なども重大な合併症である．薬液自体による神経障害の報告もある．

おわりに

通常使用する25 Gもしくはそれより細いスパイナル針は垂直方向に正しく力を加えなければ針がしなうためうまく進めるのが難しい．また，手応えを頼りに行う手技であり黄色靱帯や硬膜の感触がわかることが重要であることを理解しておいていただきたい．脊髄くも膜下麻酔は硬膜外麻酔の手技とは似て非なるものである．

文献・参考文献

1) Neural blockade in clinical anesthesia and management of pain, 4th ed. (Cousins, M. J., et al. eds), Lippincott Williams & Wilkins, 2008

プロフィール

萩平　哲（Satoshi Hagihira）
大阪大学大学院医学系研究科 生体統御医学講座 麻酔・集中治療医学教室
プロフィールは2章-4参照.

第3章 周術期管理の基本の習得を目指す

1. 循環管理の基本概念の理解

坪川恒久

Point

- Frank-Starling曲線を使って前負荷，心収縮，後負荷を理解する
- 循環管理の基本は血管内水分量の調節である
- 麻酔中には，秒単位で循環管理を行うためにさまざまな手法を用いる
- 血圧が低いからと不用意に浅麻酔にしない
- 心不全の予防と対処方法について学ぶ

はじめに

血液のもっとも重要な役割は「運搬」である．酸素，ブドウ糖，ホルモン，薬剤など人体にとって必要な物質を組織に運び，二酸化炭素，乳酸など不必要となったものを組織から代謝・排泄器官に届けている．血液循環という1つのシステムがこれらすべての物質の運搬を担うという，たいへん合理的な構造になっている．血液循環では「流れていること」が重要であり，流れが滞ると必要物質は目的臓器に届かず，代謝物が蓄積し，ついには臓器の機能は停止してしまう．麻酔時には神経系（特に交感神経）の抑制により，血液循環の調節能が失われてしまう．さあ，麻酔科医の出番である．

1. 臓器血流量

各臓器を灌流する血流量は「オームの法則」で求めることができる．
すなわち

$I = V/R$

Iは臓器血流量，Vは血圧，Rは血管抵抗を示している．

血圧は，心臓が送り出す血液によってつくられる圧であり全身で共通である．臓器血流量はその臓器を灌流する動脈の血管抵抗によって決定されることになる．

ヒトの体内でもっとも重要な臓器といえば心臓と脳であろう．この2つの臓器は上記の「オームの法則」にあてはまらない．脳灌流にはauto regulationが存在し，広い血圧の範囲で脳血流量を一定に保っている．脳は頭蓋という閉鎖空間に位置しているため，auto regulationが働かない

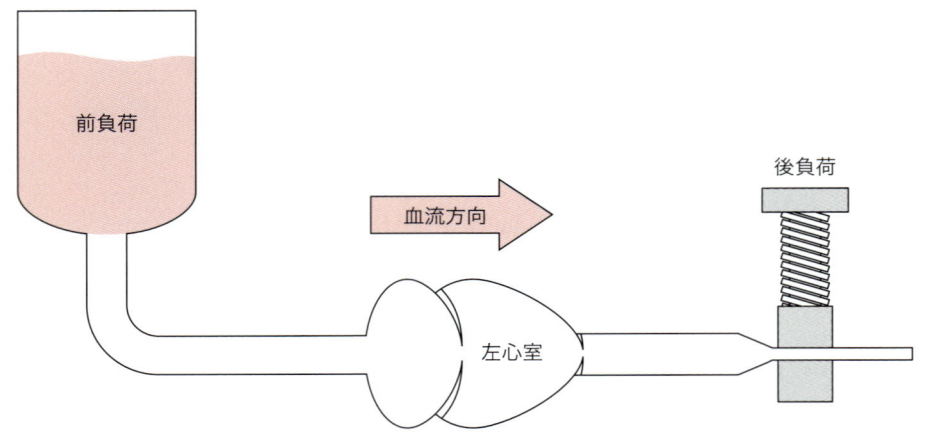

図1　前負荷，心臓のポンプ機能，後負荷の関係

と血流量の増加はダイレクトに脳圧の上昇となってしまう．心臓への灌流の特徴は拡張期に血流供給を受ける点であり，拡張期圧が低下する大動脈弁逆流症などでは灌流する血流量が減少して虚血に陥りやすい．

2. 心拍出量を決める因子

1 基本的な概念

　各臓器を流れる血液量の総和が心拍出量である．では，心拍出量は，どのような要素により決定されるのであろうか？3つの因子（前負荷，心臓のポンプ機能，後負荷）に分けて考えると理解しやすい．まず単純化するために右心系の存在を除外して，ポンプである左心室，左心室に血液を送りこむための前負荷，左心室のアウトプットを調整する後負荷があるとして考えてみよう（図1）．前負荷により拡張期の心室内容積が決まり，ポンプ機能により心室内の血液を送り出す駆動力が決まり，後負荷により駆出される血液の勢いが調整される．

2 前負荷

　左心室は拡張と収縮をくり返していて，弁の存在により一方向に向けて，すなわち大動脈側に血液が駆出される．正常な心臓では1回の収縮で送り出す血液の量は前負荷に依存している．前負荷が大きいときには拡張期に心室に多くの血液が流入して心拍出量が増加し，前負荷が小さいと心室の充満量が不足して心拍出量が減少する．このような前負荷と心拍出量の関係を示しているのが有名なFrank-Starlingの曲線であり，この関係を用いて心不全の分類を行ったのがForresterの分類である（図2）．Frank-Starling曲線ではX軸に肺動脈楔入圧を（前負荷の指標），Y軸には心係数（心拍出量を体表面積で補正した数字）を用いている．心係数・肺動脈楔入圧はともに肺動脈カテーテル（Swan-Ganzカテーテル，図3）で測定することができることから，利用が広まった．

　正常人はForrester分類のⅠ領域に属している．輸液して前負荷が増加すると心拍出量が増加

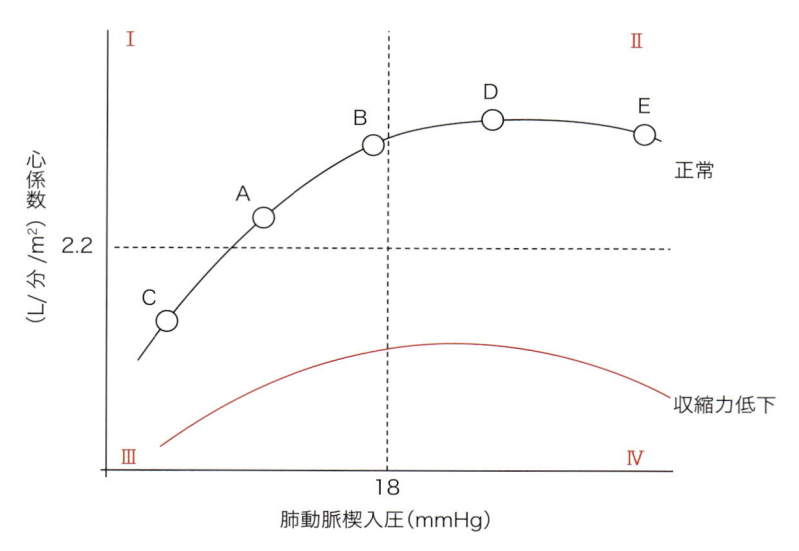

図2　Frank-Starling曲線
X軸は前負荷（肺動脈楔入圧），Y軸は心係数（心拍出量/体表面積），黒い線は正常心臓のFrank-Starling曲線，赤の線は収縮力が低下した心臓．Ⅰ，Ⅱ，Ⅲ，ⅣはForrester分類の数字．正常人はⅠ領域に入る．輸液などにより前負荷が上昇するとAからBに移動して心拍出量が増加する．出血性ショックなどでは前負荷が低下して心係数が減少しⅢ領域に移動する（C）．前負荷を上昇させていくとDに到達する．さらに前負荷を増加させると，逆に心係数が低下しはじめる．このような状態を心不全と呼ぶ

する（A→B）．出血性ショックなどで血液量が不足すると前負荷が低下し，心係数が2.2 L/分/m²を維持できなくなり，Ⅲ領域に入っていく（C）．このような状態では，輸液や輸血により前負荷を増加させると心拍出量も増加して，Ⅰ領域へと戻すことができる．しかし，輸液の過剰などにより前負荷が高くなりすぎるとやがて心拍出量は増加しなくなり，さらに進むと逆に前負荷が上昇すると心係数が低下するようになる（E）．このような状態を心不全と呼んでいる（ForresterⅡ領域）．こちらは利尿を図り，前負荷を小さくすることでⅠ領域に戻すことができる．

　さて，前負荷の中身をもう少し考えてみよう．前負荷の大きさを決めるもっとも重要な要素は血液量である．血液量が減少してくると前負荷および1回拍出量が低下してくる．この血液量とは左房に灌流してくる血液の量であり，単純な血管内容量ではない．容量血管である静脈系の緊張も前負荷の調節を行っている．交感神経が刺激されると静脈が収縮して血液が心臓に還流する．すなわち血液量が増えたのと同じ効果がある．交感神経系の賦活化は動脈も収縮するため前負荷，後負荷ともに増加し血圧が効果的に上昇する．逆に交感神経が抑制されて静脈系が弛緩すると心臓に還流する血液量は減少する．麻酔薬による血圧低下の最大の原因はこれである．

　また，ヒトの循環器系は**図3**のように配置されていて，前負荷は右心系のアウトプットに依存している．したがって，右冠動脈の閉塞などにより右室のポンプ機能が低下すると，右室のポンプとしてのパフォーマンスが低下して，右室のアウトプットが減少し左室前負荷が減少する．一方，右室の前負荷にあたる中心静脈には血液が貯留し中心静脈圧が上昇する．このような状態では輸液負荷により，左室の前負荷を上昇させることはできない（右心不全）．右室のポンプ機能を改善する治療戦略が必要である．

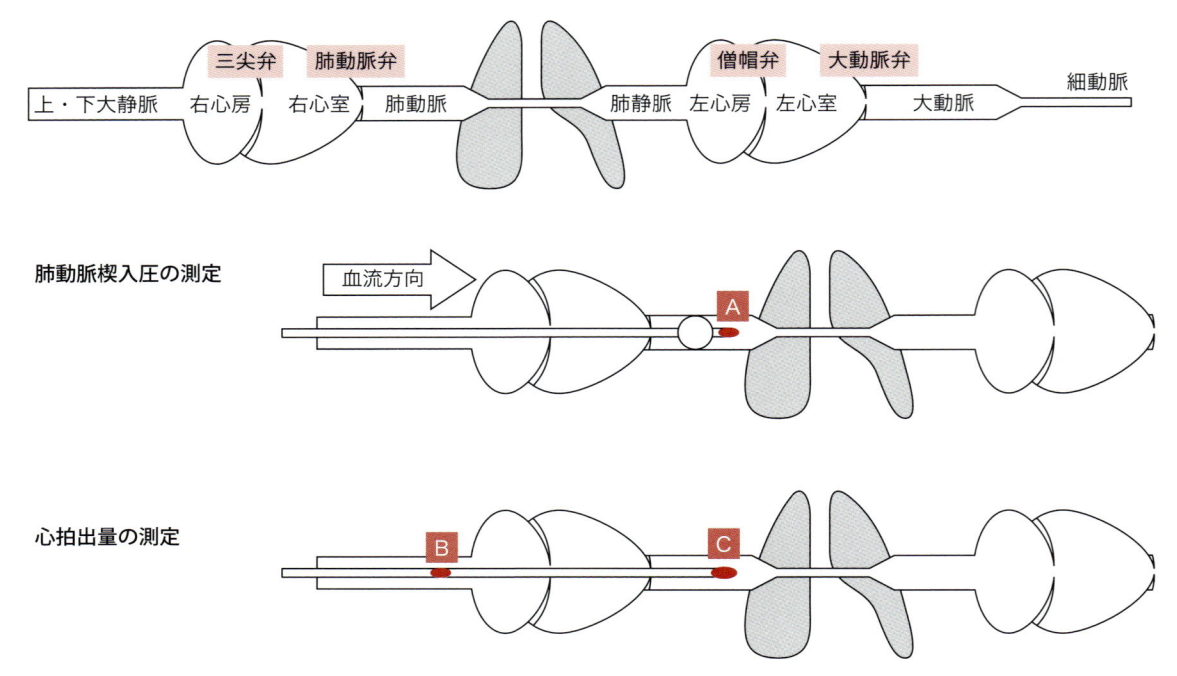

図3　肺動脈カテーテル
肺動脈カテーテルは静脈系から挿入して，右心房，右心室を通過して先端を肺動脈に位置させる．肺動脈楔入圧を測定するためには，適切な位置でバルーンを膨らませると，バルーンにより肺動脈が遮断されて，先端のAの位置の圧は右室の圧の影響を受けなくなり，肺の毛細血管網を介してはいるが，左房の圧を反映するようになる．この状態を楔入とよび，Aで測定される圧を肺動脈楔入圧と呼び左室の前負荷の指標とする．心拍出量の測定には熱希釈法が用いられる．オリジナルな方法はBから0℃の冷水を10 mL急速投与し，先端のCの位置の温度センサーで温度低下を測定した．心拍出量が大きいと10 mLは希釈されて温度低下は小さいが，心拍出量が小さいと大きく低下する．この関係から心拍出量を計算した．現在のものは冷水の代わりにB地点に加温コイルが巻かれていて，一定の熱量を与えたときの温度上昇を測定している

　原発性肺高血圧症や心不全状態が長く続くと肺血管抵抗が上昇して肺動脈圧が上昇する．肺静脈側の圧は低下し，前負荷は低下する．このような状態でも右心不全同様に輸液負荷により心拍出量を増加させることはできない．
　心房の収縮も前負荷の重要な因子の1つである．拡張期の後半に心房は収縮して効率的に心室に血液を送り込み拡張末期の心室容量を増加させている．心房細動では心房が収縮しないため送り込みの効果が得られず左室拡張末期容量は拡張時間に依存することになる（頻脈になると心拍出量が極端に減少する）．Ⅲ度の房室ブロックでは収縮のタイミングが拡張期に一致しなくなり，やはり左室拡張末期容量が十分に増加せず，1回拍出量が小さくなる．
　特殊なケースとしては心房中隔欠損がある場合に，血流の多くは欠損孔を介して低圧系である右心系に流入してしまい，効率的に左室の前負荷とならない．同様に心室中隔欠損症例では駆出される血液の一部が欠損孔を通じて右心系に流れてしまい，心拍出量とならない．

3 心筋のポンプ機能

　心筋そのものに障害が生じるなどして収縮力が低下してくると，Frank–Starling曲線が下方にシフトする（図2：赤色の曲線）．このような状況下では前負荷の操作だけで，Ⅰ領域に戻すこと

A）正常な心臓の僧帽弁血流速度

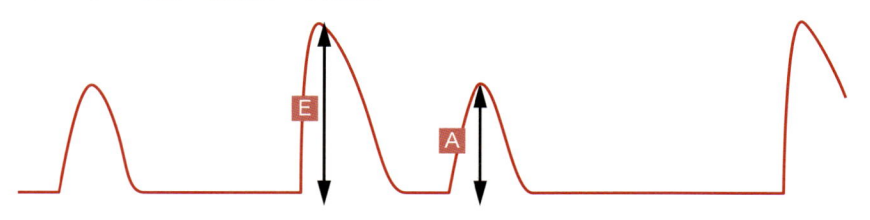

B）中等度拡張能障害の僧帽弁血流速度

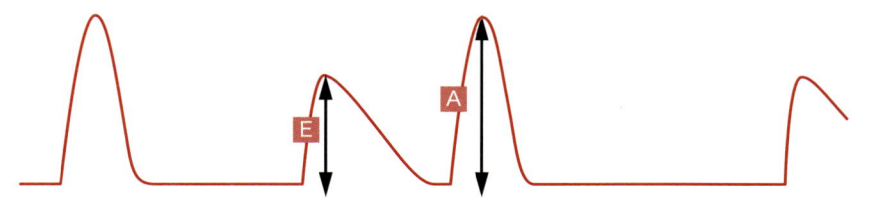

C）心電図

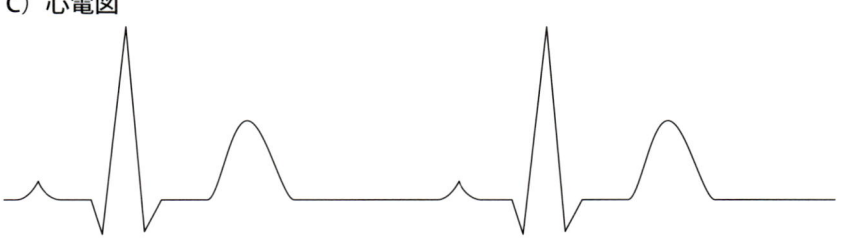

図4　心エコーに現れる拡張能障害
さまざまな指標が提唱されているが，代表的なものには図に示したMモードで計測した僧帽弁血流速度のE/A比がある．このE/A比が1より低下した状態を中等度の拡張能障害を示唆する所見とみなす．注意点として，さらに拡張能障害が進むと再びE/A比が正常化する（偽正常化）

はできない．心拍出量を最大にするには大きな前負荷が必要であるが，曲線のピークが左方移動している．そのため，このような収縮力の低下した病的な心臓では，過剰な輸液・輸血により心不全に陥りやすく，最適な前負荷を個々の患者で探る必要がある．

　心拍出量は，1回拍出量と心拍数の積である．1回拍出量が維持されている間は心拍数が増加するにつれて心拍出量は増加する．しかし，心拍数がさらに増加して拡張期が短くなると，心室へ流入する血液量が減少し，1回拍出量が低下してくる．結果として頻脈時には血圧が低下することがある．

　心臓のポンプ機能は収縮能と拡張能に分けて考えることができる．ともにエネルギーを消費するプロセスなので，虚血により酸素供給が不足すると機能が低下する．心臓の機能的障害は拡張能障害が先行する．拡張能が障害されると十分な心拍出量を得るためにはより高い前負荷が必要となるが，容易にoverloadとなり心不全となるため術前にエコーなどにより拡張能障害があると診断されている患者への輸液には注意が必要である（図4）．

　慢性的な心不全では心臓にさまざまな変化が生じる．後負荷が高いと心臓は血液を駆出するために過大な仕事をこなさなければならなくなる．そのような状態（圧負荷）が続くと次第に心筋

A）正常な心臓

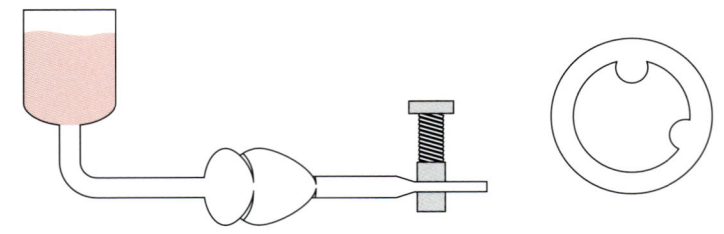

B）圧負荷による肥大

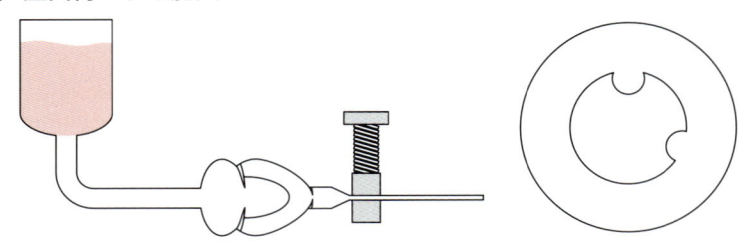

C）容量負荷による拡大

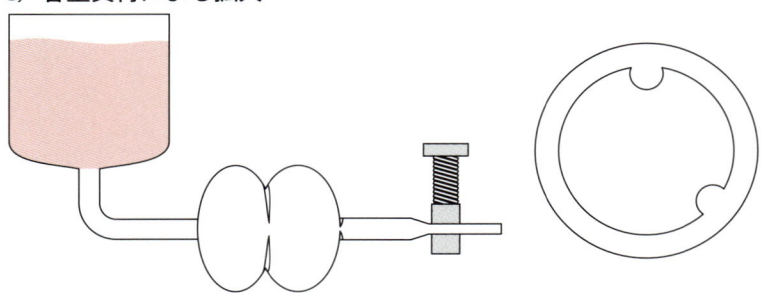

図5　慢性的な負荷増大による心筋の変化

が肥厚してくる（図5）．このような変化を肥大と呼ぶ．大動脈弁狭窄などが代表的な原因疾患である．肥大した心筋では，心筋の酸素需要が増すことになる．また，肥大した心筋は十分に拡張しないため，拡張能低下の状態となる．一方，前負荷が高い状態（容量負荷）が続くと次第に心臓は引き延ばされて内腔が拡大してくる．このような心臓では，収縮末期にも心室内に残留する血液量が増加してきて，駆出率が低下する．弁逆流症（僧帽弁逆流では心房－心室間，大動脈弁逆流では心室－大動脈間で血液が行ったり来たりをくり返し拡張期の左室内容量を増大させる）が代表的な疾患である．

　壁運動障害は心筋の虚血により生じる．急性の場合は冠動脈支配に従って生じるが，慢性的な場合は側副血行路が発達しているため支配に従わないことが多い．虚血による障害はまず心内膜側から生じて（ST下降），やがて外膜側に到達すると（ST上昇）akinesis, dyskinesisが生じる（図6）．dyskinesisでは心拍出量が大きく減少してしまう．

4 後負荷

　後負荷は細動脈レベルでの血管抵抗をまとめた全身血管抵抗である．後負荷が高くなると心臓

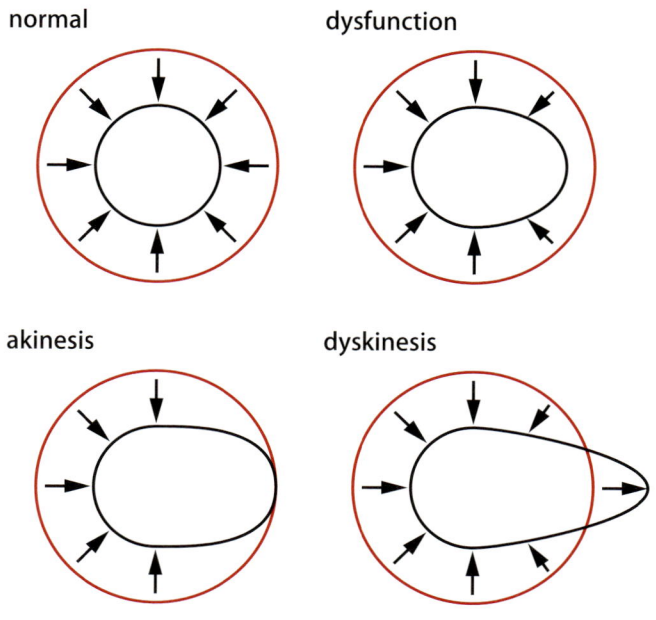

図6 虚血による壁運動の異常
赤い線：拡張時の心筋，黒い線：収縮期の心筋．矢印は心筋の移動の方向を示す．normal：正常，dysfunction：一部で収縮力が低下している，akinesis：一部の壁が収縮していない，dyskinesis：収縮時の圧により壁が外側に移動してしまう（心室瘤）

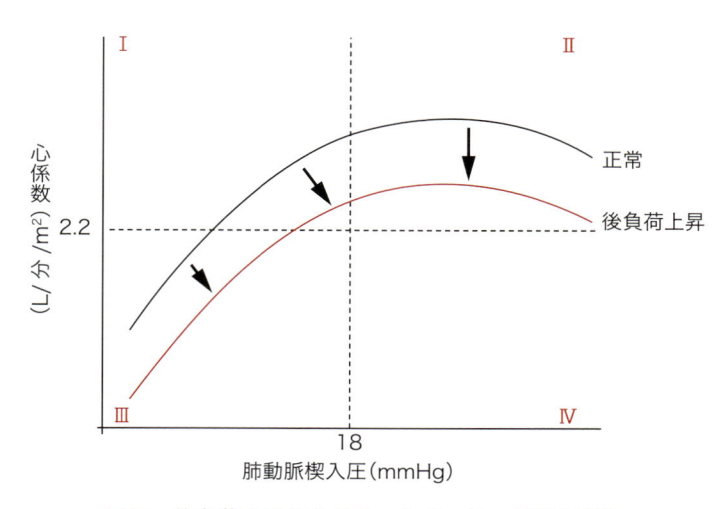

図7 後負荷上昇によるFrank-Starling曲線の変化

は高い圧に打ち勝って血液を駆出する必要があり，仕事量は増大するが血圧は上昇する．逆に後負荷が低くなると心仕事量は低下するが，血圧が低下する．では，心臓のポンプ機能や後負荷はこの曲線にどのような変化が与えるのであろうか．図にポンプ機能と後負荷の影響を示す（**図7**）．このように大きい後負荷は心拍出量を減少させる．後負荷の増大は心機能が低下したのと同じ影

響をFranks-Starling曲線に与える．逆に言うと後負荷の軽減は心収縮力の増強と同じ効果がある．

　後負荷となる全身血管抵抗を調整するシステムは3つある．交感神経系（カテコラミン系），レニン–アンギオテンシン系，バソプレシン系である．交感神経系がダイナミックな血圧調節の中心であり，レニン–アンギオテンシン系は体液量の調節を行っている．交感神経系は，体位性の血圧変化に対する調整を行っているが，麻酔薬の投与により抑制されてしまうため，全身麻酔中の人体は体位性の血圧変動に対する調節能を失う．

　逆に末梢血管抵抗が極端に低下する状態としては，アナフィラキシーショック，敗血症のWarm Shock状態，高体温，血管拡張薬の過量投与，末梢レベルでの左右シャントの存在などがある．このような場合には高心拍出量であっても血圧が低下する．異常な心拍出量増加時には，原因を検索しなくてはならない．

3. いかにして循環系を調節するか？

1 前負荷の調節

　前負荷を増加させる方法は主に3つある．輸液・輸血など血管内容量による調節，薬剤による容量血管の収縮を利用する方法，体位を利用する方法である．もっとも即効性のある方法は体位の変更である．頭低位にすることで下半身からの静脈還流量が増大して前負荷が増え，心拍出量が増加する．手術中は手術台の傾きを変えることで容易に実施できる．足を挙上しても同等の効果が得られる．薬剤により容量血管を収縮するには，α_1受容体刺激薬を使う．具体的には，フェニレフリン，ノルアドレナリンなどの薬物である．α_1受容体は動脈側にも存在するため，静脈の収縮による前負荷の増大，動脈の収縮による後負荷の増大が同時に起きて，効率よく血圧が上昇するが，これらの薬物は作用時間が短いため短時間で投与をくり返すか，持続投与を行う必要がある．また動脈の収縮により後負荷が増大している場合は，血圧が上昇しても臓器血流が増加しているとは限らず，心臓にとっても前負荷，後負荷の増大は大きな負荷となり，仕事量が増大する．根本的な対処方法は輸液・輸血による血管内容量の増加である．

　では，前負荷を減らすにはどうしたらいいだろうか？体位を利用する（頭高位にする），血管拡張薬を使用する，血液量を減らす，の3つの方法がある．血管拡張薬としては，ニトログリセリンは静脈系の拡張作用が強いため，前負荷の軽減に有用である．肺動脈も拡張する．血液量を減らすためには，利尿薬を使用して血液量を減らす方法が用いられるが，即効性がない．また，電解質バランスに注意する必要がある．緊急時には瀉血することもある．

2 心収縮力の調節

　心収縮力を増強するには，薬剤を用いる．β_1受容体刺激薬（エフェドリン，ドパミン，ドブタミン，アドレナリンなど）を使用することが一般的であるが，心拍数が増加し仕事量も増えるため，心筋虚血がある場合には注意が必要である．心拍数を増加させたくない場合にはジギタリス系の薬物がよいが手術中に使うには即効性に欠ける．PDⅢ阻害薬も心拍出量を増大させるには有用である．PDⅢ阻害薬は心筋の酸素消費量を増加させないこと，いろいろな臓器の保護作用を有していることから注目されているが，動脈の拡張作用もあるため血圧を維持する対策が必要である（十分な前負荷の維持，ノルアドレナリンの併用など）．

心収縮力を抑制するには，β遮断薬を使用する．ランジオロール，エスモロールといった薬剤は，$β_1$の選択制が高く（$β_2$遮断作用は喘息を起こす可能性がある）作用時間も短いため調節性が高い．

3 後負荷

後負荷を上昇させるためには，先にもあげたように$α_1$受容体刺激薬（フェニレフリン，ノルアドレナリン）などを用いる．フェニレフリンは純粋な$α_1$受容体刺激薬であり，ノルアドレナリンは弱い$β_1$受容体刺激薬としての作用も持つ．これらを投与して効果がみられない場合は，バソプレシンを使用することもある．エフェドリン，アドレナリンは$α_1$受容体刺激薬かつ$β_1$刺激作用も持つため前負荷，後負荷，心収縮力すべてが増強され心拍出量増大，血圧上昇が得られる（当然ながら心仕事量も大きく増大する）．

後負荷を減少させるためには血管拡張薬を使用する．動脈を拡張させる目的ではカルシウム拮抗薬を選択する場合が多い．ニフェジピンは反射性に心拍数が増加するが，ジルチアゼムは負の変時作用があり心拍数が減少するので状況に応じて使い分ける．

PDⅢ阻害薬は，心収縮力増強作用と末梢血管拡張作用を持ち，Frank-Starling曲線を効果的に上方にシフトすることができる．心収縮力が増強するが酸素消費量が増加しないことが特徴であり，心不全の治療には効率がよい．麻酔では，人工心肺の離脱時にカテコラミンと併用される．薬物動態学的特徴により投与にあたってはローディングを行うことが一般的である．また，腎排泄の薬剤であり腎機能低下患者では慎重な投与が必要である．

4. 麻酔中の循環管理の特殊性

1 いかにして評価するか

麻酔中の循環状態の最大の特徴は，変化が速いことである．循環動態は患者さんの状態，手術の進行，出血などにより刻々と変化する．したがって，麻酔中の循環管理にはスピードと予測力が求められる．

一般的な麻酔中では，血圧，心拍数，酸素飽和度などから循環動態を評価して調節していく．心拍数上昇，血圧低下は血管内容量不足のサインであるが，硬膜外麻酔など神経ブロックやオピオイドなど薬剤の影響，患者さんの因子などの影響も受ける．動脈圧波形，パルスオキシメーターの呼吸性変動（容量不足では変動幅が大きくなる），尿量なども参考にする．実際には診断的治療目的で，輸液・輸血による心拍数低下，血圧上昇が得られるかが大きな判断材料となる．

輸液・輸血負荷により血圧上昇が得られない，むしろ低下してくるときは心不全の危険サインである．その場合，血液が肺循環に停滞して動脈血の酸素化が障害されてくることが多い．いったん輸液・輸血を止めて再評価する必要がある．中心静脈圧測定，肺動脈カテーテル，経食道エコー，胸部X線写真などを参照する．また，術前から拡張能障害や心臓のポンプ機能が低下しているような症例では，導入時からモニターを使用することを考慮する．

2 いかにして対処するか

対処の方法も，病棟での管理とは大きく異なっている．病棟管理では循環動態の管理は水分，塩分（体内水分量はナトリウムの体内総量に依存する）管理が基本である．したがってナトリウ

ムの量が変化してこないと効果がでてこないので数日を要することになる．麻酔中では「秒」のオーダーで対処が必要になるため，他の方法も利用する必要がある．

麻酔中に血圧を維持する方法としては次のようなものがある．

> a． 麻酔を浅くして，交感神経の遮断作用を弱める．
> b． 頭低位にする．
> c． 輸液・輸血を行い，前負荷をあげる．
> d． α_1受容体刺激薬により血管を収縮させる．
> e． β_1作用を持つ薬剤を使用する．
> f． 人工呼吸の設定を調整して平均気道内圧を低くする．

a）麻酔薬の投与量で調節する

全身麻酔薬は意識や痛みを抑制するために用いられているが，意識や鎮痛をモニターする技術は確立されていないので，麻酔薬の投与量の調節は，麻酔薬の副作用である循環への影響を基準に行われていることが多い．鎮痛や鎮静作用が必ず循環動態の変化と平行して変化しているとは限らない．つまり，低血圧であることは必ずしも麻酔薬による鎮痛・鎮静が十分であることを意味していない．したがって，麻酔薬の投与量を減少させて浅麻酔により血圧を維持するような方法は，本来の麻酔の目的に反している．低血圧だからといって麻酔薬の投与量を不用意に減少させることは術中覚醒のリスクを高め，危険である．

b）体位を利用する

もっとも効果発現が速いのは体位を利用する方法である．人体は交感神経が抑制されてしまうと，水の詰まった袋と同じ状態になり，低い方に水分が移動する．心臓のある上半身側に水分が移動すると前負荷が上昇する．ただし，手術の内容によっては体位を変更できない症例もあるし，逆に頭高位に固定されて低血圧に悩まされることもある．

c）輸液・輸血を行う

輸液・輸血は循環管理の王道であるが，短時間での対処は難しい．しかし，出血が予想される手術，侵襲の大きな手術では輸液・輸血を迅速に行うために十分な太さの投与ルートを確保しておく．

d）α_1受容体刺激薬を投与する

麻酔中の循環管理では，輸液・輸血の調節による血管内容量の維持が基本であるが，秒単位の調整は難しい．そこで，すぐに血圧を調整したい場合は体位や薬剤を用いる．α_1受容体刺激薬による血圧上昇は一過性のものであり，血管内容量を補充するまでの橋渡しに過ぎない．血管内容量が不十分だと，α_1受容体刺激薬の必要量も増加する．このような状態では，後負荷により血圧が維持されたとしても臓器血流が保証されていない．

e）β_1受容体刺激薬を投与する

心収縮能の増強目的ではβ_1受容体刺激薬であるドパミンやドブタミンが使われることが多い．ドパミンは血中濃度により作用が異なる．低濃度ではβ_1による頻脈だけが出現し拡張時間が不十分になると逆に低血圧をきたすことがある．また，ドブタミンではβ_2受容体刺激作用により末梢血管が拡張作用して血圧が低下する．これらβ_1受容体刺激薬は十分な血管内容量があるのに心拍出量が得られないとき，心筋の拡張能・収縮能が低下していると判断されたときが適応となる．ただし，仕事量の増大は心筋の酸素消費量を増大させるので，心筋の酸素需要が充たされない虚血心では，心電図変化などに注意が必要である．

f) 人工呼吸の設定を調整して平均気道内圧を低くする

陽圧換気は静脈還流を減少させ，結果として前負荷を減少させる．これを最小限にするために平均気道内圧を下げる．心拍出量が少ないときには必要な分時換気量も減少するため酸素化が維持できれば大きな問題はない．ただし無気肺の発生に注意する．

5. 心不全の予防と対処

心不全に陥ると，心拍出量が低下し，また肺循環の停滞により酸素化も障害され，各臓器への酸素供給が大きく障害されてしまう．Frank-Starling曲線が示すように，心不全は前負荷と心収縮力のアンバランスにより発生する．すなわち，収縮力を越えた前負荷が加わった状態である．治療としては前負荷の軽減と，心収縮力の増強，後負荷の軽減を行うことになる．低酸素に対しては酸素投与を行う．これらの治療に反応がみられないときには，経皮的心肺補助装置の導入を検討する．心筋虚血が原因ならば拡張期圧を上昇させつつ，後負荷を上昇させない大動脈バルーンパンピングなども有用である．もともと心臓のポンプ機能が低下している，あるいは前負荷が高い状態の患者さんに対して，急速な輸液・輸血を行うことは人為的な心不全を起こしかねない．常に，過剰輸液・輸血にならないように循環動態を評価しつつ，輸液・輸血の質や投与量，投与速度を調節する．

●専門医のクリニカルパール
・先を読む

循環管理では，現在の状態の把握も大切であるが，その後どのように変化していくかという先を読む能力が大切である．例えば1,000 mLの出血が起きた場合，1,000 mLの体液喪失を輸液・輸血で補うには30分以上の時間が必要であろう．しかし，やっと輸液・輸血を完了しても，それは30分前の状態への対応であって，その30分間には新たな変化が生じている．つまり，常に先を読みつつ対処していく必要がある．後手後手で対処していくと，いつまでも循環動態の安定化は得られない．この先を読む能力は経験に基づくものであり，熟練した麻酔科医は「先手をうつ」ことにより危険の芽を摘み取っている．

さいごに

循環管理の基本は，体内水分量・塩分の調節であるが，麻酔中は即時性が求められるためさまざまな薬剤や体位などを組合わせて対処していく．このように短時間で循環動態を判断して対処方法を決定することは，救急の現場など緊急時に必ず役に立つ知識・経験である．ぜひ，麻酔科研修を積極的に行い，各薬剤の効果を実感しておいてほしい．

プロフィール

坪川恒久（Tsunehisa Tsubokawa）
金沢大学医薬保健研究域医学系 麻酔・蘇生学講座
専門領域：心臓麻酔，薬物動態，脳機能画像
心臓麻酔では経食道エコーやさまざまなモニターが発達し，それらを活用する場面が増えています．半面，モニターを重視するあまり，トータルの状態把握・管理がおろそかになってしまうこともあります．一歩先を読む麻酔管理を心がけています．

第3章 周術期管理の基本の習得を目指す

2. 血液製剤・輸血の適応

亀井政孝

●Point●

・赤血球輸血トリガー値は，ヘモグロビン7 g/dL周辺
・赤血球製剤は酸素供給に理想的ではない
・輸血は同種移植であり，有害反応を完全に予防することは不可能

はじめに

　私が医者になりたてのころ，尊敬するオーベンから，「患者を出血で絶対に殺すな．オペ場の床に溜まった血をかき集めてでも殺すんじゃないぞ！」と教わった．術中死の最大の原因は，出血である．出血の対処の中心は，輸血療法になる．出血パターンはいろいろであり，それに対応した輸血療法もいろいろだ．周術期輸血療法を完璧にこなせるようになるには，実地臨床で場数を踏む以外になく，教科書をいくら読んでも無駄である．したがって，この稿は，実地臨床よりはるかに価値があると思われる点に的をしぼって書いた．残念ながら，周術期小児輸血療法は特殊な点が多いため割愛した．輸血製剤の特徴は**表1**を参照してほしい．以下の内容は全部頭に叩き込んでもらいたい．

1. 赤血球輸血トリガー値

　赤血球輸血の目的は，細胞レベルでの酸素消費量増加（酸素運搬量増加ではない）と血管内流動状況下における血小板機能維持にあり，きわめて明確である．しかし，赤血球輸血トリガー値に関しては，いまだ確定していない．1999年に，重症患者であっても，従来の10/30ルール（ヘモグロビン値Hb 10 g/dL/ヘマトクリット値Ht 30 %）を否定する衝撃的な論文が報告された〔TRICC study（トリックスタディー）〕[1]．集中治療管理を要する重症患者では，Hb 10 g/dL未満を赤血球輸血トリガー値とし10〜12 g/dLに維持するより，Hb 7 g/dL未満を輸血トリガー値とし7〜9 g/dLに維持する方が，患者の予後を改善する可能性が示唆されたのである．さらに，TRICC studyのうち，従来特に10/30ルールの適応と考えられていた心疾患患者[2]，頭部外傷患者[3]，および人工呼吸器管理中の患者[4]に対し，それぞれサブグループ解析が報告された．いずれの患者においても輸血トリガー値Hb 7 g/dL未満で低いHbで管理しても予後に有意差がないことが示された．しかし，心疾患患者[2]のうち，重篤な虚血性心疾患を有する患者に限ると，有

表1　輸血製剤

照射赤血球濃厚液※（MAP，マップ）#		
・2単位：280 mL	ヘマトクリット60%	17,234（円）
新鮮凍結血漿（FFP，エフエフピー）		
全血由来		
・2単位：240 mL	Na+ 158 mEq/L	17,414（円）
成分採血由来		
・5単位：450 mL	Na+ 153 mEq/L	22,961
照射濃厚血小板※（PC，ピーシー）		
成分採血由来		
・10単位：200 mL	4日間有効	77,270（円）
・15単位：250 mL	振盪	115,893
・20単位：250 mL	20℃～24℃保存	154,523

MAP：mannitol adenine phoshate，FFP：fresh frozen plasma，PC：platelet concentrate
※保存前白血球除去が実施されている（FFPは必要ない）
MAPは保存用添加液のことで，正式にはRCC，アールシーシーと呼ぶ
（文献11をもとに作成）

生存率が高いのはどっち？

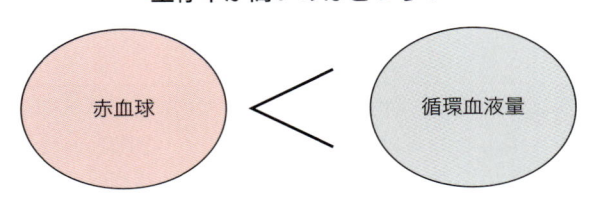

赤血球 ＜ 循環血液量

図1　赤血球輸血の基本戦略
循環血液量減少がなければ，貧血には耐えられる．可能な限り，赤血球輸血量は減らす

意差はみられないもののHbを低く維持する管理では死亡率が高い傾向が報告され，注意が喚起されていた[1, 2]．ところが2011年に，虚血性心血管系リスクのある高齢股関節手術において，赤血球輸血トリガー値としてHb 8 g/dL未満とHb 10 g/dL未満において短期死亡や急性冠症候群発生率などを含む有害事象に有意差がないことが報告された[5]．また，TRICC studyでは心臓手術患者は除外されていたが，2010年に，人工心肺を使用する心臓手術において，赤血球輸血制限群（Ht 24％以上）と非制限群（Ht 30％以上）の2群で比較すると30日死亡率と入院中重篤な合併症発生率の複合評価項目に有意差はないことが報告された[6]．以上から赤血球輸血トリガー値は**Hb 7 g/dL周辺（6 g/dL台から8 g/dL台）**にあると推定される．少なくとも輸血してHb 10 g/dL以上を維持する必要はないと考えられている．以上は，循環血液量減少状態での貧血（ヘモコン貧血）は許容されないとの前提にたっているので注意してほしい（図1）．また，鎮静の有無，保存前白血球除去製剤使用の有無，保存期間の長短や輸血後Hbなのかなどの条件の相違により，全く結果の異なるエビデンスが得られ，将来，赤血球輸血トリガー値が新たに書き換えられる可能性は残されている．

2. 赤血球輸血の問題点

　赤血球輸血自体が患者予後を悪化させる可能性を指摘したコホート研究は多数存在する．赤血球輸血には，大きく分けて4つの問題点がある．第1の問題点は，保存中2,3-diphosphoglycerateは直線的に減少し保存後2週間でほぼ0になり，これが輸血後体内で回復するには24時間以上を要することである．この間，酸素解離曲線は左方移動しており，酸素の供給では不利な状況にある．第2の問題点は，赤血球の形状変化能が低下していることである．このため，微小循環における酸素運搬能は低下しており，特に低心拍出量状態では影響が大きいと考えられる．第3の問題点は，保存赤血球では一酸化窒素〔NO（エヌオー）：nitric oxide〕が枯渇していることである．本来，赤血球はNOキャリアーで，虚血により動脈酸素分圧が低下している血管においてNOを放出し，血管を拡張させ血流を回復させる作用を担っている．しかし，保存赤血球ではNOが枯渇しているため，輸血により体内のNOが希釈され，すでに虚血に陥っている血管を収縮させ虚血を悪化させる．つまり，赤血球製剤は，実際には，組織や細胞レベルでの酸素供給には理想的とはいいがたいのである．最後の問題点は，免疫修飾現象〔TRIM（トリム）：transfusion-related immunomodulation〕と呼ばれる免疫能抑制作用があることである．*in vitro* では，NK細胞活性の低下，サプレッサーT細胞活性の上昇，マクロファージの抗原提示能の低下など多数報告されている．

3. 輸血の合併症

　輸血は同種移植であり，有害反応を完全に予防することは不可能である．米国における輸血関連死亡原因の上位は，輸血関連急性肺障害〔TRALI（トラリ，英語発音はラにアクセント）：transfusion-related acute lung injury〕，輸血関連循環過負荷〔TACO（タコ）：transfusion-associated circulatory overload〕およびnon-ABO型溶血反応で占められている．日本でも同様と推定される．

1 TRALI

　輸血による死亡原因の筆頭と推定される．レシピエントが急性呼吸不全や非心臓性肺水腫を合併した場合に考慮する．臨床症状は，急性呼吸窮迫症候群と鑑別できない．発生機序は確定していないが，ドナーHLA抗体をはじめとする輸血関連メディエーターの強さと患者素因との関係で，ある閾値を超えたときのみに発症するとするthreshold modelが提唱されている[7]．輸血後6時間以内特に1〜2時間に発症することが多いが，呼吸機能障害の重症度と輸血量の関連は少ない（たとえ1パックでも起きる）[8]．発生頻度は，1,200例に1例前後との報告がある．赤血球製剤より新鮮凍結血漿製剤や濃厚血小板製剤で多く発症し，特に女性ドナーの新鮮凍結血漿製剤や濃厚血小板製剤が最も危険である（日本を除く複数の国においてすでに女性ドナーからの血漿製剤作成は中止されている）．悪性血液疾患と心臓手術が危険因子となるが，発症は全年齢におよび性差はない．治療は対症療法しかないが，死亡率は5％程度と急性呼吸窮迫症候群とくらべ予後は比較的良好であり，数日で呼吸機能が回復することが多い．呼吸機能障害だけでなく心臓前負荷減少による低血圧が死亡原因となることが多い．

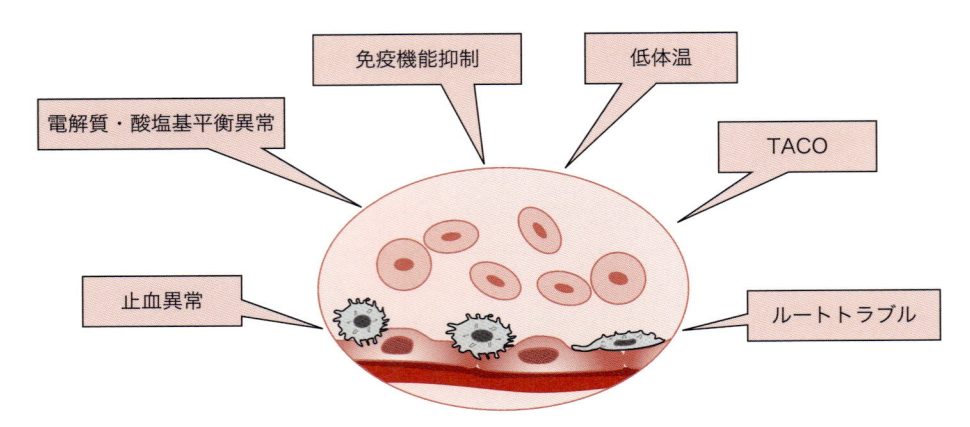

図2 大量出血大量輸血時合併症
血漿製剤大量輸血は，生命予後に影響しないとの報告が大勢を占める．赤血球製剤：新鮮凍結血漿製剤：濃厚血小板製剤＝1：1：1の割合で輸血する新戦略が提唱されている．今後の研究結果を注視したい．

2 大量輸血時合併症（図2）

大量輸血により生命予後が悪化する可能性が指摘されている輸血製剤は赤血球製剤のみであり，新鮮凍結血漿製剤や濃厚血小板製剤の影響は否定的である．むしろ，早期から，赤血球製剤：新鮮凍結血漿製剤：濃厚血小板製剤＝1：1：1の割合で輸血する新たな戦略の可能性が報告されている（massive transfusion protocol と呼ぶ）[9]．

1）低カルシウム血症
輸血製剤の抗凝固は，クエン酸がカルシウムと結合することによる．クエン酸が大量に輸血されることにより低カルシウム血症が起こる．

2）高カリウム血症
放射線照射後や保存日数が1週間を越える場合には，輸血製剤中のイオン化カリウム濃度が急上昇しているため，高カリウム血症が起こる可能性がある．

3）低マグネシウム血症
低カルシウム血症と同様クエン酸がイオン化マグネシウムと結合することによる．

4）酸塩基平衡障害
赤血球製剤は，赤血球代謝産物のため酸性である．しかし，クエン酸が肝臓で代謝されることにより炭酸水素が産生されアルカローシスとなる．大量輸血時のアシドーシスは，末梢循環不全によるものである．

5）低体温
低体温により，止血機能と免疫能が低下し，創部感染が増加する．体温保持には，対向流熱交換方式による輸血製剤加温装置や温風式患者加温装置が有効である．

6）止血機能障害
凝固因子や血小板の希釈により止血機能障害となる．しかし，最大の原因は，末梢循環不全により組織から凝固促進因子が放出され播種性血管内凝固様の状態を引き起こすことにある．

7）免疫機能抑制
TRIMを合併する．また，白血球や各種オプソニンタンパクは低下する．末梢循環を可能なか

ぎり回復させ組織酸素分圧を高く保つことが重要である[10].

8) TACO

急激に出血量が減少してくると過剰輸血が問題となる．また，周術期赤血球輸血によりHbが11 g/dL周辺を超えてくると重篤な合併症発生率が増加することを指摘したコホート研究は多数存在する．

9) ルートトラブル

誤って空気を大量輸注すれば心停止に至る可能性もある．ルート漏れは，組織壊死を引き起こす可能性がある．外頸静脈においてルート漏れが発生した場合，術後人工呼吸器離脱に重大な影響を及ぼす可能性がある．

3 輸血関連移植片対宿主病（TA-GVHD（ジーヴィエイチディー）：transfusion-associated graft versus host disease）

いったん発症すると死亡率はほぼ100％である．発症機序は十分に解明されていない．ドナーTリンパ球が拒絶されず増殖し，レシピエントの臓器を免疫学的に攻撃することが判明している．血液製剤に対する15 G以上の放射線照射により確実に予防できると考えられている．効果的な治療法は存在しないため，いかなる**緊急症例であっても未照射血を使用してはならない**．

●専門医のクリニカルパール

ヘモコンでHb 7 g/dLはダメ！

Advanced Lecture

■ エホバの証人

信仰心から輸血療法を拒否している集団であり，未成年の自分の子どもに対しても同様に輸血を拒否している．輸血拒否を人格権として認めた最高裁判所判決が出されており，医師が輸血なしで治療するという約束の後診療を開始した場合，いかなる事態になっても輸血すべきではないと理解されている．

おわりに

最後に，実地臨床で，輸血療法を完璧にこなすための7つのアドバイスを贈る（表2）．

表2 輸血療法Tips

- 術野をみる，術者と話す
- 何か変だ，の感覚をみがく
- 術式と手術操作に精通する
- 術者の臨床レベルを把握する
- 輸血供給システムに精通する
- 輸血担当者の臨床レベルを把握する
- 術後管理を，誰がどこで行うかを考慮する

文献・参考文献

1) Hébert, P. C., et al.：A multicenter, randomized, controlled clinical trail of transfusion requirement in critical care. N Engl J Med, 340：409-417, 1999
2) Hébert, P. C., et al.：Is a low transfusion threshold safe in critically ill patients with cardiovascular diseases? Crit Care Med, 29：227-234, 2001
3) McIntyre, L. A., et al.：Effect of a liberal versus restrictive transfusion strategy on mortality in patients with moderate to severe head injury. Neurocrit Care, 5：4-9, 2006
4) Hébert, P. C., et al.：Do blood transfusions improve outcomes related to mechanical ventilation? Chest, 119：1850-1857, 2001
5) Carson, J. L., et al.：Liberal or restrictive transfusion in high-risk patients after hip surgery. N Engl J Med, 365：2453-2462, 2011
6) Hajjar, L. A., et al.：Transfusion requirements after cardiac surgery：the TRACS randomized controlled trial. JAMA, 304：1559-1567, 2010
7) Bux, J. & Sachs, U. J.：The pathogenesis of transfusion-related acute lung injury（TRALI）. Br J Haematol, 136：788-799, 2007
8) Silliman, C. C., et al.：Transfusion-related acute lung injury：epidemiology and a prospective analysis of etiologic factors. Blood, 101：454-462, 2003
9) Sihler, K. C., Napolitano LM.：Massive transfusion：new insights. Chest, 136：1654-1667, 2009
10) Greif, R., et al.：Supplemental perioperative oxygen to reduce the incidence of surgical-wound infection. Outcomes Research Group. N Engl J Med, 342：161-167, 2000
11) 北海道赤十字血液センター血液製剤一覧表：http://www.hokkaido.bc.jrc.or.jp/medical/img_medical/blood120401.pdf（2013年4月閲覧）

プロフィール

亀井政孝（Masataka Kamei）
国立循環器病研究センター麻酔科
医長，教育・研修プログラムディレクター
こんにちは，レジデントの皆さん．私は，レジデントの教育研修係りを担当しています．専門は，心臓麻酔です．胎児から100歳を超える高齢者までの麻酔に日々奮闘しています．国内で実施されている心臓麻酔はすべてうちで経験できますよ．いっしょに心臓麻酔やってみない？
http://www.ncvc.go.jp/recruit/index.html にアクセスしてみてね．

第3章 周術期管理の基本の習得を目指す

3. 循環作動薬の使い方

入嵩西 毅

● Point ●

- 血圧は心拍出量と血管抵抗によって決定される
- 臓器血流の維持のために，血圧と心拍出量の両方が重要である
- 全身の酸素需要に応じて，心拍出量を調節する
- 循環作動薬によって血管抵抗と心拍出量を調節して循環をコントロールする

はじめに

手術中の患者の全身の循環を適切に維持することは麻酔科医の重要な役割の1つである．本稿では術中の循環管理に必要不可欠な循環作動薬の使い方について解説する．

1. 循環作動薬とは

循環作動薬とは，心臓や血管に存在する自律神経，カテコラミン受容体，カルシウム受容体などを刺激あるいは遮断することによって，血管の収縮や弛緩，心筋収縮力の増強や減弱，心拍数の増減をもたらし，正常を逸脱した循環の回復を目的として用いられる．

2. 血圧からはじめよう[1]

血圧には収縮期血圧，拡張期血圧，平均血圧があり，このうち平均血圧が臓器の灌流圧を反映する．

臓器の灌流圧と血流量，血管抵抗の関係はオームの法則に当てはめられる．電流を血流量（Q），電気抵抗を血管抵抗（R），電位差を臓器の灌流圧（ΔP）に置き換えると

$\Delta P = Q \times R \cdots$式①

と表される．このときΔPは臓器に出入りする動脈と静脈との最大圧較差なので，体循環に適用すると，ΔPは平均動脈圧（mean arterial pressure：MAP）と中心静脈圧（central venous pressure：CVP）の圧較差として表され，

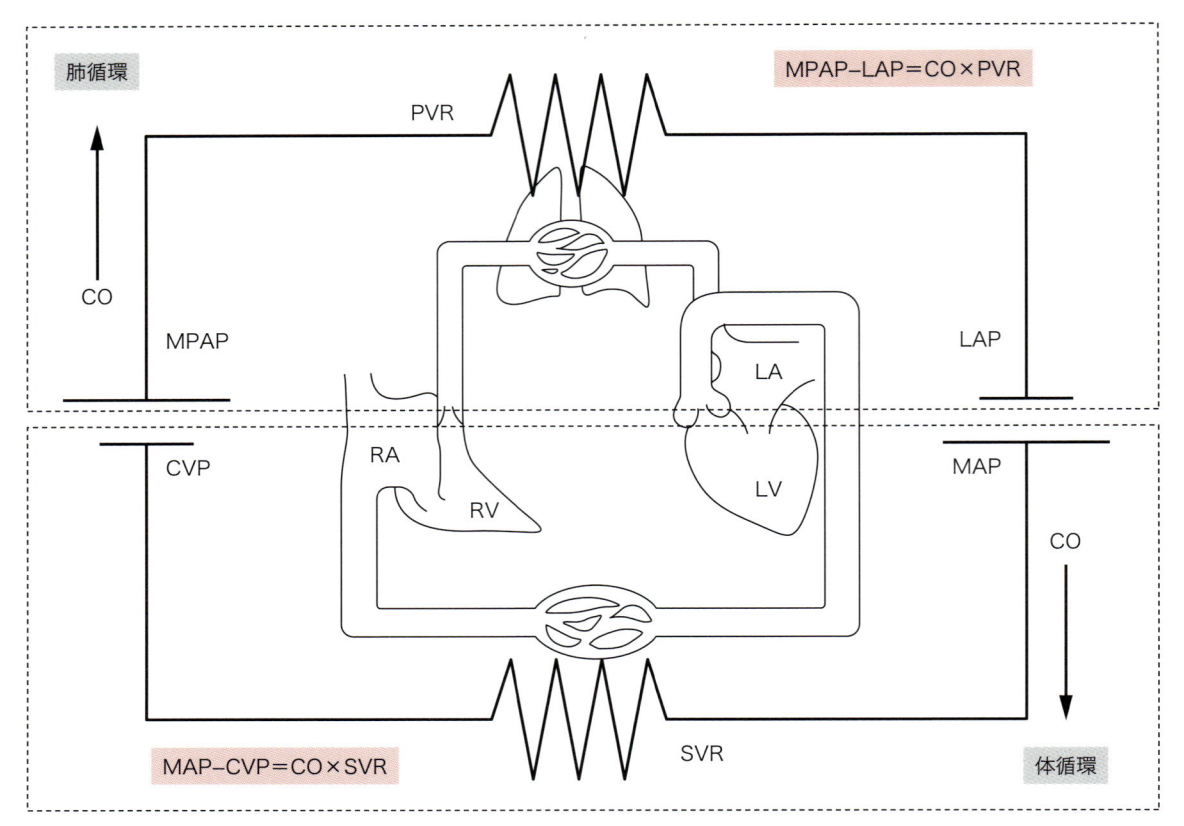

図1 血圧と血流量，血管抵抗との関係
ここでは体循環と肺循環の血流量が等しいと見なしている．
CO：心拍出量，MPAP（mean pulmonary artery pressure）：平均肺動脈圧，LAP（left atrial pressure）：左房圧，PVR（pulmonary vascular resistance）：肺血管抵抗，MAP：平均血圧，CVP：中心静脈圧，SVR：体血管抵抗

$$\Delta P = MAP - CVP$$

となる．ここで全身の血流量を心拍出量（cardiac output：CO），抵抗を体血管抵抗（systemic vascular resistance：SVR）に置き換えると，式①は

$$(MAP - CVP) = CO \times SVR$$
$$MAP = CO \times SVR + CVP \cdots 式②$$

と表される（**図1**）．

　式②から，血圧は心拍出量と血管抵抗の一方または両方によって調節されることがわかる．例えば**低血圧に対しては心拍出量と血管抵抗の一方または両方を増加させればよい**．しかし例えばSVRが2倍に増加してCOが半分に減少してもMAPは変化しないことがわかる．つまり，血圧が正常範囲に維持されていても，必ずしも心拍出量が十分であるとはいえない．

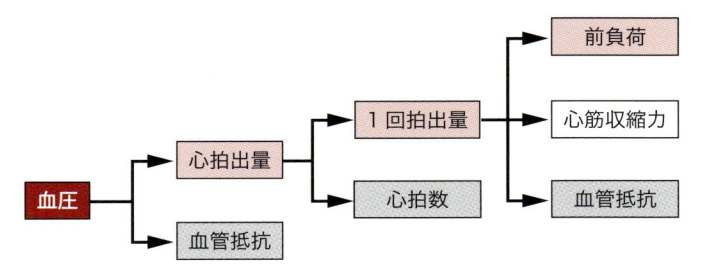

図2　血圧と心拍出量の調節因子

3. 心拍出量と酸素需給バランス

細胞が正常な生命活動を行うためには酸素が必要であり，細胞の酸素需要に応じて酸素が供給される必要がある．この酸素供給の指標である酸素運搬量（O_2 delivery：DO_2）は動脈血中の酸素含量（CaO_2）と心拍出量との積で表される．

$$DO_2 = CaO_2 \times CO$$

心拍出量が高いほど細胞へ供給される酸素量は増え，細胞は必要なだけ酸素を利用することができる．しかし酸素需要に応じた酸素供給が不足すると酸素の需給バランスが破綻し，臨床的にはショックという状態に陥る．

それゆえ酸素需要に応じて心拍出量をコントロールする必要がある．

4. 循環作動薬を使う前に

これまでの議論から，循環管理で大切なことは以下の2点である．

・血圧を維持して臓器灌流圧を保つこと
・酸素需給バランスが保てるだけの心拍出量を維持すること（心拍出量が多い方がよいとは限らないし，特定の目標基準値が存在するわけでもない）

では血圧と心拍出量をどのようにコントロールすればよいだろうか．
心拍出量は1回拍出量（stroke volume：SV）と心拍数（heart rate：HR）の積である．

$$CO = SV \times HR$$

SVは前負荷，心筋収縮力，後負荷によって決定される．ここで後負荷を血管抵抗とみなすと，血圧と心拍出量は血管抵抗・前負荷・心筋収縮力・心拍数の4つの因子によって調節されることになる（図2）．

循環作動薬を使う前に，これら4つのうちどれを調節すべきか考えると，効果的な循環の改善が期待できる．

表1　主に血管抵抗をコントロールする血管作動薬

一般名 (商品名)	血圧	血管抵抗	心拍出量	心筋収縮力	心拍数	前負荷	投与方法
フェニレフリン (ネオシネジン®)	上がる	増加	減少	減少	反射性の心拍数減少		ボーラス投与 0.1〜0.2 mg
ノルアドレナリン (ノルアドリナリン®)	上がる	増加	減少 または 不変 または 増加 　心拍数 　による	増加	減少 不変 　血管抵抗 　による		持続投与 0.02〜0.2 μg/kg/分
バソプレシン (ピトレシン®)	上がる	増加	減少	減少	減少		持続投与 0.03 U/分
ニカルジピン (ペルジピン®, ニカルピン®)	下がる	減少	増加	増加	増加		ボーラス投与 0.2〜1 mg 持続投与 0.5〜2 μg/kg/分
ミルリノン (ミルリーラ®, ミルリノン®)	下がる	減少	増加	増加	増加		持続投与 50 μg/kgを10分かけて投与後に, 0.25〜0.75 μg/kg/分
一酸化窒素吸入	上がる 　心拍出量 　が増加す 　れば	減少 肺血管 抵抗	増加	増加 　右室後負 　荷(肺血 　管抵抗) 　の減少		増加 肺血流 量増加 による	持続投与 人工呼吸回路より5〜20 ppm
ニトログリセリン (ミリスロール®)	下がる	減少	減少	増加 　心筋虚血 　が改善す 　れば		減少 静脈系 の拡張	持続投与 0.05〜1 μg/kg/分

5. 基本的な循環作動薬[2] (表1, 2, 図3)

１ 血管抵抗のコントロール

1) 血管収縮薬 (フェニレフリン, ノルアドレナリン, バソプレシン)

血管抵抗を増加させて血圧を上げる.

（期待される効果）
- 麻酔導入時の血圧維持に適する.
- 反射性の徐脈によって心拍数が減少する.
- 拡張期圧が維持されて冠血流が保たれる.
- 上記の２つは心筋の酸素需給バランスを改善する.

（注意点）
- 細動脈の収縮により臓器血流量が減少する.
- 後負荷の増加により心拍出量が減少する.
- 心不全では後負荷の増大に耐えられず, 血圧が低下することもある.

表2　主に心筋収縮力・心拍数をコントロールする循環作動薬

一般名（商品名）	血圧	血管抵抗	心拍出量	心筋収縮力	心拍数	前負荷	投与方法
エフェドリン（エフェドリン®）	上がる	やや増加	増加	増加	増加		ボーラス投与 4〜8 mg
エチレフリン（エホチール®）	上がる	やや増加	増加	増加	増加		持続投与 1〜2 mg
ドパミン（イノバン®, イノバンシリンジ®）	上がる	増加 投与速度により変化	増加	増加	増加		持続投与 3〜10 μg/kg/分
ドブタミン（ドブトレックス®, ドブポンシリンジ®）	不変 または 上昇 血管抵抗の程度による	減少	増加	増加	増加		持続投与 3〜10 μg/kg/分
アドレナリン（ボスミン®）	上がる	増加	増加	増加	増加		持続投与 0.02〜0.2 μg/kg/分
ランジオロール（オノアクト®）	下がる または 不変	不変	減少 または 増加	減少 または 不変	減少	増加 拡張期の延長	ボーラス投与 2.5〜7.5 mg 持続投与 2〜40 μg/kg/分
エスモロール（ブレブブロック®）	下がる または 不変	不変	減少 または 増加	減少 または 不変	減少	増加 拡張期の延長	ボーラス投与 2.5〜7.5 mg 持続投与 2〜40 μg/kg/分

2）血管拡張薬（ニカルジピン，ミルリノン，一酸化窒素吸入，ニトログリセリン）

血管抵抗を減少させて血圧を下げる．

（期待される効果）
- 細動脈の拡張により臓器血流量が増加する．
- 後負荷の減少により心拍出量が増加する．
- 心不全では後負荷を軽減して1回拍出量が増えることもある．
- ミルリノンは血管拡張作用と強心作用を有する．

（注意点）
- 反射性に心拍数が増加する．
- 循環血液量が減少している状態では著明な低血圧となる．
- この2つは心筋の酸素需給バランスを悪化させる．
- 大動脈弁狭窄症，肥大型心筋症では圧較差を増大させる．

図3　循環作動薬の効果の目安

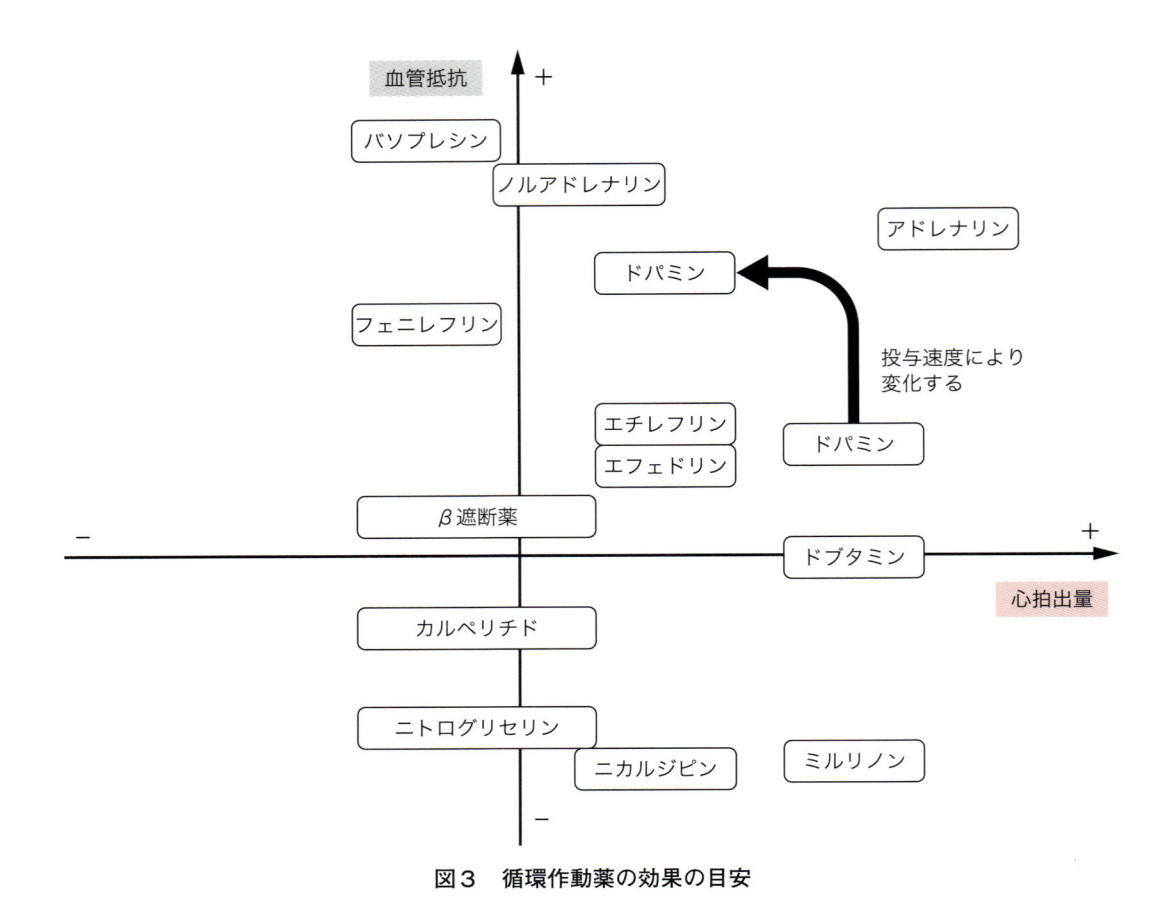

(縦軸：血管抵抗、横軸：心拍出量)
- バソプレシン
- ノルアドレナリン
- アドレナリン
- ドパミン（投与速度により変化する）
- フェニレフリン
- エチレフリン
- エフェドリン
- β遮断薬
- ドブタミン
- カルペリチド
- ニトログリセリン
- ニカルジピン
- ミルリノン

2 心筋収縮力と心拍数のコントロール

1）β受容体刺激薬（エフェドリン，エチレフリン，ドパミン，ドブタミン）・ホスホジエステラーゼⅢ阻害薬（ミルリノン）

心筋収縮力の増強と心拍数の増加により心拍出量を増す．

（期待される効果）
・酸素運搬量を高めて酸素需給バランスを維持する．

（注意点）
・心拍数増加による拡張期の短縮のため冠血流が減少する．
・心筋収縮力増加によって心筋の酸素需要が増加する．
・上記の2つは心筋の酸素需給バランスを悪化させる．
・心拍数の増加は拡張期を短縮して左室前負荷を減少させるので，心拍出量が減少することもある．

2）β受容体遮断薬

心拍数を減少させる．正常心では心筋収縮力の抑制は軽度である．

（期待される効果）
・心拍数減少によって拡張期を延長し，冠血流が増加する．
・心筋収縮力抑制によって心筋の酸素需要が減少する．

- 上記の2つは心筋の酸素需給バランスを改善する．
- 心拍数の減少は拡張期を延長して左室前負荷を増加させるので，心拍出量が増加することもある．

(注意点)
- 心不全のように1回拍出量が制限されているときは，心拍数の減少によって心拍出量が著明に低下する．
- 循環血液量が減少している状態では，血圧が著明に低下する．

3 前負荷のコントロール
1) 輸液
前負荷を増やして心拍出量を増加させる．

(期待される効果)
- もっとも簡便で基本的な心拍出量の回復手段である．

(注意点)
- 前負荷の増加による1回拍出量の増加には限界がある（Frank-Starlingの曲線）．

2) 利尿薬・硝酸薬
前負荷を減らして心拍出量を減少させる．

(期待される効果)
- 利尿薬は循環血液量の減少と直接的な静脈の拡張によって前負荷を減少させる．
- ニトログリセリンは静脈系の拡張によっても前負荷を減少させる．

Advanced Lecture

　ホスホジエステラーゼⅢ阻害薬（PDE Ⅲ-Ⅰ）は細胞内の環状アデノシン一リン酸（cAMP）を不活化するPDE Ⅲの働きを阻害することによってcAMPの濃度を高め，β受容体を介さずにCaイオンの流入を促進する．強心作用と血管拡張作用を有するのでino-dilatorと呼ばれる（inotope：強心薬，dilator：血管拡張薬）．β受容体を介さないので，β刺激性の強心薬に不応性の心不全に適応される．肺血管拡張薬としても有用である．

6. 実際の使用方法

1 血圧と心拍数の目標値の範囲を定める
　血圧と心拍数について目標値の範囲を決め，この範囲内に値を維持するように努める．健康な成人では，収縮期血圧（systolic blood pressure：SBP）70〜140 mmHg，平均血圧（MAP）50〜80 mmHg，心拍数（HR）40〜100bpmとしてよい．

2 全身麻酔中の循環管理
　血圧を中心に管理する．全身麻酔中の患者では，全身の酸素需要は覚醒時の50〜70％程度まで減少するので，酸素需給バランスを維持するために覚醒時と同様のDO_2を維持する必要はない．

すなわち心拍出量を高く維持する必要はない．

1）低血圧

麻酔導入時の低血圧の原因は，循環血液量不足と麻酔薬による血管拡張で主体あるので，まず輸液を行い，続いてフェニレフリンを投与する．

手術中の低血圧に対する際限ない輸液は輸液過剰による悪影響が現れる恐れがある．健康な成人であれば，血管収縮薬を用いて血圧を維持しても心拍出量が危機的に減少することはないが，輸液と血管収縮薬に反応しない低血圧にはβ刺激薬の投与を行う．

2）高血圧・頻脈

全身麻酔中の高血圧と頻脈の原因は浅麻酔が主であるので，まず麻酔薬の増量で対処する．奏功しなければ，血管拡張薬やβ遮断薬を投与する．虚血性心疾患や出血の危険がなければ，正常上限の高血圧と頻脈は許容される．

3 覚醒時の循環管理

覚醒に伴って全身の酸素需要は増加するが，通常は麻酔効果の消退とともに心拍出量は増加し，酸素需給バランスは維持される．不穏，疼痛，高体温は酸素需要を増大させるので，可及的すみやかに解決しておく．

1）低血圧

健康な成人の場合，覚醒時の低血圧の原因は，循環血液量不足と麻酔薬の残存による血管拡張である．まず輸液を行い，続いてフェニレフリンを投与する．次に強心薬を投与するが，高濃度の持続投与が必要な状態では抜管を急ぐべきではない．

2）高血圧，頻脈

覚醒時の高血圧と頻脈は，疼痛やシバリング，不十分な覚醒に伴う高二酸化炭素血症などが原因となる．まずは原因に対して介入し，必要に応じて血管拡張薬やβ遮断薬を投与する．いずれも解決しない場合には，抜管を急ぐべきではない．

7. 特殊な状況

1 高血圧症

高血圧症では至適な臓器灌流圧が正常より高くなっており，普段の血圧から20％以上低下するだけでも臓器血流は減少する．また高い体血管抵抗に適応して左室の心筋は肥大しているため，左室は拡張しにくく循環血液量の減少により左室内腔は容易に狭小化する．交感神経の興奮によって心筋の酸素需給バランスも崩れやすい．

> ●管理の要点
> ・平均血圧を普段の±20％以内に維持する．
> ・循環血液量の減少を避ける．
> ・頻脈を避ける．

2 虚血性心疾患

虚血性心疾患の循環管理の要点は，心筋の酸素需給バランスを維持することである．心筋への

酸素供給を維持するとともに，酸素需要を高めてはいけない．

> ●管理の要点
> ・頻脈を避ける．
> ・血管収縮薬を使用して拡張期圧を維持する．
> ・収縮期圧を上げすぎない．
> ・強心薬を安易に使用しない．

3 弁疾患

1）狭窄性の弁疾患：大動脈弁狭窄症（aortic stenosis：AS），僧帽弁狭窄症（mitral stenosis：MS）

狭窄性の弁疾患ではゆっくり時間をかけて，狭い弁口を血流が通過する．したがって頻脈を避けねばならない．

ASの高度に肥大した心筋は，収縮力の増加によって酸素需要と心筋壁応力が増大し，心筋虚血の危険性が増す．左室内腔は小さく，循環血液量の減少や体血管抵抗の減少により虚脱しやすい．

MSは輸液管理が難しい．循環血液量の不足は左室への前負荷を減少させ，過剰な循環血液量は左房圧の上昇から肺静脈，肺動脈圧を上昇させ右心不全に陥る．また極端な徐脈や心筋収縮力の低下は左室拡張末期圧を上昇させて僧帽弁の圧較差を小さくし，左室への前負荷が減少する．重症のMSではPAC（pulmonary artery catheter：肺動脈カテーテル）やTEE（transesophageal echocardiography：経食道心エコー）によって左房の状態を監視する必要がある．

> ●管理の要点
> ・頻脈を避ける．
> ・フェニレフリン，ノルアドレナリンは頻脈を回避して末梢血管抵抗を維持するのに適している．
> ・強心薬を安易に使用しない．
> ・ASでは左室前負荷を十分に保つ．
> ・MSでは循環血液量の過不足を避ける．

2）逆流性の弁膜症：大動脈弁閉鎖不全症（aortic regurgitation：AR），僧帽弁閉鎖不全症（mitral regurgitation：MR）

逆流性の弁膜症では心拍数の増加に伴って拡張期が延長して逆流量が増加するので，徐脈を避けなければならない．

体血管抵抗の増大により弁を通過する順行性の血流が妨げられ，逆流量が増加する．前方への駆出を維持するためには強心薬や血管拡張薬を用いる．ただしARは拡張期圧がもともと低下しているため，過度の血管拡張は冠灌流圧を低下させる危険がある．

> ●管理の要点
> ・徐脈を避けて前方への駆出を維持するには，β刺激薬は適している．
> ・後負荷軽減のために血管拡張薬は適する．

4 心不全

心不全患者は前負荷の増大によって1回拍出量が増加しにくく，容易にうっ血に陥るうえ，後負荷の増大に対して心筋は耐えることができない．また極端な徐脈は左室心筋の過伸展と左室内圧の上昇を惹起し，心拍出量の減少をも招く．

●管理の要点
- 中心静脈圧，肺動脈楔入圧，TEEによって前負荷を適正に保つ．
- 血管収縮薬や浅い麻酔による末梢血管抵抗の増大を避ける．
- 強心薬によって心筋収縮力を補う．
- 心拍数を維持する．
- ミルリノンは後負荷を下げ心筋収縮力を補助するが，低血圧に注意する．

おわりに

循環作動薬の使い方を簡潔にいえば，「心臓に効かせるか，血管に効かせるか」である．血圧が低いときには，心臓を「たたく」か，血管を「締める」．血圧が高いときには，心臓を「休ませる」か，血管を「開く」．

循環作動薬を単に「昇圧薬」「降圧薬」として使うのではなく，どのように血圧を上げ下げするのかを理解すると，より効果的な循環のコントロールができるであろう．

文献・参考文献
1) The ICU Book 3rd edition（Marino, P. L.），Lippincott Williams and Wilkins, 2007
2) 公益社団法人日本麻酔科学会：Ⅷ 循環作動薬．「麻酔薬および麻酔関連薬使用ガイドライン第3版」，2012

プロフィール
入嵩西 毅（Takeshi Iritakenishi）
大阪大学大学院医学系研究科 生体統御医学講座 麻酔・集中治療医学教室

心臓血管麻酔をよく担当しています．最近では経カテーテル的大動脈弁置換術（transcatheter aortic valve replacement：TAVR）の麻酔に当たることが増えております．TAVRの麻酔は循環・呼吸・体温・疼痛のハイレベルな全身管理と手術チームの団結が要求されるとてもやりがいのある麻酔です．

第3章 周術期管理の基本の習得を目指す

4. 不整脈の診断と対応

高田幸治

● Point ●

- 不整脈は必ずしも治療しなければならない訳ではない．放置できるものと対処しなければ危機的状況になるものを確実に判別する
- 常に不整脈を惹起している病態・原因を考え，Downstream 治療（抗不整脈薬による対症的治療）だけでなく Upstream 治療（不整脈の器質・原因に対する介入）を積極的に施行する

はじめに

　手術中に遭遇する不整脈は大きく2つに分類できる．1つは術前から存在する不整脈の顕在化・悪化であり，もう1つは術中に生じた病態から発生したものである．ここではまず抗不整脈薬の分類についてふれ，手術中に対策が必要な不整脈の診断と対応について簡潔に述べる．

1. 抗不整脈薬の分類

　不整脈治療に最適な薬剤を選択するためには，薬剤の分類・整理が必要不可欠である．30年来，その役割を担ってきたのがVaughan Williams分類（表1）である．抗不整脈薬を4種類に大別し概要を把握しやすくなっている．しかし，分類の基準がイオンチャンネル・レセプター・活動電位時間など各群で異なり一貫性がないことや各群に収まらない薬剤も多く，改善が必要であった．そこで1990年代なかばに登場したのがSicilian Gambit[1]である．これは新たな分類法ではなく，各抗不整脈薬を作用機序（イオンチャンネル・レセプター・イオンポンプ）・臨床効果や心電図変化などの面から評価し分類の基礎としての方向性を示している．チェスの序盤攻防（Queen's Gambit）をもじって名付けられた．いまだ完成形ではないが，抗不整脈薬の理解と選択の一助になると考え示した（表2）．

表1　Vaughan Williams抗不整脈薬分類

Class			一般薬剤名	通常使用量
Naチャネル遮断薬	活動電位延長 Ia		プロカインアミド	1回3〜5 mg/kg 2〜5分かけて
			ジソピラミド	1回1 mg/kg 5分かけて
			シベンゾリン	1回1.4 mg/kg 2〜5分かけて
	活動電位短縮 Ib		リドカイン	1回1〜2 mg/kg 1分かけて 1〜2 mg/kg/時持続
			メキシレチン	1回2〜3 mg/kg 2〜5分かけて 0.4〜0.6 mg/kg/時持続
			アプリンジン	1回1.5〜2 mg/kg 5〜10分かけて
	活動電位不変 Ic		ピルジカイニド	1回1 mg/kg 10分かけて
			フレカイニド	1回1〜2 mg/kg 10分かけて 1回総投与量150 mgまで
β遮断薬	II		プロプラノロール	1回3〜5 μg/kg 1分かけて
			ランジオロール	0.01〜0.04 mg/kg/分持続
			エスモロール	1回1 mg/kg 1分かけて 150 μg/kg/分持続
活動電位延長薬剤	III		アミオダロン	1回125 mg 10分かけて
			ニフェカラント	1回0.3 mg/kg 5分かけて 0.4 mg/kg/時持続
Caチャネル遮断薬	IV		ベラパミル	1回0.02〜0.04 mg/kg 1分かけて
			ジルチアゼム	1回0.1〜0.2 mg/kg 5分かけて

2. 術中によくみられる不整脈 （表3）[1, 2]

1 期外収縮（premature contraction）

●心室性期外収縮（ventricular premature contraction：VPC）

a）多源性・頻発性の場合は心筋虚血や心疾患を疑わせるため，術前の精査が必要．

b）術中に頻度が増加・多源性・R on T（先行するT波上や近傍にR波がある）を認めた場合は，血清カリウム値の確認と心筋虚血の可能性を考慮して対処する．

c）治療薬としての第一選択はリドカイン1 mg/kgの静注．効果があるが持続しない場合は，リドカイン1 mg/kg/時の持続静注を行う．

d）リドカインが無効の場合は術中に生じた心筋虚血による可能性があるため，硫酸マグネシウム投与（1 g/10分）と亜硝酸剤の持続投与を開始する．そのうえで必要なら（心室頻拍や心室細動が生じるなら）アミオダロンやニフェカラント（class III，Kチャネル遮断薬）を用いるか，電気的除細動を施行する．

2 ブロック

1）房室ブロック（A-V block）

a）II度房室ブロック

　i）Wenckebach型

　　段階的なPR間隔の延長に伴い非伝導性P波が生じる．伝導障害が房室結節内に存在し，一般的に良性で治療の必要はない．

　ii）Mobitz II型

　　PR間隔は一定だが不定期な非伝導性P波が生じる．伝導障害が房室結節遠位に存在し，完全房室ブロックに移行する可能性がある．**手術に際しては一時ペーシングが必要**である．

表2 Sicilian Gambitが提唱する薬剤分類枠組

薬剤	イオンチャンネル						受容体				ポンプ	臨床効果			心電図所見			心機能低下の投与	妊婦への投与	授乳時の投与
	Na Fast	Na Med	Na Slow	Ca	K	If	α	β	M₂	A₁	Na-K ATPase	左室機能	洞調律	心外性	PR	QRS	JT			
リドカイン	○I											↓	↑	◎			↓	○	△	○
メキシレチン	○I											↓	↑	◎			↓	○	×	○
プロカインアミド		●A			◎							↓	↑	●	↑	↑			×	○
ジソピラミド			●A	○	◎				○			↓	↑	○	↑	↑			×	○
キニジン		●A		○	◎		○					↓	↑	○	↑	↑			×	
プロパフェノン		●A			◎			◎				↓	↓	○	↑	↑		○	×	
アプリンジン		●I			○	○						↓	↓	○	↑	↑			×	
シベンゾリン			●A	○	◎				○			↓	↓	○	↑	↑	↑		禁	○
ピルメノール			●A		◎				○			↓	↓	○	↑	↑	↑		×	
フレカイニド			●A		○							↓	↓	○	↑	↑			禁	○
ピルシカイニド			●A									↓	→	○	↑	↑			×	○
ベプリジル	○			●	◎							?	↑	○			↑		禁	
ベラパミル	○			●			○					↓	↓	○	↑			○	禁	
ジルチアゼム				◎								↓	↓	○	↑			○	禁	
プロプラノロール	○							◎				↓	↓	○	↑				△	
アミオダロン				○	◎		◎	●				↑	↓	○	↑	↑	↑	○	禁	
ニフェカラント					◎							→	→	○			↑	○	禁	
ナドロール	○							●				↓	↓	○	↑			○	禁	○
プロプラノロール								●				↓	→	○	↑				×	○
アトロピン									●			→	↑	○	↓		↓		×	
ATP											●	?	→	○	↑				×	
ジゴキシン									■	■	●	↑	→	●	↑		↓		×	○

遮断作用の相対的強さ：○低　◎中等　● 高
A：活性化チャンネルブロッカー，I：不活性化チャンネルブロッカー，■：作動薬
(文献3より改変して転載)

第3章 周術期管理の基本の習得を目指す

表3 術中によくみられる不整脈

不整脈	治療の必要あり		治療方法	治療の必要なし
心室性期外収縮	多源性・頻発性・R on T		リドカイン1 mg/kg	単発・単源性
房室ブロック	Ⅱ度房室ブロックMobitz Ⅱ型		一時ペーシング	Ⅰ度房室ブロック
	Ⅲ度房室ブロック		恒久的ペースメーカー	Ⅱ度房室ブロック Wenckebach型
脚ブロック	2枝ブロックで徐脈		イソプロテレノール0.01 μg/kg/分	1枝ブロック
	完全房室ブロックに移行		一時ペーシング イソプロテレノール0.01 μg/kg/分	2枝ブロック
洞性徐脈	心拍数40未満		アトロピン1回0.25～0.5 mg	心拍数40以上
心房細動	徐脈性		一時ペーシング イソプロテレノール0.01 μg/kg/分	心拍数安定時
	頻脈性		ベラパミル1回0.02～0.04 mg/kg ジルチアゼム1回0.1～0.2 mg/kg ランジオロール0.01～0.04 mg/kg/分 エスモロール1回1 mg/kg	
WPW症候群	発作性頻拍	narrow QRS	ベラパミル1回0.02～0.04 mg/kg ジルチアゼム1回0.1～0.2 mg/kg ランジオロール0.01～0.04 mg/kg/分 エスモロール1回1 mg/kg ATP1回0.2 mg/kg	心拍数安定時
		wide QRS	プロカインアミド1回3～5 mg/kg ジソピラミド1回1 mg/kg シベンゾリン1回1.4 mg/kg	
	心房細動合併頻拍		プロカインアミド1回3～5 mg/kg ジソピラミド1回1 mg/kg シベンゾリン1回1.4 mg/kg	

b）Ⅲ度房室ブロック

His束遠位に病変があり心房と心室の伝導が完全に遮断されている．徐脈性の心室固有調律と独立したP波がみられる．恒久的ペースメーカーの適応である．

2）脚ブロック

・2枝ブロック

臨床上一番多くみられるのは完全右脚ブロックに左脚前枝ブロックを伴うもの（心電図上左軸変位）である．完全右脚ブロックに左脚後枝ブロックを伴うもの（心電図上強い右軸変位）もあるが，稀である．完全房室ブロックに進行する確率は5％前後であり，手術に際して注意は必要であるが，通常一時ペーシングは不必要である．ただし，同時に房室ブロックを合併している場合や，経時的に電気軸が変化していることが判明している症例では術中に完全房室ブロックとなる危険性があり一時ペーシングを考慮する．術中に心拍数が40未満に低下したり完全房室ブロックに移行した場合はペーシングカテーテル挿入が第一選択であるが，体位などで不可能な場合は**心拍数確保のためイソプロテレノール0.01 μg/kg/分**（1 A/生食20 mL，体重50 kgなら3 mL/時）から開始する（末梢ルートから投与可）．除細動器に体外式ペーシング機能が付属しているものもあり，このような機器があるなら術前にペーシング用パッドを貼付しておくと万一完全房室ブロックが生じても慌てる必要がない．

3）ペースメーカー

平均余命が延長した関係で恒久的ペースメーカーを埋め込んだ患者の手術は珍しいものではな

表4　ペースメーカーコード

順位	I	II	III	IV	V
意味	刺激部位	感知部位	反応様式	その他	抗頻拍機能
記号	V：心室 A：心房 D：心房・心室	V：心室 A：心房 D：心房・心室 O：なし	T：同期 I：抑制 D：抑制・同期 O：なし	P：プログラム可能 M：多種プログラム可能 R：レート応答 C：テレメトリー機能 O：なし	P：抗頻拍ペーシング S：除細動 D：両者（P＋S） O：なし

くなった．また，一時ペーシングが必要となる場合も増加しており，麻酔科医はペースメーカーの機能と使用法に習熟している必要がある．

a）ペースメーカーコード（表4）

ペースメーカーの機能分類において最も一般的に用いられているコード．1文字目が刺激する（pacing）箇所，2文字目が感知する（sensing）箇所，3文字目が反応様式を示している．一時ペーシングには最初の3文字のコードで十分に対応できる．恒久的ペースメーカーでは4文字目が心拍応答機能の有無，5文字目に除細動と抗頻拍ペーシング機能を表記している．

b）ペースメーカー機能の設定と変更

ペースメーカーの設定は刺激出力設定（Output），感度設定（Sense），刺激頻度設定（Rate）と心室不応期（Refractory time）を決定する必要がある．麻酔科医が実際にペースメーカー機能の設定と変更をするのは次の3つの機会である．

ⅰ）心臓手術時の体外式一時ペーシングワイヤー設置時

体外循環直後の不安定なリズム時はリード線の鰐口を用いてできるだけ早くペーシングを開始する．**心房ペーシングを優先**し，房室ブロックがあれば可能なら心房・心室の順次ペーシングを試みる．うまくいかない場合は心室ペーシングのみでもよい．自己レートが出現するまでの繋ぎなので，Output 10 mAから最大・Senseは2 mVから最小・Rateは病態によって異なるが70から100 beats/分・Refractory timeは200ミリ秒に設定する．閉胸前には心房と心室に双極電極を設置するのが一般的である．その際はOutput閾値が1 mA以下・Senseが5 mV以上であることを必ず確認する．

ⅱ）術前に一時ペーシングカテーテルが挿入されているとき

基本的に心室に1本のカテーテルが挿入され，VVIモードでペーシングされていることがほとんどである．ペースメーカー本体が体外にあるため電気メスの影響は受けないので設定を変更する必要はない．

ⅲ）恒久的ペースメーカー使用患者

多くの患者がDDD・DDDRモードで管理されており，VVIも含めて電気メスの影響を考慮する必要がある．最近のペースメーカーは電気メスパルスからの絶縁状態がかなり進歩しており，下腹部・下肢の手術では対極板を上半身に設置しない限りモード変更の必要はない．しかし上腹部・胸部など上半身の手術ではできる限り単純なモードへの変更が必要となる．自己レートが40以下の場合はVOOの心室固定レート80以上の設定が安全である．逆に自己レートが40以上ある場合はVVI50のバックアップ設定にしておくのが安全である．いずれの場合も各ペースメーカー用のプログラマー機が必要となり，病院に設置していない場合はメーカーへの連絡を事前に主治医に指示しておかねばならない．

❸ 心房細動（atrial fibrillation：Af）

慢性と発作性に２分される．慢性の場合はrate control（心拍数の維持），発作性はrhythm control（洞調律への回復）を優先するが，rate controlでもよい．また，心拍数により徐脈性と頻脈性に分類され，対処法が異なる．

1）徐脈性心房細動

稀であるが心拍数50以下の場合は，一時ペーシングを考慮する．術中に徐脈性になったときは，アトロピンは無効のことが多い．エチレフリンやエフェドリンなどのβ刺激昇圧薬の静注で急場をしのぎ，必要ならイソプロテレノールを開始する．

2）頻脈性心房細動

洞調律から発作性頻脈性心房細動が発症した場合は可能な限りrhythm controlを試みる．浅麻酔などの異常な交感神経刺激や血管内容量不足が要因となることがあるので，必ずUpstream治療をまず考慮する．その後に血行動態が安定していれば，シベンゾリン・ジソピラミド（class Ia），ピルジカイニド・プロパフェノン（class Ic）などを用いる．血行動態が不安定ならば，電気的除細動（cardioversion）を単相性なら100から150 J，二相性なら50から75 Jで施行する．

慢性心房細動が頻脈となった場合はrate controlを施行するが，発作性と同様に浅麻酔などの異常な交感神経刺激や血管内容量不足が要因となるためUpstream治療を優先する．その後に血行動態が安定していれば，ベラパミル・ジルチアゼム（Ca遮断薬）やランジオロール・エスモロール（β遮断薬）を少量ずつ投与してrate controlを試みる．血行動態が不安定ならば，ノルアドレナリンなどで昇圧しながら上記の薬剤を用いる．**心房細動にWPW症候群が併発しているときは対応が大きく異なるため注意が必要である．**

❹ WPW症候群（Wolff-Parkinson-White syndrome）

本来の房室間伝導路の他に心房と心室を直接連絡する副伝導路（Kent束）が存在するため生じる．典型例ではPR間隔の短縮（＜0.12秒）・幅広いQRS（＞0.12秒）・δ波がみられるが，間歇性や潜在性（Kent束の伝導が逆行性のみ）も多い．発作性頻拍が問題となるが，**心房細動の合併の有無で対応が異なるため注意が必要である．**

1）心房細動非合併頻拍

a）narrow QRS頻拍

通常の房室結節伝導─Kent束の逆行性伝導による房室回帰性頻拍で，心拍数150から200の規則的な頻拍である．通常の房室伝導を抑制すれば解決するためベラパミル・ジルチアゼム（Ca遮断薬）やATP，ランジオロール・エスモロール（β遮断薬）を投与する．

b）wide QRS頻拍

Kent束の正方向伝導─通常房室結節の逆行性伝導による．下記の心房細動合併時と区別のつかない心室頻拍様（pseudo VT）波形を呈するため，念のため治療法は**2）心房細動合併頻拍**と同様にする．

2）心房細動合併頻拍

通常の房室伝導を抑制するとKent束を通じて細動波が心室に伝導し，心室頻拍・心室細動を生じるため禁忌である．この場合はrate controlにKチャネル遮断作用のあるclass Ia薬剤であるプロカインアミド・ジソピラミド・シベンゾリンなどを用いる．

● **専門医のクリニカルパール**
WPW症候群患者の通常手術に対する全身麻酔では，Kent束の伝導を抑制する麻酔薬を選択する．吸入麻酔薬のイソフルレン・デスフルレンが適する．セボフルレンとプロポフォールはKent束伝導に影響を与えないため，Kent束切断術の麻酔に適している．またケタミンはKent束伝導を促進し頻拍を惹起する．

Advanced Lecture

■ 恒久的ペースメーカーの"R" Rate responseって何？

生体は運動時や発熱時などの代謝が亢進するときには心拍出量を増加させるため心拍数を増加させる．しかし，一定の心拍数の恒久的ペースメーカー患者ではこの生体の生理的要求を満たすことはできなかった．Rate responseは心拍応答の欠点を補正すべく開発されたものである．小型化や電池寿命の問題もあり，すべての患者が対象となるわけではない．

1 体動感知型

最も多く使用されている．電池内の加速度センサーが身体活動に応じてレートを調整する．特殊なリードが必要ないが，精神的ストレスや発熱などには対応できない．

2 呼吸・胸郭インピーダンス感知型

胸郭インピーダンスを測定し呼吸数と深さを検知してレートを調整する．初期のものは特殊なリードが必要であったが，最近は通常の電極リードと本体の間でのインピーダンス測定ができるようになっている．

3 体温感知型

血液温をモニターし体動による一時的血液温低下とその後の上昇を感知して身体活動に応じてレートを調整する．発熱時などにも有用であるが，特殊なリード線が必要で入浴や外気温に影響を受ける可能性がある．

4 QT時間感知型

運動や精神的ストレス下では心拍数が変化しなくてもQT時間は短縮する．血中カテコラミンレベルに反応したQT変動を検知してレートを調整する．反応に時間がかかること・薬物（β遮断薬・class III薬剤）の影響を受ける．

おわりに

不整脈に遭遇した際は，その病態・原因を考えることが重要である．しかし，循環動態が不安定な場合は躊躇なくDownstream治療に踏み切ること．

文献・参考文献

1) 循環器病の診断と治療に関するガイドライン（2008年度合同研究班報告），不整脈薬物治療に関するガイドライン（2009年改訂版）http://www.j-circ.or.jp/guideline/pdf/JCS2009_kodama_h.pdf（2013年1月閲覧）
2) 「不整脈の診かたと治療 第5版」（五十嵐正男，山科　章／著），医学書院，1997
3) 抗不整脈薬ガイドライン CD-ROM版 ガイドラインの解説とシシリアンガンビットの概念．（小川　聡／著），ライフメディコム，2000

プロフィール

高田幸治（Koji Takada）
市立豊中病院 麻酔科・集中治療部 部長
専門：呼吸・循環管理
趣味：愛車（Porsche Cayman）でのドライブ．
近況：この冬は，スノーシューを履いて雪山を歩き，冬季の自然の美しさを再確認しました．

第3章 周術期管理の基本の習得を目指す

5. 酸素化と換気の生理の理解

宇治満喜子, 藤野裕士

● Point ●

・ガス交換は換気, 拡散, 血流に支配される
・高濃度酸素吸入により吸収性無気肺が起こる
・麻酔, 筋弛緩, 調節呼吸, 体位により呼吸は影響を受ける
・傷害肺の種類によって換気生理学的特徴は異なる

はじめに

　ヒトの肺には約5億個の肺胞があり, 呼吸により空気中の酸素を静脈血に取り込み, 静脈血中の二酸化炭素を放出している.

　全身麻酔下では人工呼吸が必要となり, 麻酔や調節呼吸, 高濃度酸素が与える影響については以前からよく研究されてきた.

　呼吸生理を学ぶことで, 日常の臨床をより論理的かつ系統的に行うことができる. 呼吸生理を理解して臨床を行うことは, 個々の疾患, 患者, 症例により適した呼吸管理を行うということである. 呼吸生理を学べば学ぶほど, それが日常臨床でいかに大切かがわかる.

　ここでは, 呼吸生理の基礎と, 麻酔中の呼吸機能の変化, さらに傷害肺の生理学的特徴について学ぶ.

●用語の説明
　呼吸生理学ではPは圧力・分圧 (pressure), Vは容量 (volume) または換気 (ventilation), Qは血流 (perfusion), Fは割合 (fraction) をあらわす. これらの文字に下付でAが付いたときは肺胞 (alveolar), aは動脈 (artery), vは静脈 (vein), Bは大気 (barometric) を意味する. 液相にあるものを小文字で, 気相にあるものを大文字であらわす. また吸気はI (inspiratory), 呼気はE (expiratory) を用いる.

1. 換気と拡散

　デンマークの生理学者 Krough (1874〜1949) によってガス交換が拡散によることが確立された.

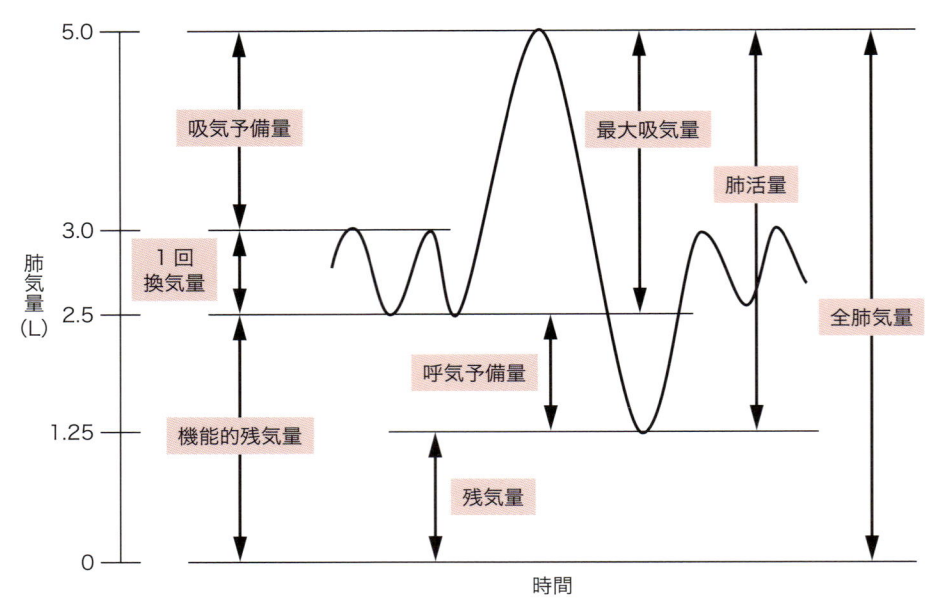

図1 スパイロメータ

1 換気

　肺気量は図1に示すように**スパイロメータ**によって測定される．スパイロメータでは，安静換気，最大吸気，最大呼気を行う．

　スパイロメータでは，図1からもわかるように1回換気量，肺活量が測定できるが，全肺気量，機能的残気量，残気量は測定できない．

　体内においてガス交換が行われない領域を**死腔**という．解剖学的死腔は伝導気管支容量であり（約150 mL），生理学的死腔はガス交換に関与しない肺容量で肺血流のない，あるいは不十分な肺胞を含む．1回換気量から解剖学的死腔を除し呼吸回数を掛けたものを肺胞換気量という．肺胞換気量を増やすには，1回換気量，呼吸回数を増やすという手段がある．

2 拡散

　酸素と二酸化炭素分子は空気と血液の間を単純な拡散現象により移動する．**Fickの法則**（単位時間あたりに組織を移動するガスの量は組織の面積とガス分圧の差に比例し，距離に反比例する）に則り，分圧の高い方から低い方へと移動する．

　吸入気酸素分圧 P_IO_2 は以下のように求める．

$(P_B : 760\ mmHg - P_{H_2O} : 47\ mmHg) \times F_IO_2 : 0.2093 = P_IO_2 : 149\ mmHg$
P_{H_2O}：飽和水蒸気圧

　拡散能力の測定は，分子輸送の律速因子が拡散のみである一酸化炭素を用いて表現し，D_{LCO} と表される．基準値は25 mL/分/mmHgである．

2. 低酸素血症の原因およびガス交換障害の病態

低酸素血症の病態生理学的原因は4つある．
肺胞低換気，拡散障害，シャント，換気血流不均衡である．

1 肺胞低換気

肺胞換気量が低下した状態で，原因としては麻酔薬や麻薬のように呼吸中枢からの出力を抑制する薬剤投与，胸壁損傷や呼吸筋麻痺，気道抵抗増加などによる呼吸筋疲労があげられる．肺胞換気量とP_ACO_2の関係は，$P_ACO_2＝$（二酸化炭素排出量/肺胞換気量）×定数で表され，肺胞低換気は常にP_ACO_2を上昇させることがわかる．

吸入気の酸素分圧（P_IO_2）とガス交換率（R：呼吸商）から，P_AO_2とP_ACO_2の関係は次のように表される．$P_AO_2＝P_IO_2－P_ACO_2/R$ これを肺胞気式という．Rは一般に0.8を基準値とするが重症患者では1と考えた方が適切な場合もある．この式から，肺胞低換気はP_AO_2およびP_aO_2を低下させること，さらにF_IO_2を上げるとP_AO_2が上がることがわかる．

2 拡散傷害

二酸化炭素は酸素と比較して拡散速度が約20倍であるため臨床上拡散障害は存在せず，ここでは酸素に関してのみ考える．拡散障害とは肺胞内酸素分圧が肺毛細血管内の血液と平衡に達しない状態である．病態としては，運動時など心拍出量が過度に増加し赤血球が肺胞と接する時間が短縮する状況，肺胞－毛細血管関門が肥厚するような病態，高地などで肺胞内酸素分圧が低下する状況では拡散傷害が起こる．

3 シャント

シャントとは換気のない肺胞領域を通過する血流で，低酸素をおこす病態のなかでは無気肺が代表例である．正常では，気管支動脈血の一部，冠静脈血の一部など，疾患では肺動静脈瘻，心室中隔欠損などもシャントであるが，これらはガス交換とは関係のないシャントである．シャントの特徴は肺胞でのガス交換が行われないため酸素療法に反応しないことである．

4 換気/血流（V_A/Q：ventilation/perfusion ratio）不均衡

V_A/Q不均衡はWestによると低酸素血症の最も頻度の高い原因であると同時に最も理解が難しい概念である．ガス交換の理想は肺胞に流れる血液量と一致した割合の換気が行われることである．しかしながら肺内のすべてで理想的なガス交換が行われることはなく部位により換気あるいは血流が過剰となる．正常肺においても換気，血流ともに肺尖部から肺底部にむけて徐々に増加するが，血流の増加の方が強い．

結果的に，V_A/Qは肺尖部で非常に大きく，肺底部では非常に小さくなる．

血流の不均等分布についてWestが血管内の静水圧の差によって説明している．直立した肺を血流分布に従って3つのZoneに分けた（WestのZone1～3）[注]．

● WestのZone1〜3

Zone1 　肺胞内圧P_A＞肺動脈圧P_a＞肺静脈圧P_V
Zone2 　$P_a＞P_A＞P_V$
Zone3 （常に肺静脈圧＞肺胞内圧）$P_a＞P_V＞P_A$

注）WestのZoneは立位におけるものであり，**麻酔中の体位（仰臥位，側臥位，腹臥位など）においては，これとは異なる．**

　Zone1では血流がないためガス交換は不可能つまり肺胞死腔である．正常の状態ではほとんど存在せず，循環血液量減少性ショックや，1回換気量やPEEPが非常に大きい場合にはZone1の割合は著しく増加する．
　Zone2では血流は$P_a－P_A$の較差のみによって決定される．
　Zone3では血流は$P_a－P_V$の較差によって決定される．
　これに加え，Zone4を想定することがあり，ここでは間質浮腫などにより肺間質圧が肺静脈圧より大きくなり，局所血流が減少する．
　健常肺ではほとんどの肺胞は$V_A/Q＝1$付近に分布する．慢性閉塞性肺疾患などではV_A/Q不均衡が拡大する．換気血流比不均衡ではシャントと異なり，酸素療法を行うとP_aO_2が上昇するのが特徴である．

3. 血液によるガス運搬

　酸素は血中で2つの形で輸送される．溶存酸素とヘモグロビンとの結合体である．酸素の溶解はHenryの法則に従い，分圧に比例する．酸素分圧1 mmHgあたり，酸素0.003 mLが血液100 mLに溶解する．これは微々たるものである．
　酸素はヘモグロビンと可逆的に結合（ヘモグロビン1分子が酸素4分子と結合することから計算するとヘモグロビン1 gは1.39 mLの酸素と結合できる）し，運搬される．**酸素ヘモグロビン解離曲線**を**図2**に示す．横軸にP_aO_2を，縦軸には4つのパラメータをとる．動脈血酸素飽和度（％），動脈血酸素含量（mL/L），末梢組織への酸素供給（mL/分），末梢組織が利用可能な酸素量（mL/分）である．
　水素イオン濃度，PCO_2，温度，赤血球内2,3-DPG濃度の上昇により，酸素解離曲線は右方にシフトする．この逆の状況では，左方にシフトする．酸素飽和度50％のときのPO_2の値をP_{50}といい，酸素解離曲線の位置を表現するのに用いる．基準値は約27 mmHgである．この基準値より高ければ右方移動，低ければ左方移動である．また，酸素飽和度90％のときのPO_2は約60 mmHgであり覚えておくと便利である．
　一般に**酸素含量**は以下の式で算出される．

酸素含量＝1.39 × Hb（g/dL）× Sat（％）＋ 0.003 × PO_2
Sat：酸素飽和度

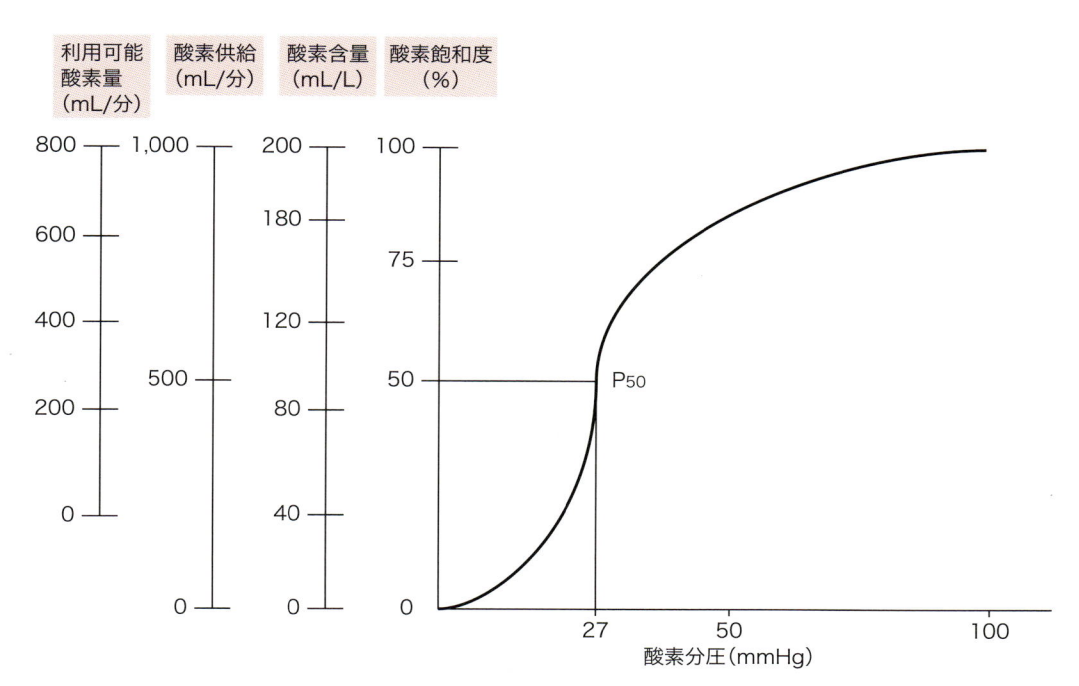

図2　酸素ヘモグロビン解離曲線

4. 吸入酸素濃度と無気肺

　健常ボランティアに大気圧下で24時間100％酸素を吸入させると，深呼吸で悪化する胸骨後部の不快感が出現し，肺活量が減少する．これは，**吸収性無気肺**が原因であるといわれる．高濃度酸素吸入により，溶解度の低い窒素が低下し，酸素が血中に移動していく速度が大きくなり，肺気量が次第に小さくなることによる．1970年ころから高濃度酸素の毒性（酸素中毒）と考えられていた症状[4,5]は吸収性無気肺で説明でき，ヒトでは1気圧下では酸素の毒性は大きくないことがわかってきた．麻酔中の吸収性無気肺についてはHedenstiernaらのグループが1985年に筋弛緩薬投与が無気肺を起こすことをCTではじめて示した[6,7]．

5. 自発呼吸と調節呼吸

　筋弛緩，麻酔，手術操作などによる横隔膜の頭側への押し上げにより機能的残気量が減少する．仰臥位で自発呼吸がある状態では横隔膜は背側が最もよく動き，腹側の動きが最も小さい．調節呼吸では横隔膜の自発運動がなくなるため腹圧の影響が少ない腹側の動きが最も大きい．麻酔中，仰臥位より腹臥位において，換気血流比は前側と背側の差が小さいことが報告されている[8]．また，横隔膜筋力は長時間の調節呼吸を続けていると筋萎縮により筋力低下を起こすことが報告されており[9]，2日以上筋弛緩を続ける場合は留意を要する．

6. 傷害肺の換気生理学的特徴

1 ARDS（acute respiratory distress syndrome）

臨床上，重篤な低酸素血症と肺コンプライアンスの低下が起こる．非換気肺胞にかなりの血流が流れ込むため，換気血流不均衡は顕著となる．

2 COPD（chronic obstructive pulmonary disease）

1秒量，努力性肺活量，1秒率，最大中間呼気速度，$Vmax_{50\%}$，$Vmax_{75\%}$の減少と呼気時間の著明な延長がみられる．一方で肺コンプライアンスは上昇する．換気血流不均衡は必ずみられる．また，呼気時間が著明に延長することによって，呼出しきれなかった呼気が貯留し，呼気終末に陽圧がかかる（auto-PEEP）．重症になると肺血管床が減少するため歩行などの運動負荷に対する心拍出量増加時には酸素摂取が間に合わなくなり動脈血酸素飽和度が低下する．

●専門医のクリニカルパール

低酸素への対応

酸素含量 = $1.39 \times Hb\,(g/dL) \times Sat\,(\%) + 0.003 \times P_aO_2$

この式から，酸素供給を増やす手段を考える．どの手段が効率よいであろうか．いくら100％酸素を吸入してP_aO_2を増やしても溶存酸素に与える影響は0.003倍である．酸素供給を増やす方法としては，Hbによる運搬量を増やすことがより効率的でHbを上げる〔輸血をする，エリスロポエチン（エスポー®，エポジン®，ネスプ® など）投与など〕ことがあげられる．もしくは，少ない酸素含量でより多くの酸素供給を得ようとすれば，心拍出量を増やすことを考慮すればよい．貧血や低酸素血症の患者では，代償性の心拍出量の増加がみられる．
無気肺によりシャントが生じている場合は，体位ドレナージやPEEPをかけることによって酸素化は改善する．

Advanced Lecture

■ 分離換気

ダブルルーメンチューブを用いて左右の肺を別々に換気したり，一方を虚脱させたりすることを可能にする．肺手術時などに行う．

分離肺換気を行うことで，シャントは増大しP_aO_2は低下する．こういった低酸素の状態下では，肺循環は能動的調節をみせる．肺胞低酸素に反応してその肺胞領域にある小動脈の血管平滑筋が収縮する．これを**低酸素性肺血管収縮**（hypoxic pulmonary vasoconstriction：HPV）という．このことによって，V_A/Qは是正される．

おわりに

この稿では，呼吸生理の基礎について学んだ．低酸素は麻酔中によく経験する．呼吸生理を学んだことで，低酸素に対する系統立った対応方法が即座にいくつか頭に浮かぶようになったので

参考表　スパイログラム基準値

	男性 30～39歳	男性 80歳以上	女性 30～39歳	女性 80歳以上
VC（L）	4.52（0.68）	2.84（0.53）	3.23（0.45）	1.86（0.38）
FVC（L）	4.43（0.68）	2.79（0.56）	3.15（0.43）	1.77（0.39）
$FEV_{1.0}$	3.85（0.58）	2.19（0.49）	2.74（0.37）	1.36（0.33）
$FEV_{1.0}\%$	85.2（4.57）	76.6（9.28）	85.1（6.64）	73.0（9.28）

基準値は年齢，性，身長，体重，人種によって変わる．（　）内は標準偏差．
VC：vital capacity，FVC：forced vital capacity
$FEV_{1.0}$：forced expiratory volume at one second
$FEV_{1.0}\% = (FEV_{1.0}/FVC) \times 100$（文献10を参考に作成）

はないだろうか．呼吸生理については多くの研究がなされており，ここでとりあげたものはほんの入り口にすぎない．いまだ解明されていないこと，これから解明されていくこともたくさんあるであろう．呼吸生理の基礎を頭に置き，日々の臨床や研究に生かしていただきたいと思う．

文献・参考文献

1) 「ウエスト呼吸生理学入門：正常肺編」（West, J. B./著，桑平一郎/訳著）メディカル・サイエンス・インターナショナル，2009
2) 「ウエスト呼吸生理学入門：疾患肺編」（West, J. B./著，堀江孝至/訳著）メディカル・サイエンス・インターナショナル，2009
3) Wilson, W. C./編，武田純三/監：呼吸生理学と麻酔中の呼吸機能．「ミラー麻酔科学 第6版」pp.533-566，メディカル・サイエンス・インターナショナル
4) Don, H. F., et al.：The effects of anesthesia and 100 per cent oxygen on the functional residual capacity of the lungs．Anesthesiology：32, 521-529, 1970
5) Barber, R. E., et al.：Oxygen toxicity in man. N Engl J Med, 283：1478-1484, 1970
6) Brismar, B., et al.：Pulmonary densities during anesthesia with muscular relaxation. Anesthesiology：62, 422-428, 1985
7) Hedenstierna, G., et al.：Functional residual capacity, thoracoabdominal dimensions, and central blood volume during general anesthesia with muscle paralysis and mechanical ventilation. Anesthesiology, 62：247-254, 1985
8) Nyren, S., et al.：Lung ventilation and perfusion in prone and supine postures with reference to anesthetized and mechanically ventilated healty volunteers. Anesthesiology：1, 682-687, 2010
9) Jaber, S., et al.：Rapidly progressive diaphragmatic weakness and injury during mechanical ventilation in humans. Am J Respir Crit Care Med, 183：364-371, 2011
10) 日本呼吸器学会肺生理専門委員会報告（2001年4月）：日本人のスパイログラムと動脈血液ガス分圧基準値．http://www.jrs.or.jp/quicklink/glsm/guideline/nopass_pdf/spirogram.pdf（2013年4月閲覧）

プロフィール

宇治満喜子（Makiko Uji）
大阪大学医学部附属病院 集中治療部
麻酔科専門医．2年前から集中治療を専門としています．人工呼吸管理が必要な患者さんと日々向きあうなかで，知識を深め経験を積むべく頑張っています．

藤野裕士（Yuji Fujino）
大阪大学大学院医学系研究科 生体統御医学講座 麻酔・集中治療医学教室 教授
麻酔科業務のなかでも集中治療を主たる専門分野としてきました．研究領域は人工呼吸療法です．研修ではマニュアル的なものに走りがちになると思いますが，元になる生理学的理由にも注意を払うとより深く理解できますので頑張ってください．

第3章 周術期管理の基本の習得を目指す

6. 人工呼吸の設定法

内山昭則

> ● Point ●
> ・陽圧式人工呼吸の基本を理解する
> ・それぞれの人工呼吸モードの特徴を理解する
> ・患者の状態に応じた人工呼吸の設定ができるようにする

　人工呼吸器を設定するには，通常は人工呼吸モードについて理解しなければならない．陽圧換気は吸気相に陽圧をかけ，呼気相は患者の呼吸器系のエラスタンスによって自然に呼気を行っている．吸気相では吸気開始タイミング，吸気ガスの送り方と吸気終了タイミングが重要であり，呼気相ではPEEP（positive end-expiratory pressure）が重要となる（表1）．

1. 強制（調節）換気と補助換気

　強制換気 mandatory ventilation（調節換気 control ventilation）とは換気回数を設定し，設定した一定の時間ごとに吸気相を開始し設定どおりに呼気相に移行する．補助換気 assist ventilation とは自発呼吸努力に合わせて吸気相を開始し設定どおりに呼気相に移行する．
　強制換気や補助換気は吸気ガスの送り方によって3つに分けられる．

❶ 量規定換気 volume control ventilation：VCV（従量式）（図1 A）

　吸気相に設定した1回換気量を設定した流量パターンでガスを送る．気道内圧は患者の状態によって変わる．

❷ 圧規定換気 pressure control ventilation：PCV（従圧式）（図1 B）

　吸気相に設定した気道内圧を設定した吸気時間の間かける．1回換気量は患者の状態によってかわる．吸気時間の設定には流量波形パターンを参考するとよい（図2）．

表1　吸気相の開始と終了のタイミングによる分類

開始 \ 終了	時間（設定タイミング）	患者
時間（設定タイミング）	強制（調節）換気	—
患者	補助換気	自発換気（自発呼吸補助）

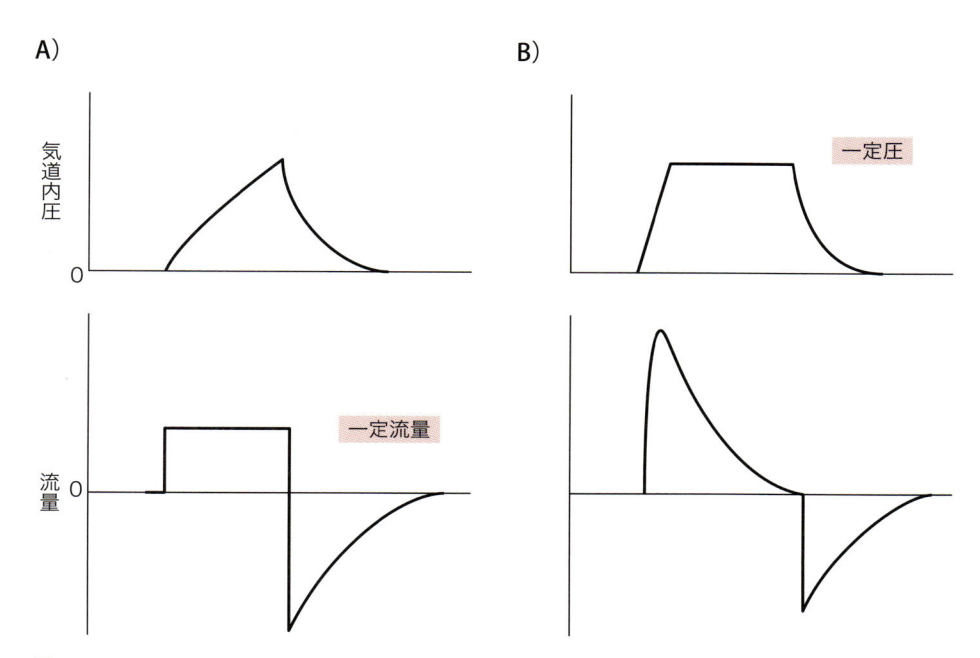

図1　VCV と PCV
A) 量規定換気（従量式，volume control ventilation：VCV），B) 圧規定換気（従圧式，pressure control ventilation：PCV）

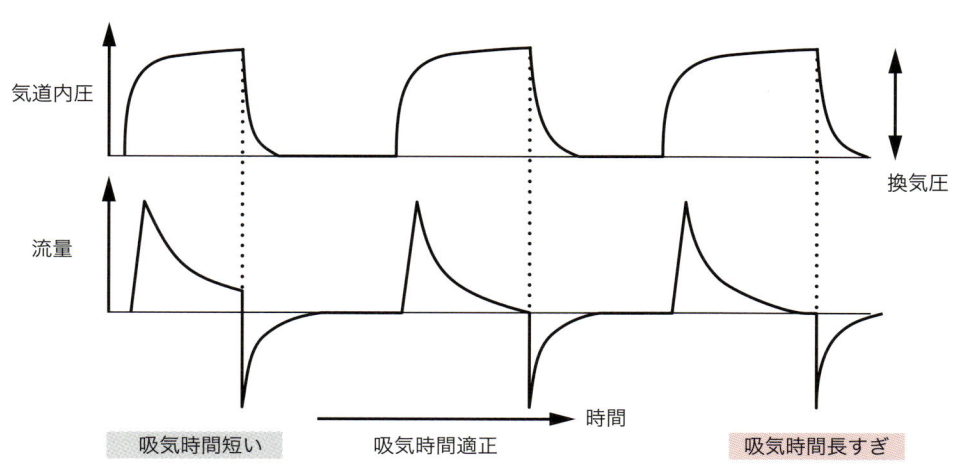

図2　PCV の吸気時間の設定法
最適吸気時間は吸気終了時に流速がゼロになるように

3 圧量規定換気 dual control ventilation

　VCV の一種．1回換気量を設定するが，吸気相の流速パターンが一定ではなく，PCV と同様に圧を一定にするように流速を制御する．各社の人工呼吸器に搭載されているが，機種によって名前が異なる．pressure regulated volume control（Maquet），volume target pressure control（Newport），adaptive pressure ventilation（Hamilton），auto-flow（Dräger），volume control＋（NPB）など．

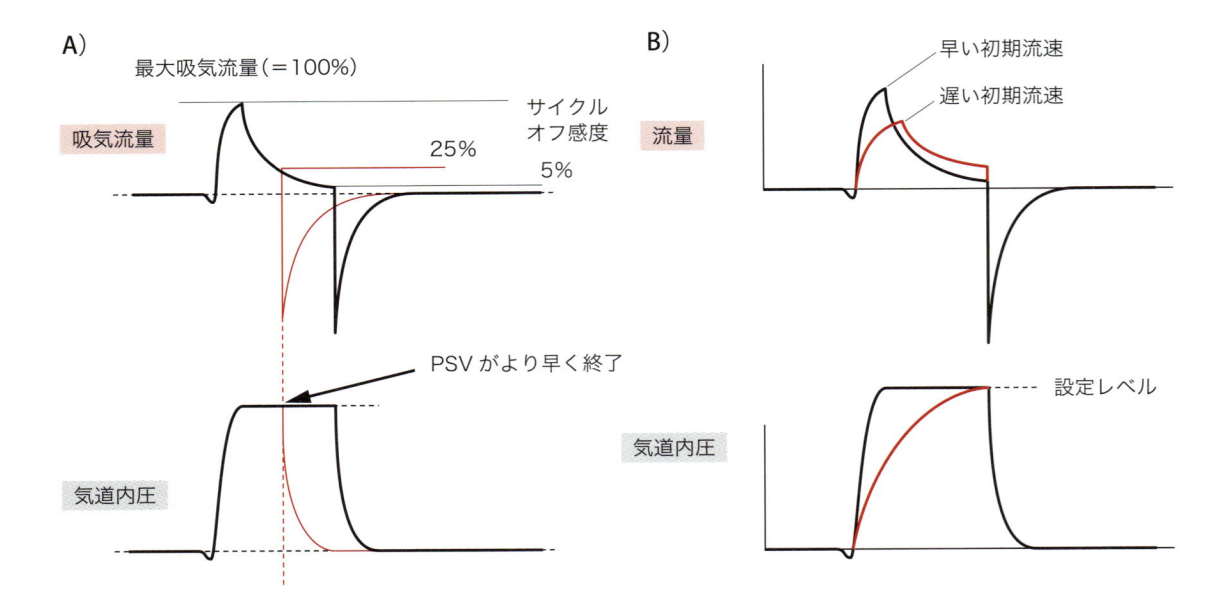

図3　PSVの呼気トリガ（サイクルオフ）と初期流速
A）呼気トリガ（サイクルオフ）PSVの吸気から呼気の切り替えのタイミング，B）PSVの初期流速と気道内圧の立ち上がり

2. 自発呼吸と自発呼吸補助

　鎮静の必要度，人工呼吸からの離脱，咳機能の温存や呼吸筋の萎縮の防止などを考慮すれば，自発呼吸努力を上手に補助することが人工呼吸管理のポイントとなる．自発呼吸補助の方法には次のものがある．

■1 PSV（pressure support ventilation：プレッシャーサポート換気）

　自発呼吸努力に同調して気道内圧を上昇させる．PSVでは吸気相開始と呼気相への転換は自発呼吸に同調しており換気回数，1回換気量も患者の自由度が大きいので自発呼吸努力との同調性がよい．

1）PSV圧補助レベル

　気道内圧レベルを上下させることにより，患者の呼吸仕事量を段階的に調整することが可能である．高い気道内圧で補助すれば人工呼吸器をトリガするだけの仕事量となり補助換気として患者の呼吸仕事量を軽減できる．また，5 cmH₂O程度の低いPSV圧を用いれば気管チューブの抵抗によって負荷される呼吸仕事量をキャンセルすることができ，抜管後の呼吸仕事量を再現できる．低いPSV圧は人工呼吸器からのウィーニング時の自発呼吸テスト（spontaneous breathing trial：SBT）の方法としても使用される．

2）呼気トリガ（図3A）

　PSVの吸気相から呼気相への転換は呼気流速が目標レベル以下に達した時点に行われる．多くの人工呼吸器では呼気流速の最大値の25％以下に呼気流速が低下した時点で吸気ガス流を終了させて呼気に移行する．人工呼吸器によってはこの閾値を呼気トリガ（サイクルオフ）として設定できる．肺機能に問題のない場合は25％程度で問題ないが，コンプライアンスの低い肺では吸気

相が短くなりやすいので吸気トリガが小さく，気道抵抗の高くやわらかいCOPD肺では吸気時間が長くなりやすいので吸気トリガが大きめの設定をこころみてよい．また，呼吸器回路からのガスリークが存在すると吸気相が切れなくなる可能性があり，PSVは使用できない．

3）初期流速（図3 B）

自発呼吸努力が強い患者ではより早いPSVの初期流速が必要になる．逆に初期流速が早すぎると気道内圧がオーバーシュートし不快になる．気道内圧の立ち上がりを設定し吸気初期流速を調整できる機種もある．

呼気トリガと気道内圧の立ち上がりの設定にはグラフィックモニタの気道内圧と流量波形と吸気時間を参考するとよい．

●ワンポイントアドバイス
気道内圧について

人工呼吸管理では呼吸回路内の気道内圧を指標に用いている．しかし，肺酸素化能の改善や肺障害の発生に重要なのは肺胞内圧である．ガス流量のある状態では気管チューブ，気管，気管支の抵抗によって気道内圧は影響されており，肺胞内圧とは異なることに注意が必要である．吸気終末，呼気の開始前にガス流量をゼロにしたときの吸気終末プラトー圧は最高気道内圧よりも吸気相の肺胞内圧を反映している．また，最高気道内圧と吸気終末プラトー圧との差は気道の抵抗値を反映する（図4）．

4）PSVの限界

自発呼吸努力が必須なため，アラームと無呼吸時のバックアップ換気設定が必須である．自発呼吸努力が不安定な深鎮静患者や中枢神経疾患患者では使用すべきではない．

肺機能や呼吸努力の強さによって初期流速や呼気トリガレベルを変更すべきであるが，適切な設定が難しい．特に肺機能が正常ではない患者では自発呼吸努力との同調性の問題が発生しやすい．呼気抵抗が大きく，換気量が多い患者では内因性PEEPが発生しやいが，内因性PEEPが大きくなると口元まで呼吸努力が伝わるのに時間がかかり不同調が起きやすく，PSVをトリガするまでの呼吸仕事量も増大する．

PSV圧レベルが高いと1回換気量が大きくなりすぎ，肺障害を引き起こす可能性もある．とくに自発呼吸努力が強くなりがちな呼吸不全患者では適切なPSV圧の設定は難しい．また，吸気圧が高すぎるとくり返し無呼吸が発生し，睡眠障害などにつながる．

2 PAV（proportional assist ventilation：プロポーショナルアシスト換気）

呼吸器系のエラスタンス（E）と気道抵抗値（R）を想定することによって生理学的計算式から患者の呼吸努力レベルに応じて設定した割合に応じた圧補助を行う．理論的には患者の呼吸努力との同調性はもっともよくなる．

$Paw = K \times (R \times \dot{V} + E \times V)$
Paw：気道内圧，K：補助率，$\dot{V}$：ガス流量，V：肺気量

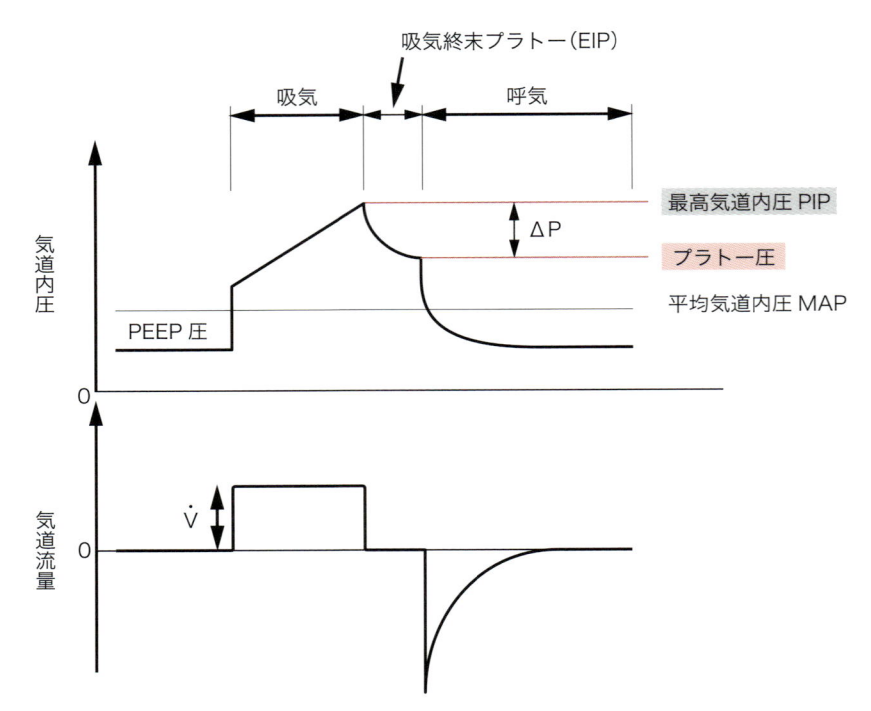

図4　従量式換気時の気道内圧，流量曲線
ΔP（最高気道内圧－プラトー圧）は気道抵抗の，プラトー圧はコンプライアンスの評価に使用できる．平均気道内圧は酸素化能に影響する因子となる（PIP：peak inspiratory pressure，MAP：mean airway pressure）

●問題点
　EとRの測定が難しい．機種によっては自動計算を行うものもあるが，正確性の問題は残る．もし，EとRが違えば計算通りの自発呼吸補助が得られていない可能性がある．また，患者の呼吸努力が強いと気道内圧は上昇するが，気道内圧が高くなりすぎる可能性があり，肺障害につながる危険性もある．

3 ATC（automatic tube compensation：気管チューブ抵抗補助）

　あらかじめ測定した気管チューブ抵抗値から吸気流量に応じて気管チューブ抵抗をキャンセルするように気道内圧を上昇させ，自発呼吸を補助する．理論的には気管チューブがない状態を再現でき，抜管後の状態を予測しやすい．

●問題点
　気管チューブの分泌物の付着や折れ，狭窄などによって抵抗値が想定よりも大きくなっている場合があり，必要よりも圧補助が少ない可能性がある．抜管後の上気道抵抗値は患者によって異なり，必ずしも抜管後と同じではない可能性もある．

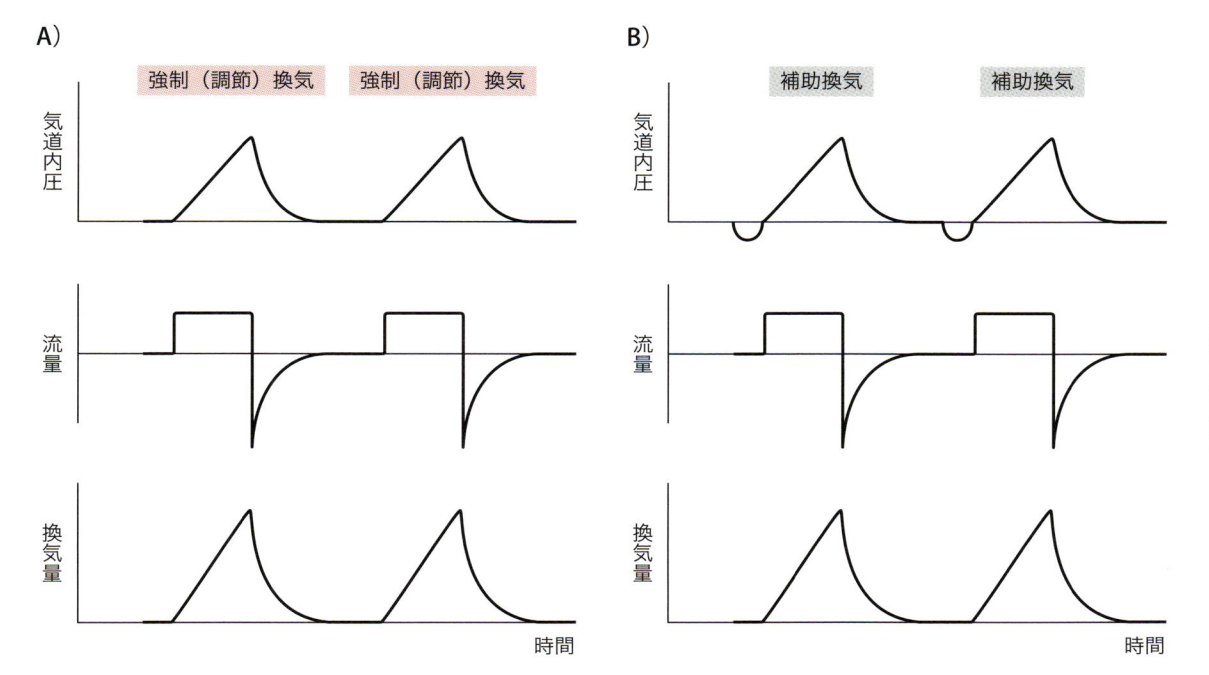

図5 補助/調節換気
A) 調節換気（control ventilation），B) 補助換気（assist ventilation）

3. 基本的な人工呼吸モード

下記の3つが代表的な人工呼吸モードとなっている

1 A/C（assist/contol），CMV（continuous mandatory ventilation, control mechanical ventilation），補助/調節換気（図5）

自発呼吸努力がない場合は設定した換気回数の調節（強制）換気を行い，設定換気回数以上に自発呼吸努力が存在する場合は補助換気となる．

2 SIMV（synchronized intermittent mandatory ventilation：同調性間欠的強制換気）（図6）

自発呼吸努力がない場合は設定した換気回数の強制換気を行い，自発呼吸努力がある場合は設定換気回数までは自発呼吸努力にトリガされた補助換気となり，設定換気回数以上の自発呼吸努力にはPSVなどの自発呼吸補助を行う．強制換気回数を徐々に減らす方法が以前よりウィーニング法として使用されてきた．

3 CPAP + PSV（continuous positive airway pressure + pressure support ventilation）（図7）

自発呼吸努力に対して，常にPSVなどの自発呼吸補助を行う．換気回数，換気量の保障はなく，アラーム設定を含めたバックアップ機能が必要．PSV圧は1回換気量が8 mL/kg程度で呼吸回数が20回程度で呼吸パターンがよいレベルに設定するとよい．

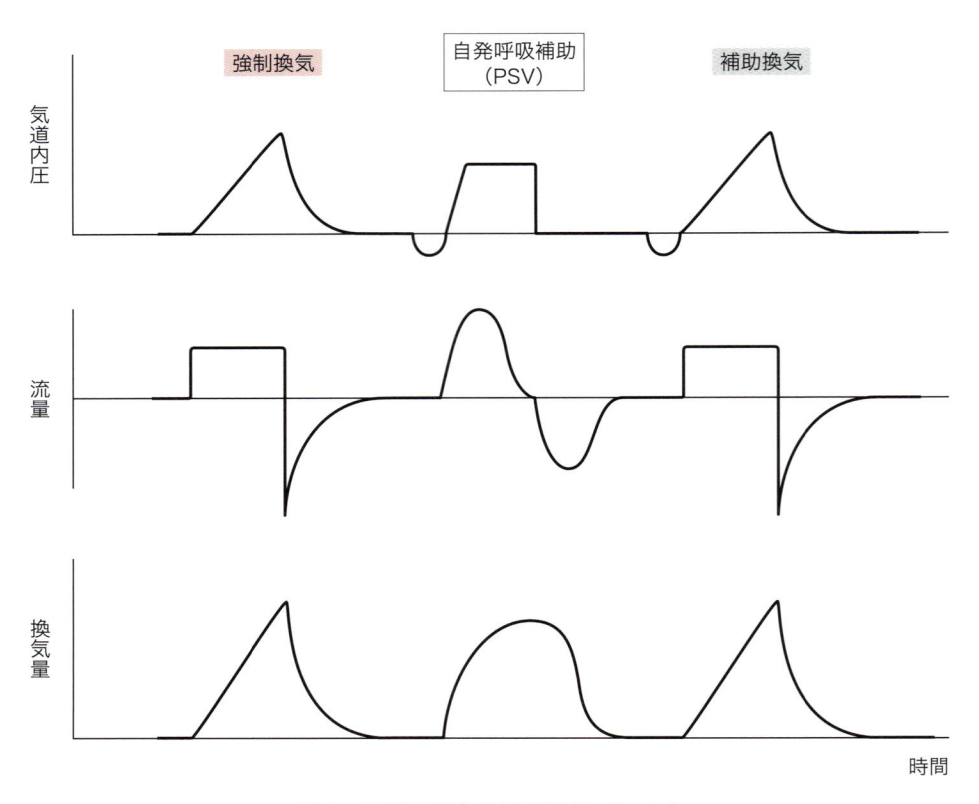

図6 同調性間欠的強制換気（SIMV）

4. 人工呼吸器の設定

　全身麻酔中など，呼吸機能に大きな問題がなく自発呼吸努力がない場合は，VCSのA/Cモードで大きな問題がないことが多い．しかし，一般病棟では何らかの疾患，臓器不全などの問題点が原因で人工呼吸が必要となる場合がほとんどであり，状態に応じた人工呼吸器の設定が必要となる．

1 標準的な設定法

　鎮静下や全身麻酔後などは自発呼吸努力が不安定である．重症患者でも人工呼吸開始直後は換気量の確保が大切であることが多い．当初は換気量が確保できるSIMVもしくはA/CモードのVCVで設定しておく．1回換気量の設定の目安は8〜10 mL/kg（予測体重）．吸気流速は成人で40〜60 L/分程度．肺機能に問題がある呼吸不全患者や小児など回路からのガスリークがある場合はPCVを用いてもよい．健常肺の場合はPCV圧15〜20 cmH$_2$O，吸気時間1.0〜1.5秒程度である．PCVの場合には患者に接続したのちすぐに1回換気量を確認する．SIMVの場合は自発呼吸補助として気管チューブ抵抗をキャンセルできるレベル以上の5〜10 cmH$_2$OのPSV圧を設定しておく．換気回数12〜15/分，PEEP 5 cmH$_2$O，FiO$_2$ 100％とするが，できるだけ早期に動脈血ガスデータを確認し，PaO$_2$ 100 mmHg程度になるように，PaCO$_2$を参考に換気回数を調整する．

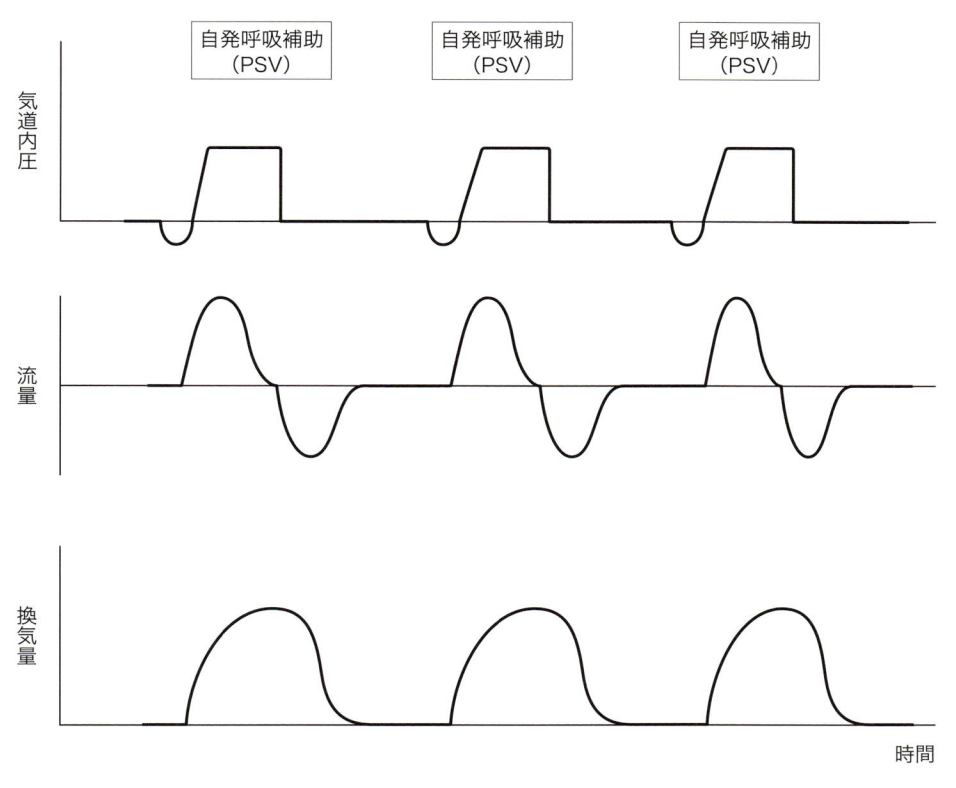

図7　CPAP＋PSV

2 自発呼吸との同調性の問題

　自発呼吸努力の感知には気道内圧トリガと吸気流量トリガとがある．吸気流量を用いる方がトリガ遅れは少ないので，トリガ遅れが問題となるような呼吸不全患者では使用を試みてもよい．トリガ感度設定は成人で圧トリガ1〜2 cmH$_2$O，流量トリガ3〜5 L/分程度で誤動作を起こさない最低レベルにするのが基本である．誤動作の原因としては回路のガスリークのほかに，呼吸器回路内の結露，分泌物の付着，回路のゆれ，心臓の動きの伝達によるものなどがある．誤動作の判別にはトリガ閾値を上げてみることが有用であるが，患者の胸郭の動きなどの観察とともにグラフィックモニタの波形も参考にできる．

3 低酸素血症

　多くの患者における低酸素血症の病態は肺内のシャントの増加と換気血流比の不均等分布である．これに対しては吸入酸素濃度の増加よりも，むしろ，PEEPを併用した陽圧換気の有効性が高い．平均気道内圧が肺酸素化能と関連性が高く，必要以上に酸素濃度を上昇させるよりも，適切なPEEPレベルを用いる方がよい．PEEPには肺障害の予防作用もあるという意見もあり，PEEPレベルの決定にはいまだ議論が多い．ARDSnetの研究で用いられたPaO$_2$を目標としたPEEPと吸入酸素濃度の決め方は1つの参考になる（表2）．

表2　FiO₂とPEEPの設定例

FiO₂	0.3	0.4	0.4	0.5	0.5	0.6	0.7	0.7	0.7	0.8	0.9	0.9	0.9	1.0	1.0	1.0	1.0
PEEP（cmH₂O）	5	5	8	8	10	10	10	12	14	14	14	16	18	18	20	22	24

文献1より

4 高炭酸ガス血症

　高炭酸ガス血症の病態の多くは肺胞換気量の低下である．肺胞換気量は口元での分時換気量と死腔との差で決まる．高炭酸ガス血症が問題になる場合には呼吸器回路などによる機械的死腔量をできるだけ小さくし，貯留の分泌物の除去や薬物療法など肺の生理学的死腔量を減らす努力をする．そのうえでPaCO₂を低下させるためには分時換気量を増加させる．

　1回換気量を増加させることはとくにARDS患者では予後を悪化させるため，1回換気量は予測体重あたり6〜8 mL/kgを目標とすべきだが，気道内圧も吸気プラトー圧（吸気終末のポーズ圧）で30〜35 cmH₂Oを上限とすべきである．換気量を制限するとPaCO₂が上昇し，pHが低下するが，他に合併症のない患者であればpH7.2程度までの高炭酸ガス血症は容認しうる．頭蓋内圧上昇が予想される患者や循環器系に問題のある患者などでは高炭酸ガス血症が容認できない場合もあり，状態によってPaCO₂，pHレベルと必要な分時換気量を決定する．なお，ある程度以上は呼吸数増加させても，内因性PEEPが発生し過膨張するばかりで肺胞換気量は増加せず，むしろ肺過膨張の悪影響がでることにも留意するべきである．

5 人工呼吸器からのウィーニング

　ウィーニング法はSIMVモードでIMV回数を徐々に減らす方法やCPAP＋PSVモードでPSVレベルを徐々に下げる方法，Tピース時間を徐々に伸ばす方法などが用いられてきたが，それぞれに大きな差があるわけではない．現在は自発呼吸テスト（SBT）を行う方法が一般的で，30〜120分のSBTを行いパスしたものについて人工呼吸からの離脱を最終的に判断するという方法である．SBTの方法としては人工呼吸器を使用しないTピース回路を用いるほかに，CPAPモードに5 cmH₂O程度の低いPSV圧もしくはATCを組合わせる方法がある．PSVとATCでは気管チューブの抵抗をキャンセルしSBT時の呼吸負荷を減らすことができ，換気量や呼吸数のモニタリングがしやすい利点がある．CPAPモードでは5 cmH₂O程度の低いPEEPでも酸素化能などに影響する可能性があることにも注意が必要である．

おわりに

　技術の進歩によって人工呼吸器は単にガスを出し入れするものから，いろんな機能を持つようになっている．人工呼吸の設定で大事な点は患者の自発呼吸努力にいかに対応するか，病的肺のときにどう設定をするか，どのように人工呼吸器からの離脱につげていくか，である．不適切な人工呼吸は患者の予後を悪化させることは明らかになっており，人工呼吸器の特徴を知ったうえで病態に応じて適切な設定をすることが大切である．

文献・参考文献

1) The Acute Respiratory Distress Syndrome Network：Ventilation with Lower Tidal Volumes as Compared with Traditional Tidal Volumes for Acute Lung Injury and the Acute Respiratory Distress Syndrome. N Engl J Med, 342：1301-1308, 2000
2) Principles and practice of mechanical ventilation. 2nd edi.（Tobin, M. J., ed.），New York：McGraw-Hill, 2006

プロフィール

内山昭則（Akinori Uchiyama）
大阪大学大学院医学系研究科 生体統御医学講座 麻酔・集中治療医学教室
麻酔科医は手術中だけでなく，病棟での重症患者の人工呼吸などに携わることも多いので，人工呼吸管理の基本を知ってほしいと思います．

第3章　周術期管理の基本の習得を目指す

7. 麻酔導入・抜管前後の呼吸ケア

石井朝美，谷上博信

Point

- 気道確保困難を確実に予測することはできない
- 状況に応じたデバイスの準備と使い分けが重要
- 最悪の事態を避けるためには外科的気道確保もためらわない
- 再挿管は難易度が上がるので抜管は慎重に

はじめに

　麻酔導入時の気道確保困難（マスク換気困難，挿管困難）は，「トレーニングを受けた麻酔科医が，マスクを用いた換気および挿管またはその双方に難渋する臨床的状況」と定義[1]されている．発生頻度は，マスク換気困難が0.15％[2]，挿管困難が5％[3]とされ，この両方ができない事態，すなわちCVCI（cannot ventilate, cannot intubate）は0.017％[4]とさらに稀である．しかし初心者の場合はよりに高い確率でCVCIに陥りやすいこと，またいったんCVCIとなれば，分秒を争う迅速性で対応しないと，容易に低酸素血症，心肺停止，脳障害，死亡などといった重篤な副作用を生じる可能性があることを銘記すべきである．

　このため，まずは術前診察でマスク換気困難および挿管困難の可能性を予測して対策を立てること，また実際の気管挿管に際しては予測外の気道確保困難に遭遇してもあわてずに対処できるだけの準備をしておくことが安全な麻酔管理に重要である．

　さらに，気道確保困難は全身麻酔導入時だけでなく，抜管時にも生じる可能性がある．再挿管が困難な事例もあるので，病態に応じた対策が必要となる．

1. マスク換気困難や気管挿管困難の予測について

1 既往歴

　手術歴のある患者の場合は，以前の麻酔記録に換気・挿管困難の記載がないかなどを確認する．関節リウマチや脊椎症の患者，頭頸部手術後や放射線治療後の患者では，開口や頭部の後屈に制限が生じて，マスク換気・挿管困難となる可能性が高い．

　また，高度肥満を呈した睡眠時無呼吸症候群の患者などでは，麻酔導入と同時に舌根沈下をきたし換気困難となることがある．

表1 マスク換気困難・挿管困難をきたしやすい代表的な病態

病態	問題点
関節リウマチ	下顎低形成，顎関節炎，頸椎強直による後屈制限，開口制限
強直性脊椎炎	頸部後屈制限
糖尿病	環椎後頭関節可動性低下による後屈制限
甲状腺機能低下症	巨舌，軟部組織異常（粘液水腫）
気道内腫瘍	気道の狭窄，偏位
顎関節症	開口制限
放射線療法	線維化による気道のゆがみ，後屈制限
肥満	組織塊による下顎拳上時の気道圧迫，喉頭鏡操作の難渋
妊婦	舌が大きくなる，Mallampati分類のクラス上昇，体重増加，乳房発達による喉頭鏡操作の難渋

表2 マスク換気困難・挿管困難予測の術前診察のポイント

マスク換気困難	挿管困難
あごひげ	上顎切歯が前にでている
歯の欠落，義歯装着	口蓋のアーチが狭い
小下顎	小下顎，下顎の歯列アーチが狭い
いびき	開口量が2横指より少ない
肥満	肥満
高齢（55歳以上）	頭頸部の伸展に制限
短く太い首	短く太い首
睡眠時無呼吸症候群	睡眠時無呼吸症候群
下顎を前方移動できるかどうか	下顎を前方移動できるかどうか
鼻閉	鼻腔の狭小
巨舌	巨舌

2 身体所見

患者の正面と横面から，顔貌・体型の確認を行い，マスクフィッティングの妨げとなる所見がないかを確認する．

あごひげ，歯の欠落，著明な小下顎はマスクの密着性を低め換気困難となりやすい．顔面の変形，頸部可動制限，巨舌，鼻閉などにも注意する．また小下顎，短頸，猪首の患者は挿管困難が比較的多い．肥満，いびき，年齢（55歳以上）の男性は睡眠時無呼吸症候群のリスクが高く，容易に舌根沈下から換気困難となりやすい．さらに頭頸部手術の患者では，上気道近傍の病変のために，咽頭や喉頭蓋の形状が正常解剖と異なることが多いので注意が必要である．

表1にマスク換気・気管挿管困難をきたしやすい主な病態を，表2に術前診察のポイントを示す．

2. マスク換気困難・気管挿管困難を予測するテストについて

気道確保困難の予測テストとして，以下にあげるものがあるが，単独では予測率が低いため，いくつかを組合わせて術前診察の一環として行うことが推奨される．術前診察で挿管困難を強く疑った場合には，麻酔導入前に仰臥位もしくは座位で気管支（喉頭）ファイバースコープにて咽頭および喉頭の観察をしておくと解剖学的異常を含め把握できるため有用である．

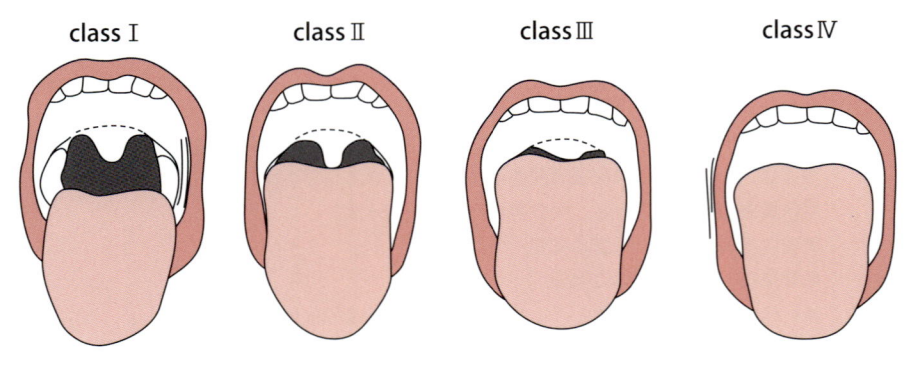

図1　Mallampati分類

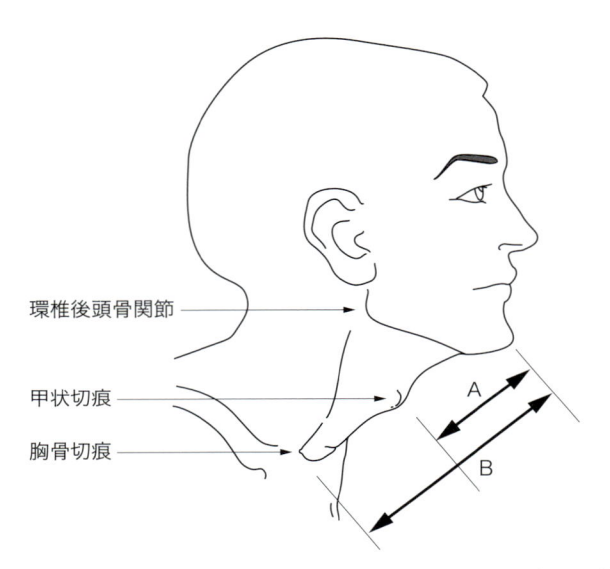

図2　おとがい–甲状軟骨間距離，おとがい–胸骨切痕間距離

1 Mallampati分類（図1）

被験者を座らせた状態で正面を向かせ，声を出さずに舌を突出させて行う．
Class Ⅲ以上がマスク換気困難・挿管困難のリスクが高い．

2 おとがい–甲状軟骨間距離（図2内Aの矢印の距離）

6.0 cm未満は挿管困難のリスクが高い．

3 おとがい–胸骨切痕距離（図2内Bの矢印の距離）

12.5 cm未満は挿管困難のリスクが高い．

図3　Upper Lip Bite Test

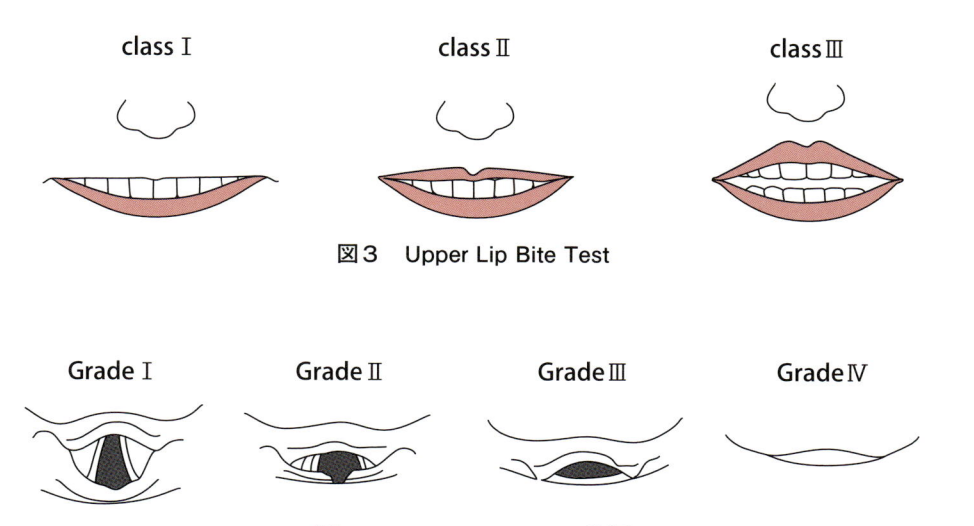

図4　Cormack & Lehane 分類

4 最大開口量

2横指以下または35 mm未満は挿管困難のリスクが高い．

5 Upper Lip Bite Test（図3）

上唇を下顎切歯で噛み，上唇が隠れるかどうかを評価する．
下顎の可動性と上顎切歯の突出度により，相対的な小下顎の評価が可能である．
Class Ⅲ は挿管困難のリスクが高い．

6 首の可動性の評価

座位で前屈後屈を行い，頸部可動制限がないかを確認する．後屈制限はマスク換気困難および挿管困難のリスクファクターの1つである．

7 Cormack & Lehan 分類（図4）

喉頭展開したときの声門所見である．Gradeが上がるほど挿管困難のリスクが高い．

3. マスク換気困難・気管挿管困難に陥った場合

周到な術前診のうえで麻酔計画を立案するが，予測できないマスク換気困難，挿管困難に遭遇することもある．日頃からマスク換気困難，挿管困難に陥った場合のシュミレーションを行い，最初のアプローチで失敗した場合にも順を追って気道確保を試みることが重要である．
具体的には次の順序で行う．

① 麻酔導入に際しては必ず3分間の前酸素化を行い，成人で約5分[5]（小児はさらに短い[6]）といわれる無呼吸耐久時間を確保する．

②マスク換気困難な場合は，枕の位置や高さを変更したり，下顎を挙上してみる．それで駄目な場合には経口または経鼻エアウェイを挿入する．

下顎挙上のコツとしては，顎すなわち歯の噛み合わせを上下逆にするくらいの気持ちでしっかりと挙上してやる．下顎挙上やエアウェイ挿入により，舌根沈下に伴うほとんどの換気困難事例は解決する．

③上級医の指導下であれば，マスク換気時に筋弛緩薬を投与するのも一法である．以前はマスク換気困難な場合には，CVCIを危惧していったん麻酔から覚醒させて，自発呼吸下に意識下の気管挿管を行うことが強く推奨されていた．

しかし，意識下の気管挿管は患者に多大な苦痛を与えること，また筋弛緩薬を投与することでマスク換気が可能になる場合も多いこと，さらにスガマデクス（ブリディオン®）の登場により迅速に筋弛緩をリバースできるようになった現在では，挿管困難を強く危惧する術前状態でなければ，積極的に筋弛緩薬を投与するのも考慮してよい方法だと思われる．仮に筋弛緩薬投与でもマスク換気できなくとも，そのまま気管挿管を試みることで，無呼吸耐久時間内の気管挿管が可能となる場合も多い．

④LMA（ラリンジアルマスク）の挿入を試みる．LMAは気道確保困難対策の世界的な標準とされるASAガイドラインにおいても使用が強く推奨されている．LMAには多くの種類が市販されているが，気管挿管を目標とするならば，LMAのシャフト内から気管挿管できるAir-Q®やAura-i®といったタイプのLMAの使用が望ましい（**第2章**を参照）．

⑤気道確保困難はいつでも起こりうるという前提に立つ準備が重要で，われわれの施設では，気道確保困難（difficult airway）に備え，DAM（difficult airway management）の一環として，多くの気道確保用デバイスを収容したDAMカートを準備している．デバイスのなかでは，エアウェイスコープがほとんどの挿管困難事例で有効であった．またガムエラスティックブジーも簡便で有用なデバイスであった（**第2章**を参照）．

⑥術前診察などから気道確保困難が予測される患者に対しては，酸素化を保ちつつ挿管操作を行う鎮静下・人工呼吸下経鼻ファイバー挿管（VFNI：ventilated fiberscopic nasal intubation）を用いた換気・挿管操作も安全で簡便な方法である（**Advanced Lecture**参照）．

⑦低酸素脳症などの重篤な合併症を防ぐためにも，CVCIという最悪の状況が改善しない場合には，侵襲的（外科的）気道確保も考慮に入れる．

●専門医のクリニカルパール

外科的気道確保は難しくはない！

挿管は麻酔科医で外科的気道確保は外科医と考えがちだが決してそうではない．なぜなら，a. 侵襲的気道確保の一法である「ミニ気管切開」は麻酔科医にとって簡単な手技であり，b. 逆に緊急気管切開に習熟した外科医は少ない，c. 近年，多くの簡便なデバイス（ミニトラック™やクイックトラック™など）が利用できるようになった，などから，侵襲的気道確保は麻酔科医がぜひとも習得しておくべき手技となったからである．特にミニトラック™などは細い針の穿刺とガイドワイヤーやダイレーターの併用（いわゆるセルジンガー法：麻酔科医の得意技）で，ミニ気管切開が可能になるので，CVCI時には有用なデバイスである．

表3　抜管前の麻酔覚醒基準

意識	呼名開眼
呼吸	従命反応（離握手可能） 自発呼吸がある 呼吸数が十分にある 一回換気量が十分にある 口腔内，気管内分泌物がない 気管吸引でのバッキングが十分にある
循環	血圧，脈拍が安定している
筋力	筋弛緩薬の作用消失し，筋力回復している 頭部挙上の保持5秒間 強い力で離握手可能 TOF比0.9以上

文献7より改変して転載

表4　抜管後のチェック項目

- 気道が開通している
- 眼瞼反射，嚥下運動がある
- 声門痙攣，気管支痙攣を起こしていない
- チアノーゼがない
- シバリングがない
- 悪心嘔吐がない

文献7より改変して転載

4. 手術終了時の抜管の基準について

　麻酔薬の投与を中止し，麻酔科医の指令に反応できるまで意識が覚醒してきた状態を「麻酔の覚醒」という．抜管のタイミングは麻酔薬の残存効果と気道・その他の反射の回復のバランスによって決定される[7]．抜管時には全身状態が大きく変化するため，予期せぬ合併症がおこることがある．また，頸部手術や長時間の腹臥位手術では，気道浮腫など抜管後に上気道閉塞出現の可能性があることを念頭に置き，慎重に抜管する．

　大阪府立成人病センターでの抜管の基準を以下に示す．

①麻酔覚醒の基準を満たしていること（表3）
②低体温になっていないこと
③血圧，心拍数，心電図，酸素化といったすべてのバイタルが安定していること
④筋弛緩薬の作用から回復していること
⑤咳・嚥下反射など気道防御反射がみられること
⑥一回換気量が十分にあること
⑦抜管後に気道閉塞が生じないこと（ただし，確実な評価は抜管後でないとできない）

　抜管後は患者の状態を注意深く観察する．抜管前に十分に酸素投与を行っているので，まずは気道の開通を確認する．抜管後のチェック項目を表4に示す．

　呼吸状態の確認や意識状態の確認を行い，上気道閉塞・狭窄所見や呼吸回数が少ない場合，呼吸していない場合や酸素化の著しい低下が認められる場合，抜管前とくらべて意識状態の悪化が認められる場合は再挿管を考慮する．

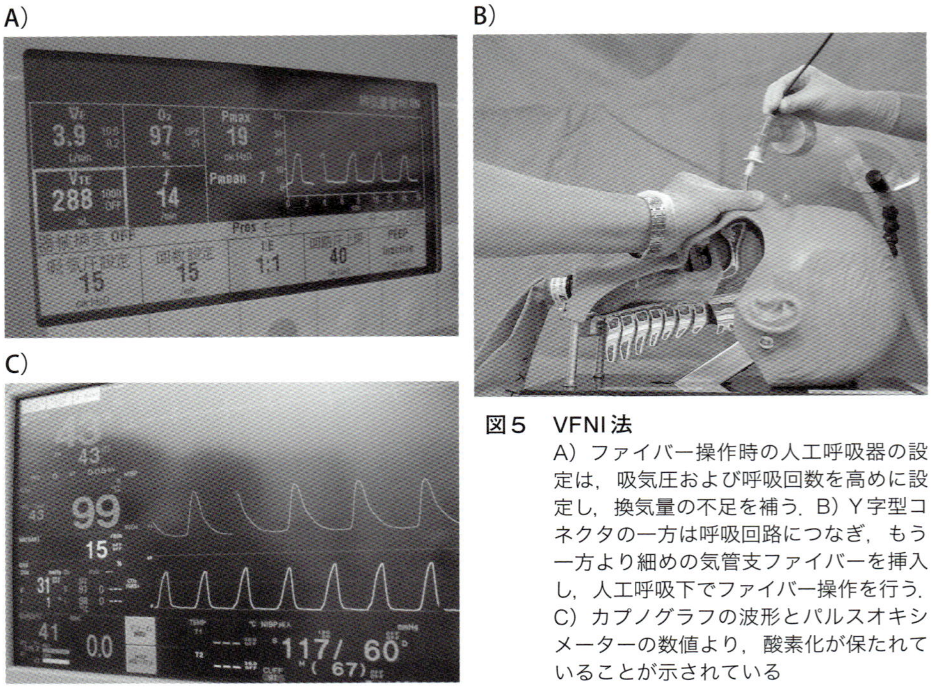

図5 VFNI法
A）ファイバー操作時の人工呼吸器の設定は，吸気圧および呼吸回数を高めに設定し，換気量の不足を補う．B）Y字型コネクタの一方は呼吸回路につなぎ，もう一方より細めの気管支ファイバーを挿入し，人工呼吸下でファイバー操作を行う．C）カプノグラフの波形とパルスオキシメーターの数値より，酸素化が保たれていることが示されている

　また，抜管の条件を満たさずに抜管した方がよい例として，①十分に覚醒しているために気管チューブが刺激となって，高血圧・頻脈・頻呼吸などの不安定なバイタルサインを示す場合，②喘息患者などで，覚醒時の発作を避けるために深麻酔の状態で抜管する場合，などがあるが，いずれも麻酔に習熟した専門医が判断した場合に限られる．

5. 困難気道症例で抜管後に再挿管の可能性がある場合について

　抜管基準を十分に満たしているかを確認し，万一の再挿管に備えて準備を行う．術前にマスク換気困難，挿管困難であった場合，抜管後の再挿管はより一層シビアな状況で行わなければならない．特に頭頸部手術や腹臥位手術後には手術操作により解剖が変化していること，気道浮腫，出血による視野の悪化などのリスクが高い．
　抜管前に再挿管を想定する場合は，以下のようにチューブエクスチェンジャーの留置を行うこともある．
　まずは十分に酸素化し，気管内口腔内吸引を行う．さらに口腔内と声門部の観察を十分に行い，上気道の状態を評価する．チューブカフを脱気し，エアリークがあるかを確認する．カフリークがなければ，気道浮腫の可能性を考え，抜管を見送ることも選択肢の1つである．チューブエクスチェンジャーを留置した状態で抜管し，酸素投与を行いながら患者の呼吸状態を慎重に観察する．上気道閉塞を認めた場合はチューブエクスチェンジャーを用いてジェット換気を行うか，ガイドとして用いすみやかに再挿管を行う．後者の場合はガムエラスティックブジーでの代用も可能である．これらのガイドを気管内に残しても患者の自発呼吸の妨げとなることは少ないが，扱

いに習熟しているならラジフォーカス™などのガイドワイヤーを使用してもよい．再挿管時にはガイドワイヤー越しにこれらのガイドをまず再挿入し，そのうえで再挿管するとよい．

はじめに述べたように，マスク換気困難，挿管困難は重篤な副作用に直結する危機的状況である．抜管後の再挿管が困難と思われる症例で，気道確保困難が予測される場合，無理をしないということが重要である．

Advanced Lecture

■ 困難気道にはVFNI法を[8]

VFNI法は，経鼻エアウェイでマスク換気可能な症例すべてに対応している挿管方法である．気管支ファイバースコープ挿入口のついたY型コネクタ（スワイベルコネクタ™）を用い，人工呼吸管理下に，気管支ファイバー挿管を行うため，換気の必要性による気管支ファイバー操作時間の制限なく酸素化を保ちながら挿管操作を行い，また，患者は入眠しているため苦痛なく行える，患者に優しく安全な方法である（図5）．

おわりに

絶対確実な気道確保の方法はないので，状況に応じて何通りもの選択枝を常に想定しておく必要がある．そして何事も1人でしようとはせずに，応援を呼んだりコメディカルの協力を仰ぐことで，患者の安全を図ることが肝要である．

文献・参考文献

1) Difficult Airway Management（Popat, M. ed.），Oxford University Press, 2009
2) Sachin, K., et al.：Prediction and outcomes of impossible mask ventilation：A review of 50000 anesthetics. Anesthesiology, 110：891-897, 2009
3) Khan, Z. H., et al.：The diagnostic value of the upper lip bite test combined with sternomental distance, thyromental distance, and interincisior distance for prediction of easy laryngoscopy and intubation：A prospective study. Anesth Analg, 109：822-824, 2009
4) Nagaro, T., et al.：Surbey of patients whose lungs could not be ventilated and whose trachea could not be intubated in university hospitals in Japan. J Anesth, 17：232-240, 2003
5) 「Difficult Airway Management—気道管理スキルアップ講座」（中川雅史，上農善朗/編），克誠堂出版，2010
6) Kinouchi, K., et al.：Duration of apnea in anesthetized infants and children required for desaturation of hemoglobin to 95％．The influence of upper respiratory infection. Anesthesiology, 77：1105-1107, 1992
7) 第14章 麻酔からの覚醒．「周術期管理チームテキスト 第2版」（日本麻酔科学会・周術期管理チームプロジェクト/編），公益社団法人 日本麻酔科学会，2010
8) 谷上博信，井浦晃：開口障害，後屈困難の気道確保にはVFNI法を．LiSA, 19：306-310, 2012

プロフィール

石井朝美（Asami Ishii）
大阪府立成人病センター・麻酔科
専門：麻酔
レジデントとして，麻酔の臨床と臨床研究に没頭しています．学会ではVFNI法の紹介や，「おっさんの血管（前腕尺側皮静脈は男性で発達しているのでこう呼んでいます）」が中心静脈穿刺に有効であることを報告しています．

谷上博信（Hironobu Tanigami）
大阪府立成人病センター・麻酔科
専門：麻酔・集中治療
麻酔・集中治療の臨床業務と研究・教育がとても楽しいです．しかし，主任部長としてのいわゆる「管理職業務」は苦手です．そうは言うものの4年後に新病院開院を控え，現在は手術室・ICUの設計・企画に必死です．

第3章 周術期管理の基本の習得を目指す

8. 術後疼痛管理の戦略

長田　理

> ● Point
> ・術後の意識状態を考慮して，使用する薬物と投与方法を選択する
> ・意識に影響を及ぼさない局所麻酔薬・NSAIDsを積極的に活用する
> ・一律的なオピオイド投与よりも，個人差に対応できるPCA投与が望ましい

1. 術後管理の変遷

　わが国で麻酔科が設立されたのは，日本麻酔科学会が設立された今から約60年前といえるであろう．当時は手術を施行することが最優先であったため，術後疼痛管理という考えは乏しく「術後は痛みに耐えるもの」というのが一般的なイメージであった．その後の麻酔科学の発展により，オピオイドや硬膜外鎮痛法の利用が普及し，安定した術中管理だけでなく術後痛を緩和することが可能となった．とはいえ，当時の麻酔薬は作用時間が比較的長く麻酔状態からの回復に時間を要したため，「術後は安静状態を保ち回復状況を看視する」ことが必要であった．このような制約から痛みを感じさせないように意識レベルを低下させることもしばしばであり，事前に設定された投与法に従って医療従事者が鎮痛薬を投与していた．

　近年になり作用時間がさらに短い鎮痛薬・鎮静薬が利用可能となったため，従来問題であった覚醒遅延を臨床現場で見かけることは激減した．一方，術後の長期臥床に伴う問題として，入院期間が長引くこと，廃用性萎縮に加えて時として死に至ることもある静脈血栓塞栓症が注目されるようになった．また入院期間を短縮させることが医療経済的に重要視されることもあり，現在の術後管理は早期回復・早期社会復帰を指向することとなった．術後のすみやかな社会復帰を実現するために，現在の術後疼痛管理では意識レベルを低下させない鎮痛法が求められている．

　意識清明の患者であれば痛みが強く鎮痛薬が必要な状況を最も正確に察知することが可能であるため，医療従事者ではなく患者自身が専用デバイスを利用して鎮痛薬を投与する方法〔患者自己調節鎮痛法（patient-controlled analgesia：PCA）〕が利用できる．事前に設定された一律的な鎮痛薬投与では一部の患者には過量投与となる一方で一部の患者には過小投与となる事態が避けられないが，PCAを利用すればどの患者に対しても過不足なく鎮痛を確保できることもPCAが普及した理由である．

表1 術後疼痛管理の手法

時期	手術中	手術終了直後	術後
術後は清明な意識状態	・NSAIDsを利用 ・局所麻酔薬を利用	・NSAIDs・局所麻酔薬による対応 ・オピオイド投与は最小限に止める	・局所麻酔薬（PCA，反復，持続投与） ・オピオイド投与は最小限に止める
術後は（軽度）鎮静状態	・オピオイド効果を残存させる（中長時間作用性）	・オピオイド投与（滴定） ・デクスメデトミジン持続投与	・オピオイド（IV PCA） ・デクスメデトミジン持続投与

2. 目的に見合ったさまざまな術後疼痛管理法の選択（表1）

　術後疼痛管理にはさまざまな方法が利用されている[1]が，術中に使用した鎮痛薬の残存効果を利用するかどうか，術後の意識状態をどのようにしたいのかによって，次のように分類することができる．

1 術中使用するオピオイドの効果を残存させる

　全身麻酔中の鎮痛を目的に短時間ないし中時間作用性オピオイド鎮痛薬であるフェンタニル・モルヒネを投与するため，その残存効果を利用して術後鎮痛を得ようとする方法である．手術終了直後から（呼吸抑制など重篤な副作用が生じない程度の）穏やかな鎮痛状態が得られるため，一昔前は術後鎮痛において中心的な役割を担っていた方法である．しかしながら時として残存効果が強すぎることがあり，意識レベルの低下と呼吸抑制（呼吸数減少）が問題となることもしばしばであった．近年では薬物動態シミュレーションを用いた体内濃度の推定により，オピオイド鎮痛薬の効果を予測する方法が用いられるようになった．例えば，術後鎮痛を目的でフェンタニルを静脈内投与するには，フェンタニル効果部位濃度が1～2 ng/mL程度となるよう分割投与・持続投与するのが一般的である．このような薬物動態シミュレーションは"平均的な個体"を想定した方法であり，薬物効果の経時的な推移をイメージするのに役立つものの，実際の症例では過不足が生じることを理解することが必要である．

2 術中使用するオピオイドの効果を残存させない

　前述のように術中に使用したオピオイド鎮痛薬の残存効果を期待すると，時として過量投与となりすみやかな術後の回復を妨げることが問題であった．このような問題を解消するには，実質的な半減期が約3分という超短時間作用性オピオイド鎮痛薬レミフェンタニル（アルチバ®）を全身麻酔中の鎮痛薬として使用すればよい．この方法はすみやかな覚醒から社会復帰が可能となるものの，わが国でのレミフェンタニル発売直後に臨床現場で覚醒直後に激しい疼痛が問題となったように，意識が清明であるため（わずかな疼痛を感じる）不十分な鎮痛状態であると明確に痛みを訴えることに注意が必要である．

3 術後の意識状態に影響を与えない疼痛管理

　意識状態に影響を及ぼさずに創部痛を減弱させるには，局所麻酔薬を利用する方法と，消炎鎮痛薬（アセトアミノフェンやNSAIDs）を利用する方法が現実的である．

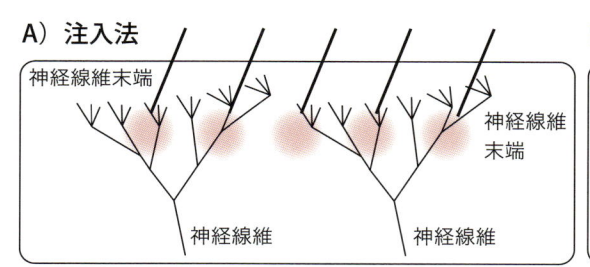

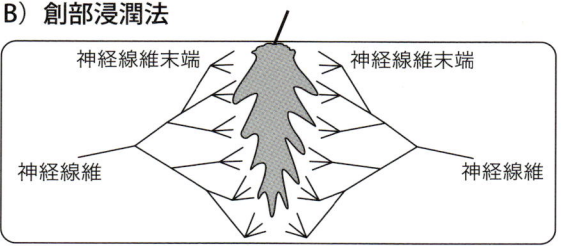

図1 局所麻酔薬の創部浸潤法
A) 注入法．A) は注射針を用いて薬液を注入した際の広がりをイメージしたもの．注射針の先端から球状に広がるため，広がりが十分な状況が生じやすい．B) 創部浸潤法．B) は創部に薬液を浸潤させた際の広がりをイメージしたもの．損傷した組織の断面積が大きいため浸潤は広範囲に及ぶうえ，閉創後に薬液を注入することで漏出を最小限に止めることができる（文献3より改変して転載）

1) 局所麻酔薬を利用する方法

疼痛（侵害刺激）を伝達する感覚神経に局所麻酔薬を作用させることで，侵害刺激自体を遮断する方法である．感覚神経に作用させる部位によって，以下のような方法が利用されている．

① 脊髄レベル（脊髄くも膜下麻酔・硬膜外麻酔）

開腹手術・下肢手術などの術後痛管理で硬膜外鎮痛法を利用する場合，0.2％ロピバカイン（アナペイン®）4～6 mL/時，疼痛増強時には3 mLを追加投与，といったプロトコルが利用されている．また，脊髄くも膜下麻酔（慣用的に脊椎麻酔，脊髄麻酔などとも呼ばれる）では短時間の作用であるため，術後痛対策が必要な状況では硬膜外鎮痛法が併用される．

② 末梢神経レベル（選択的神経ブロック）

解剖学的な位置関係や電気刺激を利用して，従来から閉鎖神経ブロック，腕神経叢ブロックなどの選択的神経ブロックが行われていた．近年では超音波画像診断装置を用いて神経（鞘）の位置を同定したうえで局所麻酔薬を注入する方法が広まりつつある．選択的神経ブロックは神経周囲に局所麻酔薬を浸潤させることで侵害刺激を劇的に減弱させることができるため，長時間作用性局所麻酔薬を利用したり，局所麻酔薬を反復/持続投与することで意識に影響を及ぼすことなく十分な鎮痛状態を得ることができる．カテーテルを挿入しておけば硬膜外鎮痛のように長期の鎮痛を行うことも可能である．周術期に抗凝固療法が施行されるような場合には有用な術後鎮痛の方法の1つであるといえる．一方，選択的神経ブロックは時として重篤な合併症をきたすため，手技を習得するには訓練が必要である．また，局所麻酔薬を大量に使用すると局所麻酔薬中毒をきたすため，創が大きい場合や広範囲に散在する場合などでは末梢神経ブロックのみで広範囲の安定した鎮痛を得るのが難しく，別の方法を併用すべきである．

③ 末梢組織レベル（創部浸潤ブロック）

局所麻酔薬を組織内に注入して痛みを取り除く局所麻酔であっても狭い範囲であれば無痛状態を作成することが可能である．皮膚は非常に強力なバリアであるため局所麻酔薬を経皮的に吸収させて局所麻酔を実現するのは困難であるが，切開された手術創部など皮膚によるバリアが破綻された部位であれば局所麻酔薬を散布するだけで簡便かつ確実に創部の鎮痛が可能である．近年は抗凝固薬服用中などの理由で術後硬膜外鎮痛法を利用できない症例が増えつつあり，このような局所浸潤麻酔（local infiltration analgesia：LIA）によって術後疼痛の軽減が再認識されている[2]．実際の手順としては，注射針を用いて局所麻酔薬を注入すると創部への広がりが不十分になりがちであるため[3]（図1 A），閉創時に創部全体に局所麻酔薬（毒性の少ない長時間作用性の

ロピバカインなど）を散布し，数分間は拭き取らないようにして浸潤させるのがポイントである（図1B）．

2）消炎鎮痛薬を利用する方法

非ステロイド系抗炎症薬（NSAIDs）は，プロスタグランジン（prostaglandin：PG）の合成酵素シクロオキシゲナーゼ（cyclooxygenase：COX）を阻害することで，疼痛を発生させる炎症反応を抑制する．内服・静注・筋注などさまざまな経路から体内に分布させられるため，術後に限らずさまざまな場面で鎮痛目的に利用されている．健常成人ではフルルビプロフェンアキセチル（ロピオン®50～100 mg静注）やジクロフェナクナトリウム（ボルタレン®50 mg挿肛）などが用いられる．

4 術後の意識レベルを低下させる疼痛管理

1）オピオイドによる術後鎮痛

① 医療従事者による滴定法

薬物を用いた疼痛治療の特徴は，客観的な指標ではなく患者の苦痛という主観的な指標を対象に薬物投与を調節することである．このため，1）患者の苦痛（疼痛）を認識し，2）疼痛軽減に必要な鎮痛薬の投与を行い，3）投与後の状態を再評価する，というくり返しが基本である．医療従事者による滴定法では，1）～3）のすべてを医療従事者が行い，適切な鎮痛効果が得られるまで少量ずつ鎮痛薬の静脈内投与をくり返すことになる．追加投与まで最低限観察する時間（投与間隔）と追加投与量を事前に検討して標準プロトコルを作成することが多いが，過量投与では意識レベルの低下・呼吸抑制（呼吸数減少）が生じ，過小投与では鎮痛効果が不十分となる．安全域が狭いこともあり，経験豊富な医療従事者による看視と調節が必要である．重篤な副作用である呼吸抑制（呼吸数減少）が生じた場合，呼吸を促しても対処できない場合には拮抗薬ナロキソンを少量ずつ（希釈して0.02 mgずつ，など）投与する．

② 患者自身による投与調節法

前述した医療従事者による滴定法では，1）患者が苦痛を感じはじめてから医療従事者が評価するまで，そして2）追加が必要と判断されてから実際に追加投与されるまでの時間は増強する苦痛に耐えなければならない．また，鎮痛効果は個体差が大きいため，事前に設定したプロトコルでは鎮痛が不足している状況であっても鎮痛薬の追加投与を受けられないこともしばしばである．一方で，感受性の高い個体ではプロトコルによる定期的な鎮痛薬投与だけで過量投与となり呼吸抑制など重篤な副作用を生じる危険性もある．このような問題点を改善するために，患者自身が苦痛（疼痛）を感じた時点で患者自身が鎮痛薬を投与するための方法として患者自己調節鎮痛法（PCA）が考案された．PCAを実施するためには，1）除痛を得るための単回投与量を設定し，2）追加投与までの時間間隔は鎮痛薬投与から最大効果が得られるまでの時間より長く設定し，3）鎮痛が得られるまでくり返し鎮痛薬を投与する，という3条件を実現できる注入システム（PCAポンプ）が必要である[4]．鎮痛が得られるまでくり返し鎮痛薬を投与するものの，除痛が得られたら（副作用の出現を避けるため）鎮痛薬の投与を行わないことが根幹であるため，このような手順を説明して確実に理解・実施できる患者だけにPCAを適応すべきである．

2）デクスメデトミジンによる鎮静と鎮痛

気管挿管などで気道確保されている状態では，手術部位の痛みを取り除く鎮痛とともに体動が制約されるために生じる苦痛を取り除く鎮静の両者を提供することが合理的である．選択的α_2作動薬であるデクスメデトミジン（プレセデックス®常用量0.2～0.7 μg/kg/時）は呼吸抑制を

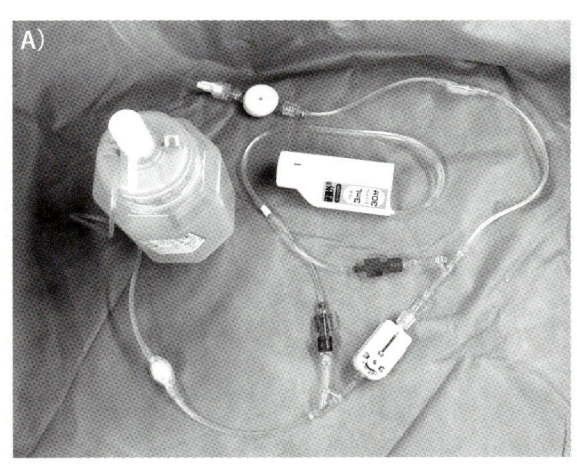

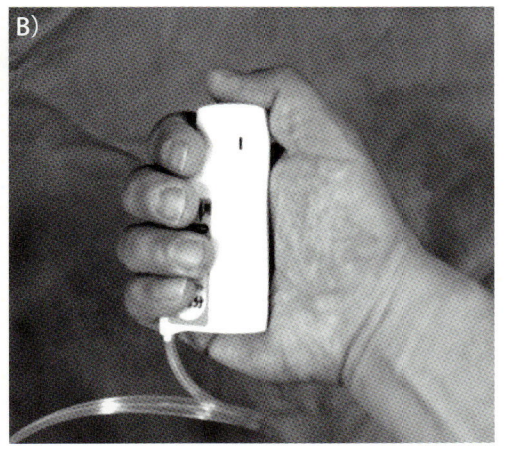

図2　ディスポーザブルPCAポンプ
バルーンの収縮力を利用したディスポーザブルPCAポンプの一例．ボタンを押すと指定量（この機器では3 mL）を注入することができる

きたすことなく鎮静と鎮痛の両作用が得られるため，術後しばらく気管挿管下で集中治療管理が行われる状況などで利用されている．

3. 将来の術後疼痛管理

　術後管理の変遷で述べたとおり，現代の術後管理では早期覚醒・早期抜管から早期回復・早期退院，そして早期社会復帰を指向することとなった．このような術後管理を求める声は今後とも高まっていくであろうが，将来市場に導入される新薬や革新的な機器により確実に現実的なものになろう．現時点ではまだ先進的な施設でのみ利用されているPCAであるが，急速にディスポーザブルPCAデバイスが利用されるようになっていることから，近い将来には一般的に利用されることになろう．簡便で確実に効果が得られるLIAでは現在ロピバカインなど長時間作用性鎮痛薬が利用されているが，投与後72時間程度の除痛が得られる局所麻酔薬徐放製剤の開発が着々と進みつつあることから，LIAは将来性のある術後鎮痛法といえよう．

文献・参考文献

1) 長田 理：レミフェンタニルによる全身麻酔と効果的な術後鎮痛．臨床麻酔，33：1013-1024, 2009
2) Johan, C. R.：Local Infiltration Analgesia for Pain After Total Knee Replacement Surgery：A Winner or Just a Strong Runner-Up? Anesth Analg, 113：684-686, 2011
3) 大和志保 ほか：生体代替モデルを用いた2つの局所麻酔薬投与法に関する比較検討．麻酔，60：1144-1148, 2011
4) 長田 理：IVPCA・持続注入法による術後鎮痛 フェンタニルを用いたIV PCA．日本臨床麻酔学会誌，30：23-28, 2010

プロフィール

長田　理（Osamu Nagata）
公益財団法人がん研究会 がん研有明病院　医療安全管理部・麻酔科
2012年夏から医療安全管理部の業務を担当しています．麻酔科の発展により周術期における患者の安全性が大きく改善していますが，麻酔科医としての知識と経験は病院全体の医療安全管理にも大きく役立っています．

第3章 周術期管理の基本の習得を目指す

9. ERAS® の概念と実践

谷口英喜

> **Point**
> - 術後回復能力強化プログラムは患者の術後回復能力を強化し予後を改善する周術期管理方法である
> - プログラムのエンドポイント（評価項目）は安全性の向上，在院日数の短縮，医療費の削減である
> - プログラムは，新しい薬剤や設備を導入するのではなく既存の技術を工夫してエビデンス（科学的根拠）に基づき実施される
> - プログラムの代表的なものが，北欧諸国で考案されたERAS®（enhanced recovery after surgery）protocolである

はじめに

近年，患者の術後回復能力を強化し予後を改善する周術期管理方法として**術後回復能力強化プログラム**が考案された．このプログラムは，新しい薬剤や設備を導入するのではなく既存の技術を工夫して**エビデンス**（科学的根拠）に基づき実施される周術期管理である[2]．単なる治療成績を評価するのではなく医療の質を向上させるために，**安全性の向上，在院日数の短縮，医療費の削減**がエンドポイント（評価項目）とされている．この概念は，1993年に米国で心臓血管外科手術の術後早期回復を遂行する工夫がfast track programと呼ばれたことにはじまる[3]．その後，北欧諸国で結腸直腸切除術の周術期管理に関してERAS®（enhanced recovery after surgery）protocolとして22の推奨項目（**表1**）と期待される効果が提唱された[2]．さらに，2008年には，ポルトガルにおいて同周術期に関してACERTO（acceleration of total postoperative recovery）projectが提唱された[4]．

1. ERAS® protocolの概念を理解するうえでの留意点

2012年にERAS® study groupより待機的な結腸，直腸，骨盤内手術および膵頭十二指腸切除術に関するERAS® protocolが発表された[5]．しかし，これらの概念を理解するうえで，わが国とは異なる医療環境での取り組みであることを留意すべきである．1点目に，北欧における同手術では**縫合不全**を中心とした術後合併症の発症率が30％以上と高値であったこと．それに対し，わ

表1　結腸直腸切除術における22の具体的な推奨項目および目的

時期/No		方策	目的
術前	1	入院前の患者教育および情報提供	治療の円滑化，情報共有，不安の除去
	2	術前腸管前処置および絶飲食の緩和	満足度の向上，生理機能の維持 術前の水分・電解質の維持（脱水の回避）
	3	炭水化物含有食品の積極的な摂取	術後のインスリン感受性維持，満足度の向上
	4	術前投薬（鎮静薬，アトロピン）の廃止	薬剤による副作用発生の機会減少，事故防止
	5	低分子ヘパリンなどの少量使用	血栓塞栓の形成予防
	6	抗生物質を術前（執刀前）に単回投与する	感染予防および不必要な投与の予防
術中	7	短時間作用麻酔薬（鎮痛，筋弛緩薬）の使用	術後の早期覚醒，離床および経口摂取促進
	8	硬膜外鎮痛の有効利用（胸部交感神経遮断）	疼痛軽減および手術ストレスに伴う反応の軽減
	9	手術創の短縮努力（腹腔鏡補助下，横切開）	
	10	術後経鼻チューブ留置の廃止	カテーテルの早期抜去，経口摂取の促進
	11	術中低体温の予防（正常体温の維持）	出血量の軽減，術後の早期覚醒
	12	周術期補液過負荷（水・ナトリウム）の回避	腸管浮腫を抑制，術後の消化機能改善の促進
	13	不要なドレーンを留置しない	疼痛の軽減，感染源の除去，離床の促進
術後	14	膀胱カテーテル使用期間の短縮	
	15	術後嘔気，嘔吐予防策の定型化	経口摂取の促進，疼痛の軽減，離床の促進，患者満足度の向上，在院日数の短縮
	16	術後腸管運動促進	
	17	術後疼痛制御の徹底（定期的な投薬）	
	18	術後早期の経口あるいは経腸栄養開始	
	19	早期離床促進プログラム策定	
	20	退院基準の明確化（入院前に呈示）	在院日数の短縮，不安の除去
	21	退院後フォローアップケアの促進	プログラム内容の見直し，改善，情報共有
	22	臨床的アウトカムの報告義務化	

文献1より改変して転載

が国では創部感染（surgical sight infection：SSI）が多く，術後縫合不全は北欧の半分以下の発症率である．2点目は，わが国の結腸直腸がん症例に対する手術では，病変が粘膜下層あるいは筋層まで達している場合にはD3郭清が一般的に行われ，諸外国にくらべ手術単独での5年生存率はステージ2でも80％以上の高い治療成績が得られていること[6]．以上のような違いを留意してERAS® protocolの概念を理解する必要がある．

2. 概念[2〜4]

1 エビデンスに基づいた周術期チーム医療

プログラムでは，術前長期間の絶飲食や緩下薬の投与，術後のルーチンなドレーンや胃管の留置など**エビデンス**のない行為は実施されない．そして，医師・看護師・薬剤師・管理栄養士・理学療法士・作業療法士・ケースワーカーおよび医療事務など多くの職種から構成される**周術期管理チーム**により遂行される．

2 対象疾患は高侵襲から低侵襲の手術まで幅広い術式におよぶ

当初，心臓血管外科手術と開腹結腸直腸切除術において合併症の発症率が高く在院日数が長い疾患から適応が始まった．その後，腹部大動脈瘤や膵頭十二指腸切除術[7]など周術期の合併症やリスクの高い対象患者に活用され，侵襲の小さい乳腺外科手術[8]や婦人科手術[9]，胃切除術[10]などでも効果が認められた．現在では，幅広い術式に適応が広がっている．

3 定義と現時点での評価

2011年に発表されたCochrane Database[11]においては，プログラムの導入による**合併症の発症率低下**と**在院日数の短縮**が報告されている．しかし，標準的なケアとして正当化するには，その他の評価項目に対する結果が**不十分**であることも述べられている．その理由は，現時点で有効性が示されている研究は小規模なものがほとんどで**RCT（randomized controlled trial）により示された研究はまだ少ない**ためである．

3. 実践項目[2〜4]

実践項目は術式により異なる．本稿では，2012年にERAS® study groupより**待機的な開腹結腸直腸周術期において提案されたERAS® protocolの内容**[5]を基本に，実践項目を紹介する．

1 術前管理

1）入院前にカウンセリングおよび情報共有を十分に実施する

入院前から医療従事者は，患者に手術術式と麻酔方法，予想される合併症，術後の疼痛管理方法，術前後の食事内容および摂食時間，リハビリテーション計画などの情報を知らせておく．この情報提供により，患者の不安を減弱させるとともに周術期の治療計画を医療従事者間でも共有できる．

2）術前消化管処置は必要最低限に実施する

従来から，結腸直腸の手術患者の術前には，術前絶飲食期間，緩下薬投与，抗菌薬による消化管洗浄などの術前消化管処置（mechanical bowel preparation：MBP）が実施されてきた．しかし，2009年に発表されたCochrane Databaseでは，**MBPは消化管手術の周術期患者に対して，積極的に行う根拠はない**と結論付けられている[12]．緩下薬を投与することで，消化管粘膜の壁構築が乱れ，糞便液状化による術中感染の危険が増え，下痢に伴う脱水症も生じることが指摘されている．緩下薬はルーチンには使用せず，**日常的に緩下薬を常用している症例**や，**左半結腸切除術あるいは直腸切除術症例の術前使用に限定**している．

3）可能な限り術前の絶飲食期間を短縮させる

術前は可能な限り飲食を制限せず，術後もすみやかに経口摂取を開始する．2009年の欧州静脈経腸栄養学会周術期ガイドライン[13]では，**術前夜からの絶飲食はほとんどの患者で不必要である**ことが明示された．米国およびEU加盟国では各国麻酔科学会と同様に2012年に**日本麻酔科学会からも術前絶飲食のガイドライン（表2）**が示された．

4）術前に炭水化物含有飲料を一定量摂取する

術後インスリン感受性を維持させる工夫の1つとして**胸部硬膜外鎮痛**や**運動療法**に加え，**術前炭水化物（carbohydrates：CHO）負荷**が推奨されている．経口的なCHO負荷にはCHO濃度が

表2　各国麻酔科学会ガイドラインより示されている術前の絶飲食時間
　　　（ただし，救急疾患や消化管狭窄疾患は適応外）

国名	絶飲食時間の目安（数値の単位は時間）	
	飲料：clear fluids※	固形食物：light meal※※
英国	3	6〜8
カナダ	2	6〜8
米国	2	6
ノルウェー	2	6
スウェーデン	2	術前深夜より
ドイツ	2	6
日本	2	目安として6〜8

※ clear fluidsとは①〜④の飲料のことを指す
　①水・お茶および炭酸飲料
　②ミルクを含まないコーヒー・紅茶
　③食物線維を含まないジュース
　④炭水化物含有飲料
※※ light mealとは，トーストを食べ清澄水を飲む程度の食事のことを指す（文献1より転載）

12.5％程度の高濃度CHO含有飲料を用いる．患者には，この飲料を術前日夜に800 mLを，術当日の手術2〜3時間前までに400 mLを摂取させる．この方法は，全身麻酔前の安全性が示され，術後の**インスリン感受性を維持**できる．しかし，2012年に術前CHO負荷に関するRCTによる評価が行われ，12の研究で在院日数の短縮は認められず，サブ解析をした場合に腹部の大手術（7つの研究）では在院日数を短縮することが示された．そして，解析対象となったおのおのの研究の質は低い，または高くないとも結論づけられた[14]．わが国では，術前には水分・電解質補給を目的とした**術前経口補水療法**が実施され，その安全性と有効性に関してエビデンスが示されている[15]．

2 術中管理

1）手術術式・皮膚切開は低侵襲の方法を選択する
可能な限り低侵襲で短時間の手術術式を選択することが推奨されている．腹部手術においては，腹腔鏡補助や皮膚の横切開により痛みや呼吸器合併症を減弱させると述べられている．

2）手術侵襲に伴うストレスを軽減する
手術侵襲に伴う痛みにより惹起される交換神経反射はストレスホルモンを誘導しタンパク異化を亢進させる．これにより術後の**インスリン感受性**が低下し，術後回復を遅れさせる一因となる．対策としては**胸部硬膜外鎮痛法**を併用することが提唱されている．

3）ドレーン留置も必要最低限にする
腹部の手術において感染機会や疼痛を増強させ術後回復能力を遅延させるために，肝臓・結腸・初回直腸術後の**ドレーン留置は不必要**である．

4）術後の早期経口栄養摂取，早期離床をめざした麻酔管理を推奨
短時間作用型の麻酔薬〔プロポフォールやレミフェンタニル（アルチバ®）〕を使用した全静脈麻酔により，患者の術後覚醒をすみやかにさせ術後の離床および経口摂取時間を早める．全静脈麻酔では，レミフェンタニルは長時間作用性の薬剤にくらべ催吐作用が弱く，プロポフォールの制吐作用も加わるために**術後の悪心嘔吐**（postoperative nausea and vomiting：PONV）の発生

表3 術後回復能力強化プログラムにおける麻酔方法例（腹式子宮全摘術の場合）

施行時期	麻酔方法
前投薬	鎮痛薬：セレコキシブ200 mg，アセトアミノフェン2 g（経口投与）
導入	硬膜外カテーテル留置TH9-TH11，リドカイン2％ 3 mL テスト注入 プロポフォール2〜2.5 mg/kg 静注 レミフェンタニル0.5 μg/kg/分 静注 Cisatracurium 0.15 mg/kg 静注
維持	プロポフォール6 mg/kg/時 静注 レミフェンタニル0.5 μg/kg/分 静注 硬膜外鎮痛として，ブピバカイン0.5％ 6 mL＋2 mg，モルヒネ（70歳以上は1 mgで） 制吐薬：デキサメタゾン8 mg静注 温風式・加温ブランケット（43℃） 水分バランス＜1,500 mL
筋膜閉創時	硬膜外鎮痛として，ブピバカイン0.125％ 12 mL または創部浸潤麻酔
手術終了時	制吐薬：オンダンセトロン4 mg 静注，ドロペリドール0.625 mg 静注
麻酔回復室	多角的な疼痛管理（必要に応じて①，②，③を組合わせる） 　①Sufentanil 10 μg 静注 　②モルヒネ5〜10 mg 静注 　③硬膜外鎮痛として，ブピバカイン0.25％ 5 mL 制吐薬：オンダンセトロン4 mg 静注，ドロペリドール0.625 mg 静注 水分経口摂取（随時） 経鼻酸素投与（必要に応じて） 尿路カテーテル留置時間4時間 追加で，成人にはアセトアミノフェンとして1回0.3〜0.5 gを頓用する
麻酔回復室の退出時	modified aldrete score＞12（呼吸，循環，意識，皮膚の色調から退室を判断）

文献16より著者が作成

が抑制される．また，PONVの危険性が高い患者には，術中からセロトニン（5HT3）受容体拮抗薬（わが国では，抗がん剤使用による嘔気嘔吐にしか保険適応がない）やデキサメタゾン（デカドロン®，デキサート®など），ドロペリドール（ドロレプタン®）など（わが国では制吐薬としての保険適応はない）を**制吐薬として予防的に投与する**．さらに，術後に胃管を留置することで経口摂取の開始時間が遅れるために術中および術後に**ルーチンには施行せず**，術中に必要があり留置した場合でも早期に抜去する．術中の体温管理は，輸液加温や室温保持，ベアハッカーなどを用いて加温し**正常体温を維持する**．表3に，腹式子宮全摘術に対する麻酔管理方法の例を示す[16]．

3 術後管理

1）十分に疼痛管理を実施して術後早期に離床できるようにする

術後の不動は，**インスリン感受性を低下**させるだけでなく呼吸機能低下や廃用性筋萎縮を引き起こし，血栓塞栓形成の危険も増加させるために術後合併症の発症率を増加させる．腹部手術においては，患者の全身状態が安定している場合，**術当日に2時間を目標に離床**し，その後は毎日6時間程度の離床を行う．術後の疼痛管理は，シクロオキシゲナーゼ2選択的阻害薬などの**非ステロイド系抗炎症薬**や少量の麻薬，神経ブロック，浸潤麻酔などを併用する**multimodal approach**が実施される．多職種で**術後疼痛管理チーム**またはプロトコールを組むことが効率的である．

2）早期の経口摂取を推奨

術後の経口摂取を円滑に開始するためには，麻酔からの覚醒が良好なことや疼痛管理が十分に

実施されていることに加えて，PONVが予防されていることが望ましい．術後患者が経口栄養摂取可能になれば，**輸液路も術後１日目には抜去**する．また，結腸直腸切除術後では，メタアナリシスにより，術直後からの消化管使用に関する安全性も確立されている．例えば，結腸手術後では，**術後４時間で経口摂取が開始できる**．

３）硬膜外鎮痛法を推奨

手術中から手術後には最低２日間は**胸部持続硬膜外鎮痛**を実施する．これにより，手術侵襲に伴う交感神経刺激を遮断し，神経内分泌反応を阻害し**体タンパク崩壊を最小限に抑える**ことができる．その他，消化管蠕動運動を促進させ**術後イレウスの発症を予防**し，経口摂取および離床を促進できる．また，血栓塞栓症形成のリスクが高い場合，情報共有を前提として**抗凝固療法を積極的に併用する**．例えば，低用量未分画ヘパリン投与症例では，硬膜外穿刺や硬膜外カテーテル抜去は投与から４時間経過後に，抜去後の投与は１時間以上経過後に行うことを主治医と担当麻酔科医で申し合わせる．

４）過剰な輸液負荷はしない

結腸切除術中および術後に**過剰輸液**を行うと術後の胃排出能が障害され経口摂取に障害が出て術後合併症が増加し，在院日数が延長することが報告されている[17]．このため，周術期を通して**水分およびナトリウムを制限した輸液療法**を実施する．

５）退院後のフォローアップとフィードバックを実施

退院後に患者から情報収集を行い，入院中の管理に関して振り返り，**フィードバック**を行い，さらなるプログラムの改善を追求する

おわりに

本文でも述べたように，ERAS® protocolの構成要素には，わが国ではすでに日常的な医療行為として実施されている項目も多い．しかし，構成要素の一部には，わが国へ導入すべきか否かの議論が必要な要素もある．わが国で，実施されているプログラムの１例として，神奈川県立がんセンター消化器外科で行われている術後回復能力強化プログラムの１例を呈示する（図）．一方，「エビデンスに基づきチーム医療を行うことで患者の術後回復能力を強化する」という医療現場における目標が明確に示された画期的な概念でもある．今後は，エビデンスを探求して，わが国の医療に合致したプログラムの確立をすることが望まれる．

図　胃切除手術前後のスケジュール

	～検査前々日	手術前日	手術当日 手術前	術後1日 HCU・ICU (B4)	術後1日 病棟	2日	3日	4日	5日	6日	7日	8日～
検査	胸・腹X線、血液、尿、心電図、肺機能、CT、超音波、胃透視、胃内視鏡			胸・腹X線 採血	胸・腹X線 採血						胸・腹X線 採血	
治療処置	除毛（専用のクリッパー使用）、おへその掃除、爪切り	13:00 下剤 マグミット®4錠 19:00 排便促進座薬	手術1時間前：弾性ストッキング [麻酔薬]	鼻から入る管 創部ガーゼ等 下肢ポンプ圧迫 痛み止めカテーテル（背中）	朝抜く 痛み止めの点滴（7時・19時） 血栓予防薬（皮下注射） 12時・22時 10時・22時 9時前後に抜く			日中だけ点滴（夜間はロック） 夜間は生理食塩水を使用し針は腕に残す		体重測定→担当看護師に		
薬		眠れない時 睡眠薬					朝食分～整腸剤・痛み止め内服					
体温		10時	6時	15分～数時間毎	6・10・14・18時	6・10・14・18時	10・14・18時	10・18時	10・18時	10時		
脈・血圧		10時	6時		6・10・14・18時	6・10・14・18時	10・14・18時	10・18時	10・18時	10時		
呼吸	禁煙・腹式呼吸・排痰・うがい練習・呼吸訓練器（トライボール™・スーフル）			深呼吸・排痰 半座位→座位								
活動	身長・体重・体脂肪率・腹囲を測定します	自由		2時間ごとに左右横向き	座位	歩行	自由 （目標：6時間以上の離床・適宜歩行や運動、おなかに力がかからない動き）					
食事	自由	朝～：3分粥 朝から絶食 OS-1は指定の時間まで お飲みください ※OS-1®開始後は他の水分は避ける		一切飲食できません		9時以降 飲水指導 昼から 流動食 1日間	昼から 3分粥 2日間	朝から 5分粥 2日間		朝から 全粥 退院まで	10時と15時のおやつに栄養補助食品を提供します	
尿				尿を出す管								
便					おならが初めて出た時、看護師に伝える		本人専用のカップで毎回尿量を測る		便2日に1回は便通があるところは拭く			
清潔	手洗い励行	入浴	・歯磨き ・髭剃り ・髪をまとめる ・入れ歯、コンタクトレンズ、ネックレス、指輪、時計などを外す ・化粧、マニキュア（足も）はしない		看護師が体を拭く			自分で拭けるところは拭く			シャワー	
説明指導	金曜日13時～：手術準備ビデオ 主治医：病状と手術について 麻酔医：麻酔について 薬剤師：内服薬について 栄養士：術後の食事について			手術後家族へ説明						退院ビデオを見て、退院準備をする 栄養指導（水曜日 15:40-16:20） 食事指導： ①規定量以内にする ②イスに座り30分以上かけて食べる ③食事後30分は臥床しない	退院指導 ①消化の良い物をゆっくりよく噛む ②2日に1回は便通があるようにする ③おなかを冷やさない等	退院は午前中にお願いします

このスケジュールはひとつの目安です。状態により変更もあります。神奈川県立病院機構 神奈川県立がんセンターホームページ： http://kcch.kanagawa-pho.jp/examination/clinicalpath.html （2013年4月閲覧）

文献・参考文献

1) 谷口英喜：あなたの知識を再整理！ 看護が変わる!? 周術期の術後回復能力強化プログラム．OPE nursing, 28：70-80, 2013
2) Fearon, K. C., et al.：Enhanced recovery after surgery：A consensus review of clinical care for patients undergoing colonic resection. Clin Nutr, 24：466-477, 2005
3) Cotton, P.：Fast-track improves CABG outcomes. JAMA, 270：2023, 1993
4) Oliveira, K. G., et al.：Does abbreviation of preoperative fasting to two hours with carbohydrates increase the anesthetic risk？ Rev Bras Anestesiol, 59：577-584, 2009
5) Nygren, J., et al.：Guidelines for Perioperative Care in Elective Rectal/Pelvic Surgery：Enhanced Recovery After Surgery（ERAS®）Society Recommendations. World J Surg, 37：285-305, 2012
6) 全国がん（成人病）センター協議会（全がん協）ホームページ公表資料：http://www.gunma-cc.jp/sarukihan/seizonritu/seizonritu.html（2013年4月閲覧）
7) Balzano, G., et al.：Fast-track recovery programme after pancreatico-duodenectomy reduces delayed gastric emptying. Br J Surg, 95：1387-1393, 2008
8) Arsalani-Zadeh, R.：Evidence-based review of enhancing postoperative recovery after breast surgery. Br J Surg, 98：181-196, 2011
9) Jensen, K., et al.：Postoperative recovery profile after elective abdominal hysterectomy：a prospective, observational study of a multimodal anaesthetic regime. Eur J Anaesthesiol, 26：382-388, 2009
10) Gravante, G. & Elmussareh, M.：Enhanced recovery for non-colorectal surgery. World J Gastroenterol, 18：205-211, 2012
11) Spanjersberg, W. R., et al.：Fast track surgery versus conventional recovery strategies for colorectal surgery. Cochrane Database Syst Rev, CD007635（doi：10.1002/14651858.CD007635.pub2）, 2011
12) Guenaga, K. F., et al.：Mechanical bowel preparation for elective colorectal surgery. Cochrane Database Syst Rev, CD001544（doi：10.1002/14651858.CD001544.pub3）, 2009
13) Braga, M., et al.：ESPEN guidelines on parenteral nutrition：Surgery. Clin Nutr, 28：378-386, 2009
14) Awad, S., et al.：A meta-analysis of randomised controlled trials on preoperative oral carbohydrate treatment in elective surgery. Clin Nutr, 32：34-44, 2013
15) Smith, I., et al.：Perioperative fasting in adults and children：guidelines from the European Society of Anaesthesiology. Eur J Anaesthesiol, 28：556-569, 2011
16) Jensen, K., et al.：Postoperative recovery profile after elective abdominal hysterectomy：a prospective, observational study of a multimodal anaesthetic regime. Eur J Anaesthesiol, 26：382-388, 2009
17) Lobo, D. N., et al.：Effect of salt and water balance on recovery of gastrointestinal function after elective colonic resection：A randomised controlled trial. Lancet, 359：1812-1818, 2002
18) 神奈川県立病院機構 神奈川県立がんセンターホームページ：http://kcch.kanagawa-pho.jp/examination/clinicalpath.html（2013年4月閲覧）

プロフィール

谷口英喜（Hideki Taniguchi）
神奈川県立保健福祉大学 保健福祉学部 栄養学科／神奈川県立がんセンター麻酔科
専門：麻酔・集中治療，臨床栄養，周術期体液管理・栄養管理，がんと栄養管理
　　　集中治療分野における栄養管理，経口補水療法，熱中症対策
日常医療では，従来から根拠もなく実施されていた医療行為がたくさんあった．しかし，術後回復能力強化プログラムでは，1つ1つの医療行為に明確なエビデンスが示されている．これからの医療に必要な姿勢としてエビデンスの基づいた医療（EBM：evidence based medicine）を学んで実践してほしい．

第4章 知っておくべき病気・病態の知識の整理

1. 悪性高熱症

向田圭子

Point

- 潜在的な筋疾患：骨格筋細胞内カルシウム（Ca^{2+}）調節異常[1〜4]
- 全身麻酔に使用する薬剤により誘発：揮発性吸入麻酔薬，脱分極性筋弛緩薬
- 致死的：進行は急激，体温が41℃以上で死亡率が50％以上
- 早期治療が重要：特効薬はダントロレン
- 遺伝子病：常染色体優性遺伝

はじめに

悪性高熱症（malignant hyperthermia：MH）は，薬剤誘発性の筋疾患で，発症頻度は全身麻酔15,000〜100,000件に1件[4]と稀であるが，発症に性・年齢の偏りがあり，男性（30歳未満）に多い[2]．術前にMH素因を診断することは困難で，麻酔中に発見と適切な治療が遅れると致死的（本邦の劇症型MHの死亡率は15％[5]）となる．MH発症時の病態は，骨格筋細胞内のCa^{2+}濃度の上昇による代謝亢進状態で[1〜4]，特効薬はダントロレン（ダントリウム®）である．MHの原因遺伝子は，骨格筋小胞体（sarcoplasmic reticulum：SR）からのCa^{2+}放出チャネルである1型リアノジン受容体（*RYR1*）と骨格筋細胞膜にある電位依存性カルシウムチャネル（DHPR）のα1サブユニット（*CNACA1S*）[1〜3]であるが，変異の多くは*RYR1*で同定されている．SRからのCICR（Ca-induced Ca release）速度の亢進があるMH素因患者やその家族では58％に*RYR1*変異が確認され，日本人では2,000人に1人の割合で*RYR1*の変異があると推計された[6]．*RYR1*変異が報告されたMH関連疾患は，先天性ミオパチー〔central core disease（CCD）[2,4,7]など〕，労作性熱中症[1,2]，運動誘発性横紋筋融解症[1,2]，悪性症候群[1]などがある．麻酔薬以外にストレス（高温環境，精神的興奮，ストレスなど）によるMH死亡症例からも*RYR1*変異が報告された[1,2]．

1. MHの病因

MH素因者には，潜在的に骨格筋細胞内のCa^{2+}調節の異常があり，揮発性吸入麻酔薬（セボフルラン，デスフルラン，イソフルランなど）や脱分極性筋弛緩薬（スキサメトニウム）により骨格筋細胞内のCa^{2+}レベルが上昇し閾値を超えると発症する[1〜3]と考えられている．Ca^{2+}が上昇

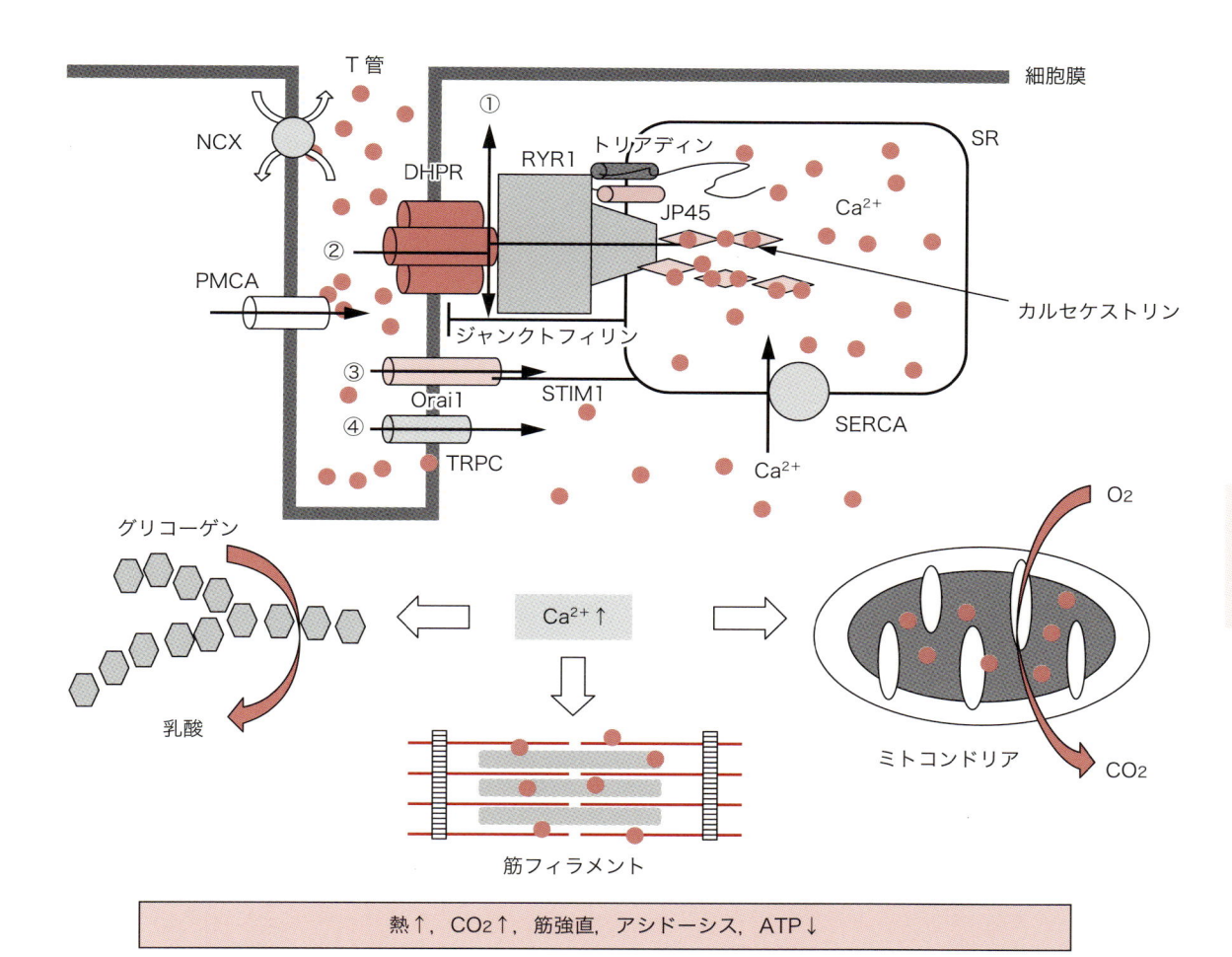

図1　骨格筋細胞内のCa²⁺調節の模式図

骨格筋細胞内のCa^{2+}の調節にはRYR1, DHPR, カルセケストリン（SRのCa^{2+}貯蔵タンパク質）以外にも種々のタンパク質が関与している．MH素因者の骨格筋では①の亢進が認められている．さらに②～④の増大も報告されている．ダントロレンは①～④に作用し，細胞質のCa^{2+}を低下させると考えられている〔広島大学悪性高熱症サイト（http://home.hiroshima-u.ac.jp/anesth/MH/MHmenu.htm）より許可を得て改変して転載〕

すると骨格筋細胞内では代謝が亢進し，酸素消費と二酸化炭素産生が増大し，ATPが枯渇し乳酸が増加する．その結果，呼吸性・代謝性アシドーシス，高体温，頻脈，筋強直を呈する（図1）[1～3]．さらに骨格筋細胞膜が障害されると，細胞内のK$^+$，CK，ミオグロビンなどが流出する．潜在的なCa^{2+}調節障害は，*RYR1*や*CNACA1S*の変異によるRYR1の機能異常（Ca^{2+}放出速度の亢進やリークの増加），細胞外からのCa^{2+}流入の増大が確認されている（図1）[2, 3, 8]．

2. MHの症状：呼気終末二酸化炭素濃度（ETCO₂）の上昇が重要

MHの初発症状として注目すべき症状はETCO$_2$の上昇である．原因不明の頻脈，体温上昇・高体温，筋強直，代謝性アシドーシス，発汗，高カリウム血症，ミオグロビン尿もMH症状である．

表1　劇症型MHの症状

	中央値	最大値
初発時間（分）	40	430
体温上昇速度（℃/15分）	1.00	5.20
最高体温（℃）	40.6	44.3
最高体温到達時（分）	120	600
$PaCO_2$（mmHg）	70.3	220
pH	7.123	6.55
Base Excess	−10.0	−30.0
CK（IU/L）	4,984	345,400

発症までは数十分，進行は急激
死亡要因　早期：高カリウム血症，徐脈，心室細動，心停止
　　　　　その後：DIC，肺水腫，肝不全，腎不全など多臓器不全

特異的な症状に乏しく多様で，発症のタイミングも麻酔薬投与直後から数時間と幅がある（**表1**）．麻酔中にETCO₂の上昇や原因不明の頻脈が出現した時点でMHと診断することは困難なことが多い．例えば，腹腔鏡下の手術では，頭低位と気腹により最大吸気圧の増加・ETCO₂の上昇が認められることがあり，MH発症との鑑別が問題となる．喘息発作，アナフィラキシー，呼気弁の作動不全，呼吸回路の死腔の増大でもETCO₂は上昇する．また，整形外科手術では下肢の駆血により体温上昇と駆血解除によるETCO₂の上昇が認められる．通常は駆血解除で体温は低下する．さらに，鑑別すべき疾患・状態として，敗血症，甲状腺クリーゼ，うつ熱，中枢性発熱，覚醒時のシバリングなどがある．MHは発症すると進行は急激で，体温上昇速度は15分間で1℃（**表1**），最高体温が41℃以上ではDIC合併率[4]が上昇し，死亡率も50％を越える．スキサメトニウム投与後の咬筋強直は，MHの初発症状と断定できないが，麻酔はTIVA（全静脈麻酔）とし，ETCO₂の上昇あるいはCK値の上昇を伴った場合はMHの確定診断を行うことが望ましい[1]．

3. 診断

1 臨床診断

欧米ではCGS（clinical grading scale）[9]が汎用されている．MHの症状を項目に分け点数化し，総計点からMHの確からしさをランク付けする（**表2**）．項目による点数が複雑で，MH発症早期（体温上昇や筋崩壊が発現する前）に治療された症例では点数が低くなるが，呼吸性アシドーシスや体温上昇は，数値基準以外に麻酔科医が不適切と判断した場合は加点され，麻酔科医の判断が重要視されている．CGSを利用したMH診断と治療について，MHApp（iPhoneアプリ，2013年4月確認）としてApp storeで販売されている[1]．本邦では，1974年に盛生らにより提唱された臨床診断基準で劇症型と亜型（あけい）に分類されている（**図2**）．数値基準として体温しかないため，麻酔中に簡単に診断できるが，MH以外の原因で体温が上昇した症例（中枢性発熱や敗血症など）が劇症型MHと診断される可能性がある．

表2 CGS (clinical grading scale)

プロセスI：筋強直	
全身筋強直	15
サクシニルコリン投与後の咬筋強直	15

プロセスII：筋崩壊	
サクシニルコリン投与後のCK上昇＞20,000 IU	15
サクシニルコリン非使用でのCK上昇＞10,000 IU	15
周術期のコカコーラ様着色尿	10
尿中ミオグロビン＞60 μg/L	5
血清ミオグロビン＞170 μg/L	5
血清K^+＞6mEq・L^{-1}（非腎不全）	3

プロセスIII：呼吸性アシドーシス	
適正な人工呼吸下に$P_{ET}CO_2$＞55 mmHg	15
適正な人工呼吸下にP_aCO_2＞60 mmHg	15
自発呼吸下に$P_{ET}CO_2$＞60 mmHg	15
自発呼吸下にP_aCO_2＞65 mmHg	15
不自然な呼吸（麻酔科医判断）	15
不自然な頻呼吸	10

プロセスIV：体温上昇	
不自然な体温上昇（麻酔科医判断）	15
周術期の不自然な体温上昇＞38.8℃	10

プロセスV：心症状	
不自然な洞性頻脈	3
心室性頻拍または心室細動	3

プロセスVI：家族歴	
1親等にMH素因あり	15
1親等以外のMH素因あり	5
※この項目はMH素因の診断に使用，MH発症時の診断に使用しない	

その他の指標	
動脈ガス分析　BE＜－8 mEq/L	10
pH＜7.25	10
ダントロレン投与による呼吸性代謝性アシドーシスの改善	5
MH家族歴と麻酔歴での特異所見	10
安静時CK高値（MH家族歴あり）	10

同一プロセス内の最高点をとり加算しない．
その他の指標のみ加算できる．
総得点によりMHランクを決定する

総得点	悪性高熱症ランク	悪性高熱症の可能性
0	1	否定的
3〜9	2	極めて低い
10〜19	3	低い
20〜34	4	可能性あり
35〜49	5	かなり高い
50〜	6	ほぼ確実

文献10より作成

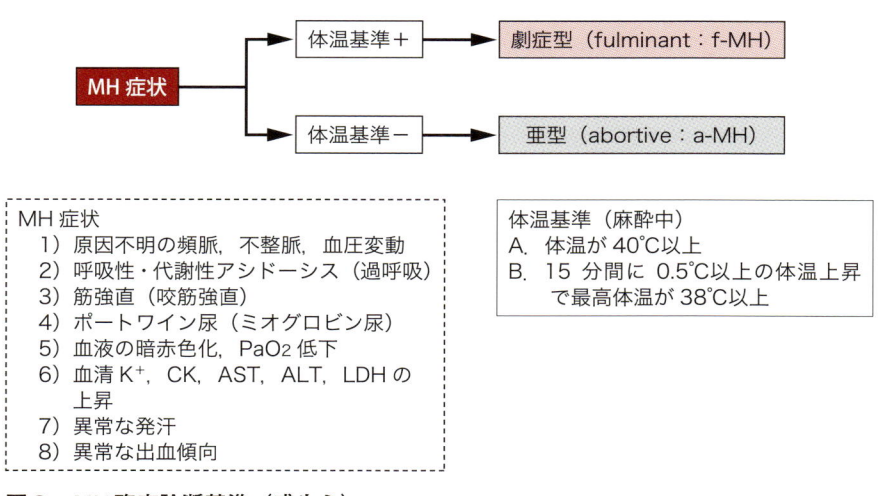

MH症状
　体温基準＋ → 劇症型（fulminant：f-MH）
　体温基準− → 亜型（abortive：a-MH）

MH症状
1) 原因不明の頻脈，不整脈，血圧変動
2) 呼吸性・代謝性アシドーシス（過呼吸）
3) 筋強直（咬筋強直）
4) ポートワイン尿（ミオグロビン尿）
5) 血液の暗赤色化，PaO_2低下
6) 血清K^+，CK，AST，ALT，LDHの上昇
7) 異常な発汗
8) 異常な出血傾向

体温基準（麻酔中）
A. 体温が40℃以上
B. 15分間に0.5℃以上の体温上昇で最高体温が38℃以上

図2　MH臨床診断基準（盛生ら）
　広島大学悪性高熱症サイト（http://home.hiroshima-u.ac.jp/anesth/MH/MHmenu.htm）より許可を得て改変して転載

2 骨格筋生検による診断

　欧米では，生検した筋束を電気刺激し，RYR1刺激薬であるカフェインあるいはハロタンを加えたときの筋拘縮からMH素因を診断するIVCT（*in vitro* contracture test）が行われている[1, 2, 4]．一方，日本ではスキンファイバーを用い，RYR1のCICR速度の亢進があればMH素因あり（陽性）と診断している．CICRテストの陽性率は劇症型MHで77％[5]である．これらの方法は，筋肉を摘出するという手術が必要な侵襲的検査であるため，乳幼児には勧められない．

3 遺伝子診断

　*RYR1*の変異は200以上報告されているが，MHの原因となる骨格筋のCa^{2+}調節異常が認定された変異は31しかない[2]．*CNACA1S*の変異は3つ報告され，DHPRの変化により*RYR1*の感受性亢進が確認された[8]．遺伝子診断は末梢血採血で診断できるため，非侵襲的で期待される確定診断方法であるが，*RYR1*は大きなタンパク質で，シークエンスには時間と費用がかかる．変異が確認されても，その変異のCa^{2+}調節機能異常についての検討が必要である．MH素因者で全*RYR1*のシークエンスを行っても，約30～40％[6]では変異が発見されてない．骨格筋のCa^{2+}調節に関与するタンパク質は種々あり（図1）[3]，これらの遺伝子変異が今後発見される可能性がある．

4. 治療（前述したMHAppも利用可）（図3）[1, 4, 10]

1 誘発薬剤の投与を中止

　MHを疑った時点で，誘発薬剤の投与を中止する．麻酔が必要な場合はTIVA（全静脈麻酔）と非脱分極性筋弛緩薬に変更する．気化器は麻酔回路から取り外す．しかし，従来推奨されていた麻酔器の交換は，時間のロスが多く効果が少ないため不要である[1, 10]．

2 過換気

　100％酸素，**10 L／分以上の高流量**で分時換気量は2～3倍にする．増大している酸素需要と二酸化炭素産生に対応すると同時に，高流量は麻酔回路内の揮発性吸入麻酔薬の洗い出しに効果的である．流量を低下させると麻酔回路内の吸入麻酔薬の濃度が再上昇する[2]．

3 ダントロレン投与

　初回投与量2～2.5 mg/kg．難溶性で，1 V 20 mgを60 mL蒸留水で溶解する．ポイントは，生理食塩水および電解質液では溶解しないので，必ず蒸留水を使用し投与は単独の静脈ルートから行うことである．60 kg成人の初期投与量は120 mgで6 Vとなり，投与量は360 mLとなる．ダントロレンは骨格筋のCa^{2+}を低下させ，代謝亢進状態を是正する．呼吸・循環が安定するまでくり返し投与する．最大投与量について，本邦の添付文書では7 mg/kgと記載されているが，10 mg/kgである[1, 4, 10]．

4 対症療法（図3）

　Ca拮抗薬はダントロレンとの併用は禁忌[1, 11]．不整脈に対して必要であればβ遮断薬かリドカインを投与[1]．

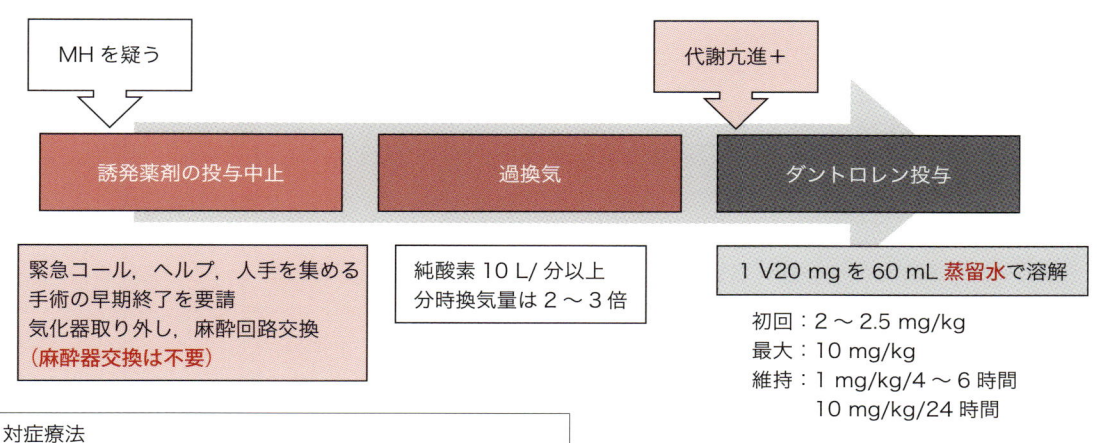

```
MHを疑う                    代謝亢進+
   ↓                          ↓
┌──────────────┐  ┌──────────┐  ┌──────────────┐
│ 誘発薬剤の投与中止 │→│  過換気   │→│ ダントロレン投与 │
└──────────────┘  └──────────┘  └──────────────┘
```

緊急コール，ヘルプ，人手を集める
手術の早期終了を要請
気化器取り外し，麻酔回路交換
（麻酔器交換は不要）

純酸素 10 L/分以上
分時換気量は 2～3 倍

1 V20 mg を 60 mL 蒸留水で溶解
初回：2～2.5 mg/kg
最大：10 mg/kg
維持：1 mg/kg/4～6 時間
　　　10 mg/kg/24 時間

対症療法
1. 高体温　冷却した生理食塩水 2,000～3,000 mL 輸液
　　　　　体表冷却
2. 高カリウム血症　GI 療法
　　　　　　　　　CaCl₂　0.1 mL/kg 静注
3. アシドーシス　過換気
　　　　　　　　重炭酸ナトリウム（pH<7.2）
4. 不整脈　アミオダロン（成人）
　　　　　リドカイン
　　　　　β遮断薬（頻脈）
　　　　　注：Ca 拮抗薬は禁忌
5. 尿量維持（2 mL/kg/ 時）　フロセミド
　　　　　　　　　　　　　　マニトール

処置
1. モニター（通常のモニター継続）
　　　　　深部体温
2. 静脈ルート確保
3. 動脈ライン・中心静脈ライン確保を考慮
4. 検査　K⁺
　　　　動脈血ガス分析
　　　　CK，ミオグロビン（血中，尿中）
　　　　血糖値
　　　　腎機能，肝機能，DIC のチェック
　　　　（発症時，30 分，4 時間，12 時間，
　　　　24 時間後）

図3　MH の治療

5 発症後の管理

24～48 時間は ICU 管理とする．約 20％にある MH の再燃，DIC，ミオグロビンによる腎不全に注意する．維持ダントロレンを投与量は 1 mg/kg/ 4～6 時間あるいは 10 mg/kg/24 時間．MH から回復した後は，今後の麻酔や遺伝性（血縁者の麻酔時にも注意）について説明し，確定診断（筋生検や遺伝子検査）や MH 友の会も勧めてほしい．

5. 素因者の麻酔

局所浸潤麻酔，伝達麻酔，硬膜外麻酔，脊髄くも膜下麻酔は安全である．全身麻酔は誘発薬剤を避け，ダントロレンの前投薬は必要ない[4]．ETCO₂ と体温の継時的なモニターと初回投与量のダントロレンの準備は必須である．麻酔器の準備は気化器をはずし，麻酔回路やソーダライムを新しいものに交換する．少なくとも 20 分間 10 L/ 分で麻酔器内の揮発性吸入麻酔薬を洗い出す[4]．最新の麻酔器はさらに長時間の洗い出しが必要で，チャコールフィルターは揮発性吸入麻酔薬の除去に著効する[2]．

6. 関連疾患

1 先天性ミオパチー

　*RYR1*変異が報告されMHと関連がある疾患は，CCD，MmD（multi-minicore disease），King-Denborough症候群（KDS），CFTD（congenital fiber type disproportion）がある[7]．CCDでは90％に*RYR1*変異が発見されている．MHとCCDの合併例は，RYR1刺激による感受性亢進があるが，C末端に変異があるCCDは，RYR1刺激薬によるCa^{2+}の上昇が認められなかった．

2 麻酔以外によるMH

　労作性熱中症とMH症例が混在する家系や労作性熱中症とMHを発症した症例がある．熱中症および運動誘発性横紋筋融解症で*RYR1*の変異が発見されている．身体的・精神的ストレスによりMH症状をくり返しIVCT陽性であった症例，高温環境や感染への暴露でMH様症状を認め，*RYR1*の変異（Ca^{2+}調節機能異常がある）が同定された2症例が報告された[1, 2]．変異*RYR1*を導入した細胞実験では，高温環境で骨格筋細胞内のCa^{2+}が上昇したことから，MH素因者の一部では，熱（高温環境）やストレスによりMH様症状を起こすことがある．しかし，大部分のMH素因者では，日常生活に制限はない[1, 4]．その他に悪性症候群の死亡例やスタチンミオパチーでも*RYR1*変異が確認された[1]．

Advanced Lecture

1. ダントロレンの作用

　ダントロレンはRYR1の特異的な拮抗薬で，SRからのCa^{2+}放出を抑制し，骨格筋細胞内のCa^{2+}濃度を低下させる[2, 3]．さらに細胞外からのCa^{2+}流入抑制作用も認められている（図1）[2, 3]．また，心筋の*RYR2*の変異によるCPVT（catecholaminergic polymorphic ventricular tachycardia：カテコラミン誘発性多形性心室頻拍）あるいは心不全の心筋細胞ではダントロレンによる改善作用が報告された[2, 11]．

2. Ca拮抗薬はなぜ禁忌？

　MHブタにベラパミルとダントロレンを併用すると循環虚脱をきたした報告から，併用禁忌とされている．Ca拮抗薬はそれ自身，培養骨格筋細胞のCa^{2+}を上昇させた[12]．Ca拮抗薬が作用するDHPRとRYR1は密接に関連し，DHPRの変化がRYR1機能に影響している[8]．

おわりに

　MHは早期発見・早期治療がポイントで，臨床診断が確定する前に治療を開始する．特に，発症率および死亡率が高い30歳以下の男性では，十分量のダントロレンの早期投与が必要である．ダントロレンは必ず蒸留水で溶解し，臨床症状や検査所見が改善するまでくり返し投与する．最大投与量とされている10 mg/kg以上の投与が必要な症例があるかもしれない[1, 4, 10]．

文献・参考文献

1) Bandshapp, O. & Girard, T.：Malignant hyperthermia. Swiss Med Wkly, 142：w13652.（doi: 10.4414/smw.2012.13652），2012
2) Hirshey Dirksen, S. J., et al.：Future directions in malignant hyperthermia research and patient care. Anesth Analg, 113：1108-1119, 2011
3) Stowell, K. M.：Malignant hyperthermia：a pharmacogenetic disorder. Pharmacogenomics, 9：1657-1672, 2008
4) Rosenberg, H., et al.：Malignant hyperthermia. Orphanet Journal of Rare Dis, 2：1-14, 2007
5) 向田圭子，河本昌志：悪性高熱症―最近の話題について―．日本臨床麻酔学会誌，32：682-690, 2012
6) Ibarra, M. C. A., et al.：Malignant hyperthermia in Japan：mutation screening of the entire ryanodine receptor type 1 gene coding region by direct sequencing. Anesthesiology, 104：1146-54, 2006
7) Jungbluth, H., al.：Core myopathies. Semin Pediatr Neurol, 18：239-249, 2011
8) Eltit, J. M., et al.：Malignant hyperthermia susceptibility arising from altered resting coupling between the skeletal muscle L-type Ca^{2+} channel and the type 1 ryanodine receptor. Proc Natl Acad Sci U S A, 109：7923-7928, 2012
9) Larach, M. G., et al.：A clinical grading scale to predict malignant hyperthermia susceptibility. Anesthesiology, 80：771-779, 1994
10) Glahn, K. P. E., et al.：Recognizing and managing a malignant hyperthermia crisis：guidelines from the European Malignant Hyperthermia Group. Br J Anaesth. 105：417-420, 2010
11) Kobayashi, S., et al.：Dantrolene, a therapeutic agent for malignant hyperthermia, markedly improves the function of failing cardiomyocytes by stabilizing interdomain interactions within the ryanodine receptor. J Am Coll Cardiol, 53：1993-2005, 2009
12) Migita, T., et al.：Calcium channel blockers are inadequate for malignant hyperthermia crisis. J Anesth, 26：579-584, 2012
13) ヨーロッパMHグループ：http://www.emhg.org/（2013年4月閲覧）
14) 北米MHグループ：http://www.mhaus.org/（2013年4月閲覧）
15) 悪性高熱症友の会：http://homepage3.nifty.com/JMHA/（2013年4月閲覧）

プロフィール

向田圭子（Keiko Mukaida）
広島県立障害者リハビリテーションセンター麻酔科
日々は臨床の麻酔に明け暮れています．週に1回広島大学麻酔蘇生学教室の研究室でMHの研究を続けています．子育てで培ったノウハウを活かし（放任でも過保護でもなく必要なときに適切なケア）骨格筋細胞の培養を行い，不思議な薬剤ダントロレンの研究を楽しんでいます．

第4章 知っておくべき病気・病態の知識の整理

2. 褐色細胞腫

木山秀哉

Point

- 褐色細胞腫は稀な疾患であるが，術前の見落としは周術期の重大な合併症につながる
- 高血圧に随伴する症状の有無を詳しく聴取する
- 高血圧を示さない場合があることに留意する
- 診断が確定している場合の術前管理方針を理解する
- 術中にはじめて褐色細胞腫を疑った場合，腫瘍摘出を試みないことが重要である

はじめに

予期せぬタイミングで腫瘍から大量のカテコラミンが放出されることで起きる急激な循環変動への対処，これが褐色細胞腫摘出術の麻酔の本質である．日常，バイタルサインの変動に慣れている麻酔科医にとっても，迅速な対応能力を試される病態である．

1. 疫学

褐色細胞腫はクロム親和性細胞由来のカテコラミン産生腫瘍で，約90％は副腎髄質に存在するが頭蓋底から膀胱に至る交感神経幹に沿って発生する**傍神経節腫**（paraganglioma）も病態生理的には同類として扱う．約10％の割合で悪性，両側性，家族性，副腎外発生，小児例を認めるため，**10％ disease** の別名がある．高血圧症の原因の約0.1％を占める，外科治療の適応となる疾患である．

2. 症状

発作性あるいは持続性の高血圧（Hypertension），頭痛（Headache），発汗（Hyperhidrosis）の症状が揃う典型例では，本疾患の存在を疑うことは容易である．これらの症状に代謝亢進（Hypermetabolism），高血糖（Hyperglycemia）をあわせて，**5H**と記憶する．しかし高血圧，頭痛，発汗の3主徴が認められるのは約1/4に過ぎない．褐色細胞腫摘出術を受けた患者の40％は術前に高血圧を示さず，無関係の画像診断で偶然発見された腫瘍（incidentaloma）であったとする報告がある[1]．

3. 麻酔科初期研修と褐色細胞腫

褐色細胞腫は，後述のように特に慎重な麻酔管理を必要とする重要な疾患であるが，比較的稀である．数カ月の研修期間に100例の麻酔を担当し全例が高血圧症であったとしても，100例中に褐色細胞腫患者が1例も含まれない確率は，高血圧症患者の0.1％が本疾患であると仮定して，$p = 0.999^{100} = 0.905$である．したがって短い麻酔科研修中に本疾患に遭遇する可能性はかなり低いと考えられる．それでは，初期研修医に褐色細胞腫に関する詳細な知識は不要だろうか？ 答は「否」である．

4. 褐色細胞腫について学ぶべきポイント

初期研修医にとって重要なことは，①術前診察時に，診断されていない，したがって当然治療されていない褐色細胞腫を見落とさない ②診断が確定している患者の術前管理の基本方針を理解する の2点である．術前診断されないまま，他の疾患や外傷で手術が行われた場合の危険性は非常に高く，80％の死亡率すら報告されている[2]．術中に本疾患を疑い適切に対処することは麻酔科専門医のレベルである．研修期間中，麻酔管理にかかわる機会があれば，急性の循環動態変動への対応を学ぶ好機である．

5. 術前診察

典型的症状を有する患者では，すでに診断されており術前管理を行ったうえで褐色細胞腫摘出手術が予定される．しかし患者も主治医も本疾患の存在に気づいていないこともある．下記症状や疾患を認める場合は，特に注意深い聴取と身体所見の把握が必要である．

- 発作性または持続性の高血圧，動悸，発汗
- 若年者の高血圧
- 通常の降圧薬治療が奏功しない高血圧
- 頸部の動きや排尿と関連する症状（異所性褐色細胞腫）
- 家族性の高血圧
- 高血糖を示す高血圧（カテコラミンは膵臓β細胞のα2受容体に作用してインスリン分泌を抑制する一方，肝臓β2受容体への作用はグリコーゲン分解を促進する）
- 多発性内分泌腫瘍症（multiple endocrine neoplasia type 2A，2B）
    甲状腺髄様癌，副甲状腺機能亢進症，Marfan症候群様体型
    MEN type 2A，2BではRET遺伝子の変異を高率に認める
- 他の系統疾患（神経線維腫症，von Hippel Lindau病）

術前に鑑別すべき疾患には，次のものが含まれる．

- 甲状腺機能亢進症
- 妊娠高血圧症候群
- 急性心筋梗塞

6. 疑いから確定診断まで

術前診察で褐色細胞腫を疑った場合，生化学的診断が重要である．尿中，血中のカテコラミンおよび代謝産物を測定する．アドレナリン，ノルアドレナリンは腫瘍組織のcatechol-O-methyl transferase（COMT）によって，それぞれメタネフリン，ノルメタネフリンに変換される．これらのO-メチル化代謝産物は持続的に血中，尿中に漏出する．尿中メタネフリン，ノルメタネフリンが正常上限値の3倍以上あれば，スクリーニング陽性と判断して血中カテコラミン測定による機能診断を行う[3]．採血時に血圧を測定することが重要で，正常血圧，無症状時の血中カテコラミン値が正常であっても褐色細胞腫を否定できないが，高血圧，有症状時に採血した血中カテコラミン値が正常であれば，褐色細胞腫を除外することができる[4]．MRI，CT，[131]I-MIBGシンチグラムで**腫瘍局在**を診断する[5]．2011年からは，より解像度の優れた[123]I-MIBGによるシンチグラムが使用可能となり，小さな病巣の検出に有用である．これら一連の検査は内分泌内科医が行うもので麻酔科医は通常関与しないが，分泌亢進しているカテコラミンの種類（優位性）と腫瘍の存在部位は，術式，術中の循環変動と関連するため，正確な把握が必須である．

7. 術前管理

褐色細胞腫は，循環系が長期にわたって高濃度のカテコラミンに曝されていることが病態の本質である．したがって摘出術に向けた術前管理は，①**末梢血管収縮による循環血液量不足** ②**カテコラミン心筋症の改善**が主眼となる．術前管理方針を列挙する．

- 循環血液量の正常化（輸液）
- 降圧〔選択的α_1遮断薬；ドキサゾシン（カルデナリン®），Ca拮抗薬〕
- 心機能評価（エコー，運動負荷試験）
- 頻脈，不整脈の治療（β遮断薬；必ず十分なα_1遮断が得られた後に開始）
  α_1遮断されていない状況でβ遮断薬を投与すると心不全，肺水腫を招く危険がある
- 代謝亢進（高血糖）の治療

画像診断の精度向上や遺伝子診断の進歩により，術前に高血圧を呈さない段階で発見される症例が増えている．**無症状褐色細胞腫**患者の術前にα_1遮断薬による血管拡張が必要か否かは議論がある[6,7]．治療をどの程度の期間続けてから手術を行うべきかに関して定まった見解はないが，術前状態として下記の条件が満たされることが推奨されている．

1）術前24時間以内の血圧が160/90 mmHg以下である

2）起立時の血圧が80/45 mmHg以上である
3）術前少なくとも1週間，心電図のST-T変化を認めない
4）5分間の心室性期外収縮が1個以下である

　ドキサゾシンは1～2 mg/日からはじめて，血圧が上記目標範囲におさまるまで数日ごとに漸増し，最大16 mg/日まで投与する．$α_1$遮断薬の投与開始後，起立性低血圧，ふらつきが生じることがあるので，就寝前から投与を開始する．心不全を合併していなければ輸液や高食塩食によって循環血液量を補正する[8]．

8. 術中管理

　5．術前診察で述べたように，褐色細胞腫の診断がされていない患者が他の手術を受ける際，本疾患に気づいて緊急対処することは初期研修医の能力を超える．この稿では診断が確定して，褐色細胞腫摘出術を予定された患者の術中管理を述べる．

　術中管理の基本は，以下の7点に集約される．

1 モニタリング

　ASA標準モニタリング（心電図，非観血的血圧測定，酸素飽和度，カプノグラフィー）に加えて，直接動脈圧測定は必須である．通常，局所麻酔下に橈骨動脈にカテーテルを挿入する．心拍出量や末梢血管抵抗を動脈圧波形から連続的に推定する方法は，輸液や血管作動薬に対する反応を評価するうえで有用である．しかし，腫瘍からのカテコラミン放出に伴って血管抵抗が急激に変化する場合，必ずしも迅速に追随できるわけではないことに注意が必要である．心機能（左室駆出率）が低い場合や，有意な心疾患を合併している患者では，経食道心エコーや肺動脈カテーテルによるモニタリングも適応となる．中心静脈圧は単独では前負荷の指標にはならないが，血管作動薬の投与ルートとして，中心静脈確保は必須である．

2 循環生理学

　褐色細胞腫に限らず，麻酔中の循環管理は前負荷，心収縮性，調律，後負荷のパラメータを考えて対処する．前負荷は動脈圧波形の呼吸性変動，心拍出量，肺動脈楔入圧，中心静脈圧，エコー所見に基づいて評価する．心収縮性も同様に動脈圧波形（dp/dt），心拍出量，エコー所見を参考とする．調律は心電図で解析できるが，後負荷は末梢血管抵抗として計算される値から推定する．

3 薬物投与

　循環動態安定化の方策は，輸液/輸血と血管作動薬投与である．以下の薬物を準備する．

- 血管拡張薬〔α遮断薬［フェントラミン（レギチン®）］，ニカルジピン，ニトロプルシド，ニトログリセリン，$MgSO_4$〕
- 血管収縮薬（フェニレフリン，ノルアドレナリン，バソプレシン）
- 強心薬（ドブタミン，アドレナリン）
- 抗不整脈薬（β遮断薬，リドカイン）

これらの薬物の多くは，インフュージョンポンプを用いて持続静脈内投与される．**8．術前管理**で述べたように，β遮断薬は血管拡張が得られている状態で投与する．MgSO$_4$は筋弛緩薬の作用を増強するため，筋弛緩モニタリング（TOF：train of four）が必須である．

4 術中高血圧への対処

たとえ褐色細胞腫の患者であっても，術中の血圧上昇に対して短絡的に血管拡張薬を投与，増量しないことが重要である．麻酔の原則に従って，下記のような**頻度の高い術中高血圧の原因を除外する**．

- 低酸素血症
- 高二酸化炭素血症
- 麻酔薬の絶対的・相対的不足（特に全静脈麻酔の場合，麻酔薬投与ルートの再確認）
- 鎮痛薬不足

手術野を注意深く観察することで，血圧上昇が手術操作（腫瘍圧迫）に伴うカテコラミン放出によるものか否かは，判断可能である．気腹操作で腹腔内圧が上昇すると腫瘍からのカテコラミン放出が増える．腹腔鏡下手術はモニタ画面で術野を観察できるが，開腹手術では副腎周囲の操作は麻酔科医側からは見えにくいので外科医とのコミュニケーションが重要である．

5 腫瘍摘出後の低血圧への対処

腫瘍の流出静脈が結紮されると，急激にカテコラミン濃度が減少するため血圧は低下する．多くは血管拡張薬の投与中止で対処できるが，血管収縮薬が必要な場合もある．フェニレフリン，ノルアドレナリン投与で血圧上昇が得られない場合，さらに強力な血管収縮薬としてバソプレシン投与も検討するが，**隠れた出血源を見落とさないことが重要である**．

6 血糖管理

カテコラミンはα$_2$受容体を介してインスリン分泌を抑制する．褐色細胞腫摘出後にカテコラミン濃度が急減すると，反跳性にインスリンの過剰分泌によって血糖が低下する．麻酔中は臨床症状で低血糖を診断することは不可能なため，腫瘍摘出後は**頻回の血糖測定**が必要である．アドレナリンはノルアドレナリンよりもインスリン分泌抑制作用が強いため，特にアドレナリン優位型の褐色細胞腫では低血糖のリスクが高いことに留意する[9]．

7 術後ICU管理

術前に循環血液量が補正されており，完全な腫瘍摘出が行われると術後比較的早期に血圧は正常化する．術後はICUで循環モニタリングを続行する．β遮断薬や鎮静薬投与下では低血糖症状がマスクされやすいため，ICU入室後も血糖の定期的な測定を続ける．両側副腎を摘出した場合は，**術後ステロイド投与**が必須である．

9. 麻酔薬の選択

褐色細胞腫摘出術の麻酔法に関して絶対的な優位性が示されたものはないが，カテコラミン分

泌を促進，交感神経刺激症状を増悪させる薬物は避けるべきである．日本で市販されている薬物のうち，下記は投与を控える．

- ケタミン，アトロピン：血圧上昇や頻脈をきたす
- エフェドリン：カテコラミン放出を促進する
- メペリジン：交感神経刺激作用を有する
- モルヒネ：ヒスタミン遊離作用がある
- スキサメトニウム：筋線維束攣縮による腹腔内圧上昇がカテコラミン放出につながる
- メトクロプラミド，ドロペリドール：カテコラミン放出を促進する危険がある

一方，現在主流となっている麻酔関連薬の大部分（プロポフォール，ミダゾラム，フェンタニル，レミフェンタニル，セボフルラン，デスフルラン，ロクロニウム）は大きな問題なく使用可能である．褐色細胞腫の手術では，きわめて短時間に循環動態が変動する可能性が高いことを考慮すると，**短時間作用性で調節が容易な薬物**を選ぶことが合理的であり，現行の麻酔薬/鎮痛薬/筋弛緩薬はいずれもこの条件を満たしている．

10. 手術中に発見される褐色細胞腫[10]

典型的な症状が認められない場合，術前診断は難しい．術中に下記の所見を認めた場合，本疾患の存在を疑うことが重要である．

- 麻酔導入/気管挿管時，オピオイド（フェンタニル，レミフェンタニル）の投与量にくらべて不釣合な血圧上昇，頻脈，不整脈
- 腹部操作（特に腎臓，副腎，後腹膜の周辺）による極端な血圧変動
- 説明困難な血圧低下（アドレナリン分泌優位型）
- 説明困難な代謝亢進（甲状腺クリーゼ，悪性高熱症との鑑別を要する）

術中に確定診断することは不可能であるが，少量のα$_1$遮断薬（フェントラミン）静注によって有意に血圧が低下すれば，褐色細胞腫を疑うべきである．術前の循環管理がなされていない状況で，摘出術に移行すると周術期死亡率はきわめて高いため，救命的手術以外は，可及的すみやかに手術を終了させて，決してそのまま褐色細胞腫摘出を試みない．術後はICUで厳重なモニタリングを行い，内分泌専門医の関与を早い段階で要請すべきである．

おわりに

褐色細胞腫は比較的稀な疾患であるが，診断できれば根治を期待できること，逆に診断がつかないまま手術/麻酔が行われた場合の危険性が高いことから，研修医であっても十分な知識を持つ必要がある[11〜13]．本疾患の周術期管理は，厳重な循環モニタリング下に強力な血管作動薬を投与するため，循環生理学を学ぶには最適の機会である．

文献・参考文献

1) Baguet, J. P., et al. : Circumstances of discovery of phaeochromocytoma : a retrospective study of 41 consecutive patients. Eur J Endocrinol, 150 : 681-686, 2004
2) Sellevold, O. F., et al. : Undiagnosed phaeochromocytoma in the perioperative period. Case reports. Acta Anaesthesiol Scand, 29 : 474-479, 1985
3) 成瀬光栄 ほか：褐色細胞腫・悪性褐色細胞腫の診療アルゴリズム．「褐色細胞腫診療マニュアル改訂第2版」（成瀬光栄，平田結喜緒／編，田辺晶代，竹越一博，方波見 卓行／編集協力），pp. 28-30，診断と治療社，2012
4) 柴田洋孝：症状，スクリーニング，機能検査．「褐色細胞腫診療マニュアル改訂第2版」（成瀬光栄，平田結喜緒／編，田辺晶代，竹越一博，方波見 卓行／編集協力）pp. 31-34，診断と治療社，2012
5) 褐色細胞腫 Pheochromocytoma：厚生労働省難治性疾患克服研究事業「褐色細胞腫の実態調査と診療指針の作成　研究班」ホームページ：http://poppy.ac/pheochromocytoma/index.html（2013年4月閲覧）
   ↑本邦の褐色細胞腫に関する詳細なデータ，患者さん向けの情報もある．
6) Bracker, L., et al. : Präoperative α-Rezeptoren-Blockade beim asymptomatischen Phäochromozytom? Pro. Der Chirurg, 83 : 546-550, 2012
7) Groeben, H. : Präoperative alpha-Rezeptoren-Blockade beim Phäochromozytom?-Kontra. Der Chirurg, 83 : 551-554, 2012
   ↑6〜7）無症候性の褐色細胞腫患者に術前α遮断は必要か否かを論じている（本文ドイツ語，英語の要約あり）．
8) 橋本重厚：薬物療法．「褐色細胞腫診療マニュアル改訂第2版」（成瀬光栄，平田結喜緒／編，田辺晶代，竹越一博，方波見 卓行／編集協力），pp. 53-54，診断と治療社，2012
9) 三原正朋，平田結喜諸：糖代謝異常．「褐色細胞腫診療マニュアル改訂第2版」（成瀬光栄，平田結喜緒／編，田辺晶代，竹越一博，方波見 卓行／編集協力），pp.24-25，診断と治療社，2012
10) 木山秀哉：術前に診断されていない褐色細胞腫．臨床麻酔，34：809-824，2010
    ↑術中に発見された褐色細胞腫症例をまとめた総説．
11) Kinney, M. A., et al. : Perioperative management of pheochromocytoma. J Cardiothorac Vasc Anesth, 16 : 359-369, 2002
    ↑褐色細胞腫の周術期管理を詳細に述べた総説．
12) Prys-Roberts, C. : Phaeochromocytoma-recent progress in its management. Br J Anaesth, 85 : 44-57, 2000
13) Mannelli, M., et al. : Perioperative management of pheochromocytoma/ paraganglioma : is there a state of the art? Horm Metab Res, 44 : 373-378, 2012
    ↑最新の総説であるが，麻酔に関する記載は限定的．

プロフィール

木山秀哉（Shuya Kiyama）
東京慈恵会医科大学麻酔科学講座 教授
専門：静脈麻酔，Difficult Airway Management，麻酔科医のノンテクニカルスキル
安全なフライトをめざすパイロットのように，麻酔科医は周術期の安全を最優先します．パイロットや航空管制官の安全への取り組みは，私達医療従事者にとって学ぶところが非常に大です．「空」への興味が気象学への関心につながって，大気現象の物理や化学を現在独学中です．その知識は医療ガスや揮発性麻酔薬の気化にも関連があり，思いがけず日々の麻酔に役立っています．

第4章 知っておくべき病気・病態の知識の整理

3. 甲状腺クリーゼ（ストーム）

片山勝之

●Point●

- 甲状腺クリーゼ（ストーム）は緊急の治療を要する致死的な病態である
- 未治療の甲状腺機能亢進症から発症することもあるが，外科手術（特に甲状腺手術）や外傷，感染，急性のヨード負荷（ヨード含有造影剤など），抗甲状腺薬の中断，妊娠などのストレスをきっかけに発症する
- 甲状腺中毒症状の極端な顕在化とともに複数の臓器不全に陥り死に至る
- 未治療あるいは不十分な治療の甲状腺機能亢進症患者の手術においては，周術期に甲状腺クリーゼを発症する危険性がある
- 甲状腺クリーゼの症状は，悪性高熱症やセロトニン症候群と似ており，意識障害，発熱，異常発汗，頻脈，下痢がみられたら疑うことが必要である
- 甲状腺ホルモンレベルやTSHなどの検査データでは，通常の甲状腺中毒と区別できず，あくまで臨床所見に基づいた診断が必要となる

はじめに

　日本甲状腺学会『甲状腺クリーゼの診断基準の作成と全国調査』班が2008年に診断基準第一版を発表し，それに基づき全国的な疫学調査が行われ，診断基準第二版が『甲状腺疾患診断ガイドライン2010』として発表され，米国甲状腺学会誌（Thyroid）に2012年7月公開されている．

1. 甲状腺クリーゼ（ストーム）の定義と診断基準

　日本甲状腺学会による甲状腺クリーゼの診断基準を表1に示す．これによると，「甲状腺クリーゼ（thyrotoxic storm or crisis）とは，甲状腺中毒症の原因となる未治療ないしコントロール不良の甲状腺基礎疾患が存在し，これに何らかの強いストレスが加わったときに，甲状腺ホルモン作用過剰に対する生体の代償機構の破綻により複数臓器が機能不全に陥った結果，生命の危機に直面した緊急治療を要する病態」とされる[1]．つまり甲状腺中毒症のベースのある患者に何らかのストレスがかかり，甲状腺ホルモンへの感受性が高まり，臨床症状が劇症化し臓器不全に陥るものと考えられる．

　米国においてはまだ明確な診断基準がなく，1993年にBurchらが発表したスコアリングシス

表1　甲状腺クリーゼの診断基準（第2版）

定義	
甲状腺クリーゼ（Thyrotoxic storm or crisis）とは，甲状腺中毒症の原因となる未治療ないしコントロール不良の甲状腺基礎疾患が存在し，これに何らかの強いストレスが加わった時に，甲状腺ホルモン作用過剰に対する生体の代償機構の破綻により複数臓器が機能不全に陥った結果，生命の危機に直面した緊急治療を要する病態をいう．	
必須項目	
甲状腺中毒症の存在（遊離T3 および遊離T4の少なくともいずれか一方が高値）	
症状（注1）	
1. 中枢神経症状（注2） 2. 発熱（38 度以上） 3. 頻脈（130 回／分以上）（注3） 4. 心不全症状（注4） 5. 消化器症状（注5）	
確実例	
必須項目および以下を満たす（注6）． 　a. 中枢神経症状＋他の症状項目1つ以上，または， 　b. 中枢神経症状以外の症状項目3 つ以上	
疑い例	
a. 必須項目＋中枢神経症状以外の症状項目2つ，または 　b. 必須項目を確認できないが，甲状腺疾患の既往・眼球突出・甲状腺腫の存在があって，確実例条件のa またはb を満たす場合（注6）	

（注1）明らかに他の原因疾患があって発熱（肺炎，悪性高熱症など），意識障害（精神疾患や脳血管障害など），心不全（急性心筋梗塞など）や肝障害（ウイルス性肝炎や急性肝不全など）を呈する場合は除く．しかし，このような疾患の中にはクリーゼの誘因となるため，クリーゼによる症状か単なる併発症か鑑別が困難な場合は誘因により発症したクリーゼの症状とする．このようにクリーゼでは誘因を伴うことが多い．甲状腺疾患に直接関連した誘因として，抗甲状腺剤の服用不規則や中断，甲状腺手術，甲状腺アイソトープ治療，過度の甲状腺触診や細胞診，甲状腺ホルモン剤の大量服用などがある．また，甲状腺に直接関連しない誘因として，感染症，甲状腺以外の臓器手術，外傷，妊娠・分娩，副腎皮質機能不全，糖尿病ケトアシドーシス，ヨード造影剤投与，脳血管障害，肺血栓塞栓症，虚血性心疾患，抜歯，強い情動ストレスや激しい運動などがある．
（注2）不穏，せん妄，精神異常，傾眠，けいれん，昏睡．Japan Coma Scale（JCS）1以上またはGlasgow Coma Scale（GCS）14 以下．
（注3）心房細動などの不整脈では心拍数で評価する．
（注4）肺水腫，肺野の50 ％以上の湿性ラ音，心原性ショックなど重度な症状．New York Heart Association（NYHA）分類4度またはKillip分類Ⅲ度以上．
（注5）嘔気・嘔吐，下痢，黄疸（血中総ビリルビン＞3 mg/dL）
（注6）高齢者は，高熱，多動などの典型的クリーゼ症状を呈さない場合があり（apathetic thyroid storm），診断の際注意する．（文献8より引用）

テム（**表2**）や，日本の診断基準が参考にされており，診断には臨床所見が重要とされている．

2. 甲状腺クリーゼの疫学

　日本では甲状腺クリーゼは年間入院患者10万人当たり0.20件の発生率で，甲状腺中毒症状をもつ患者の0.22 ％に発生すると報告されている[1]．
　特に高齢者に多く発症し，女性は男性の3 ～ 5倍多く発症する[2]．
　死亡率は未治療では50 ～ 90 ％，早期治療を受けても20 ～ 30 ％と報告されていた[5]が，最近の日本の報告では約10 ％と報告されている[1]．

表2　Burchらの提唱する甲状腺クリーゼ診断スコアリングシステム

	点数
1）体温調節異常	
・37.2〜37.7℃	5
・37.8〜38.2℃	10
・38.3〜38.8℃	15
・38.9〜39.3℃	20
・39.4〜39.9℃	25
・40℃以上	30
2）中枢神経症状	
・Absent	0
・Mild agitation	10
・Delirium, psychosis, lethargy	20
・Seizure or coma	30
3）消化器・肝機能異常	
・Absent	0
・Diarrhea, nausea, vomiting, abdominal pain	10
・Unexplained jaundice	20
4）誘因の存在	
・Absent	0
・Present	10
5）心血管異常	
ア）頻脈	
・90〜109回/分	5
・110〜119回/分	10
・120〜129回/分	15
・130〜139回/分	20
・≧140回/分	25
イ）うっ血性心不全	
・Absent	0
・Mild（edema）	5
・Moderate（bibasilar rales）	10
・Severe（pulmonary edema）	15
ウ）心房細動	
・Absent	0
・Present	10
合計点評価 ・45点以上は甲状腺クリーゼを強く疑う ・25〜44点は切迫状態 ・25点未満は否定的	

文献9をもとに作成

3. 甲状腺クリーゼの原因

　甲状腺ホルモンの急激な増加が，カテコールアミンへの反応性を高め，さまざまな細胞の甲状腺ホルモンへの反応性を高めるとする仮説を含め，内因的あるいは外因的誘発因子がどのような

表3 甲状腺クリーゼの誘発因子

薬剤　抗甲状腺薬の中止 　　　放射性ヨード薬 　　　チロキシン/トリヨードサイロニン過量 　　　細胞障害性化学療法剤 　　　アスピリン過量投与 　　　ヨード含有造影剤 　　　有機リン
感染症，敗血症
痙攣
肺塞栓症
熱中症，火傷
外科手術，外傷，甲状腺の乱暴な触診
代謝障害（糖尿病性ケトアシドーシス，低血糖）
妊娠
心的ストレス

文献10をもとに作成

機序で甲状腺クリーゼを起こすかについては解明されていない．甲状腺ホルモン過剰の程度（T4，T3の上昇とTSHの低下）は通常の甲状腺中毒症と変わりがないが，フリーT4（FT4）とフリーT3（FT3）の値は高いとする報告がある[4]．

甲状腺クリーゼの誘発因子を**表3**に示した．NSAIDsは甲状腺ホルモン結合タンパク（thyroxine binding protein：TBP）から甲状腺ホルモンを遊離させ，FT3とFT4を増加させる．アミオダロンは5'脱ヨウ素酵素を阻害しT4からT3への変換を抑制するが，アミオダロンはヨードを多く含むため，甲状腺機能低下（5〜25％）や甲状腺機能亢進（2〜10％）を引き起こすことがある[7]．

4. 甲状腺クリーゼの臨床症状と病態生理

循環器症状として，130〜140回/分を越える頻脈，うっ血性心不全，低血圧，不整脈，脱水，循環虚脱を呈する．40℃以上の発熱も稀でなく認められる．精神症状（興奮，不安，せん妄，精神症状，昏睡）は甲状腺ストームの診断に必須とされる．重症な嘔気嘔吐，下痢，腹痛，蠕動運動亢進，黄疸を伴う肝不全を伴うことがある．身体所見は，甲状腺腫大，眼球突出，眼瞼下垂，手指振戦，異常発汗，暖かく湿潤した皮膚など甲状腺中毒症と同様である[5]．

一般的な検査データの異常としては，カテコラミン濃度上昇に伴う高血糖，脱水に伴う高カルシウム血症，肝機能障害，白血球増多あるいは減少などがみられる．

甲状腺ホルモンは心臓血管系に作用し，末梢血管抵抗低下，肺高血圧症，頻脈，左室収縮亢進，高心拍出量を呈し，発汗による脱水がない場合には血圧低下に伴いレニン–アンギオテンシン–アルドステロン系が活性化され循環血液量が増加する．拡張期血圧が低下し脈圧が大きくなる．甲状腺中毒症では心房細動の発生頻度が2〜20％と高く，心房細動，肺高血圧症などを原因として右心不全や高心拍出量性心不全を呈する[6]．

5. 甲状腺クリーゼの治療

　基本的には甲状腺中毒症の治療と変わらないが，集中治療室で十分なモニタリングの基に多臓器不全に対するサポート治療が行われなければならない．脱水に対する十分な補液を行わなければならないが，うっ血性心不全を伴う場合には注意深く行う必要がある．

　第一に甲状腺クリーゼを誘発した原因疾患に対する治療を行わなければならない．そのうえで作用機序の異なるさまざまな治療を開始する．

① β遮断薬は，頻脈の治療と亢進したアドレナリン感受性を抑制する目的で投与する．プロプラノロール0.5～1 mg静注をくり返すか，短時間作用性のエスモロール（ブレビブロック®）またはランジオロール（オノアクト®）を持続静注する．

② チオアミドによって新たな甲状腺ホルモン合成を抑制する．T4からT3への転換も阻害するプロピルチオウラシル（PTU：チウラジール®/プロパジール®）は4時間ごとの静注で使われ，メチマゾール（MMI：メルカゾール®）にくらべてT3濃度の低下が早いとされる．

③ ヨード液（ルゴール®）は甲状腺ホルモン分泌を阻害するが，チオアミド投与1時間以後に投与しなければ新しく甲状腺ホルモンを合成する材料として使われることになる．

④ グルココルチコイドはT4からT3への転換を阻害し，心血管動態を安定化，潜在的副腎不全をカバーする．ヒドロコルチゾン100 mgを8時間ごとに静注する．

⑤ その他の治療薬として，頻脈治療目的にジギタリス，甲状腺ホルモン分泌阻害目的にリチウムが用いられることがある．

⑥ 血漿交換が甲状腺ホルモンレベルを著明に低下させることが報告されている[7]．

6. 症例

　数十年間医療機関受診歴のない69歳の女性．3カ月の経過で進行した安静時呼吸困難と10 kgの体重減少を主訴に循環器内科を受診し，甲状腺機能亢進症と心房細動と診断され入院した．甲状腺中毒に対してメチマゾールとカルベジロールの内服を開始，ニトログリセリンとジルチアゼムにより血圧と頻脈管理を開始した．頻脈治療のためにプロプラノロールを開始したところ血圧低下と尿量減少がみられたため，第2病日にICU入室し，ノルアドレナリン，コハク酸ハイドロコルチゾン，ルゴール®内服，ランジオロールを開始した．第3病日には血圧維持が困難となりIABPを開始し，CHFによる血液浄化療法も開始した．ICU入室後，不穏状態が持続しデクスメデトミジンによる持続鎮静を必要とした．第6病日には血行動態が安定しIABPを抜去，第7病日にはノルアドレナリンも投与終了した．第14病日にはランジオロールも終了し一般病棟へ退出となった．長期臥床に伴う全身筋肉の廃用性萎縮が著しく1カ月のリハビリテーション後，さらにリハビリテーションを続けるため転院となった．本症例は未治療の甲状腺機能亢進症の患者が軽度の気道感染を契機に甲状腺クリーゼに陥ったものと考えられた．

7. 麻酔管理

　甲状腺機能亢進症の麻酔に準じる．未治療の甲状腺機能亢進症の既往や緊急手術時に意識障害，

発熱，異常発汗，頻脈，下痢などを認めた場合は本疾患を疑うことが重要である．手術開始前に甲状腺クリーゼが診断されれば延期を検討する．交感神経刺激薬（エピネフリン，エフェドリン），アトロピン，ケタミン，パンクロニウムなどは甲状腺クリーゼの誘発因子となる可能性があるため，使用を避ける．高心拍出量のため吸入麻酔薬の呼気終末濃度が上がりにくくなるため，プロポフォールを用いた静脈麻酔を選択することが多いが，プロポフォールの必要量も増加するため脳波モニタを行って適切な麻酔深度を保つことが必要である．高心拍出量性心不全では循環系予備力が少なく，慎重な循環管理を要する．

甲状腺クリーゼは疼痛を誘因として術後発症することが多いため，アセトアミノフェンやオピオイドによる十分な鎮痛を行う．

おわりに

甲状腺クリーゼは周術期に発症した場合，悪性高熱症やセロトニン症候群と非常に類似した臨床症状を呈するため，適切に鑑別診断を進め早期に治療を開始することが重要である．本症の発生は稀ではあるが，いったん発症すると高い死亡率に繋がるため集学的治療チームによって慎重に対応する必要がある．

文献・参考文献

1) Akamizu, T., et. al.：Diagnostic criteria and clinico-epidemiological features of thyroid storm based on a nationwide survey. Thyroid, 22：661-679, 2012
2) Karger, S. & Führer, D.：Thyroid storm--thyrotoxic crisis：an update. Dtsch Med Wochenschr, 133：479-484, 2008
3) Fisher, J. N.：Management of thyrotoxicosis. South Med J, 95：493-505, 2002
4) Brooks, M. H. & Waldstein, S. S.：Free thyroxine concentrations in thyroid storm. Ann Intern Med, 93：694-697, 1980
5) Ross, D. S.：Thyroid Storm. UpToDate, 2012
6) Dahl, P., et al.：Thyroid disease and the heart. Curr Heart Fail Rep, 5：170-176, 2008
7) Vyas, A. A., et al.：Successful treatment of thyroid storm with plasmapheresis in a patient with methimazole-induced agranulocytosis. Endocr Pract, 16：673-676, 2010
8) 日本甲状腺学会ホームページ 甲状腺クリーゼの診断基準（第2版）：http://www.japanthyroid.jp/doctor/img/crisis2.pdf（2013年4月閲覧）
9) Burch, H. B. & Wartofsky, L.：Life-threatening thyrotoxicosis. Thyroid storm. Endocrinol Metab Clin North Am, 22：263-277, 1993
10) Klubo-Gwiezdzinska, J. & Wartofsky, L.：Thyroid emergencies. Med Clin N Am, 96：385-403, 2012

プロフィール

片山勝之（Katsuyuki Katayama）
手稲渓仁会病院麻酔科 部長 副院長
手稲渓仁会病院では3年コースと2年コースの初期研修プログラムを用意しています．麻酔・集中治療，救命救急は2年コース後に後期研修で専門医をめざした研修教育を行っています．北海道の地で熱い研修を望む若手医師よ，来れ！

第4章 知っておくべき病気・病態の知識の整理

4. アナフィラキシー

光畑裕正

● Point ●

- アナフィラキシーの頻度は少ないが，どのような薬物でも発症する可能性がある
- 麻酔中は症状の訴えがないため所見のみの診断になるため，アナフィラキシーの診断が遅れることがある
- 麻酔中の有害事象の鑑別疾患にはアナフィラキシーを常に考える
- 迅速に診断し，直ちに治療を開始することがアナフィラキシーの治療のポイントである

はじめに

アナフィラキシーは「Anaphylaxis is a serious allergic reaction that is rapid in onset and may cause death」と定義されている[1]．重篤なアナフィラキシーショックでは症状・所見の進行は非常に早く，抗原曝露から循環虚脱と呼吸停止までの中央値は薬物では5分である．治療が遅れれば死に至ることもあり，たとえ死を回避できたとしても重篤な合併症を残すこともある．迅速にアナフィラキシーと診断し治療を開始することが救命率を上げる最適な手段である．

1. アナフィラキシーの用語

European Academy of Allergology and Clinical Immunologyにより提唱されているものは[2]，アナフィラキシーを免疫学的アナフィラキシーと非免疫学的アナフィラキシーに分類する．免疫学的アナフィラキシー（immunologic anaphylaxis）にはIgE-mediated allergic anaphylaxisとnon-IgE（IgG-mediated, immune complex, complement-mediated）anaphylaxisがあり，免疫学的機序を介さない非特異的な反応を非免疫学的アナフィラキシー（non-immunologic anaphylaxis）とし，従来のアナフィラキシー様反応（anaphylactoid reaction）と対応する．発症機序が明らかになるまですべての反応をアナフィラキシーとして扱う．米国ではアナフィラキシーとアナフィラキシー様反応（anaphylactoid）が主に使用されているが，筆者は欧州での用語の使用法が好ましいと考える．

表1　アナフィラキシー診断の臨床基準

以下の3基準のうち1つが満たされればアナフィラキシーの可能性が高い：
1. 皮膚，粘膜，または両者の症状・所見（例，全身的な蕁麻疹，瘙痒または紅潮，口唇・舌・口蓋垂の浮腫）を伴う急性（数分から数時間）に発症する疾病 同時に，少なくとも下記の1つがあること 　a．呼吸器系症状・所見（例，呼吸困難，ラ音-気管支痙攣，喘鳴，最大呼気流速度の減少，低酸素血症） 　b．血圧低下，それに伴う終末臓器機能不全に伴う症状〔例，筋トーヌス低下（虚脱），失神，尿失禁〕
2. 患者に対しアレルゲンの可能性のある物質に暴露された後急激（数分から数時間）に発症する2つ以上の下記の症状： 　a．皮膚-粘膜の所見（例，全身的な蕁麻疹，瘙痒を伴う紅潮，口唇・舌・口蓋垂の浮腫） 　b．呼吸器系症状・所見（例，呼吸困難，ラ音-気管支痙攣，喘鳴，最大呼気流速度の減少，低酸素血症） 　c．血圧低下，またはそれに伴う症状〔例，筋トーヌス低下（虚脱），失神，尿失禁〕 　d．持続的な消化器症状（痙攣様腹痛，嘔吐）
3. 患者に対し明らかな抗原物質の曝露後の血圧低下： 　a．乳児と小児：収縮期血圧（年齢相当）の低下，または収縮期血圧の30％以上の低下＊ 　b．成人：収縮期血圧の90 mmHg以下への低下，または個々の患者での通常血圧の30％以上の低下

＊1ヵ月から1歳の乳児では収縮期血圧70 mmHg以下を，1歳から10歳では収縮期血圧（70 mmHg＋〔2×年齢〕）以下を，11歳から17歳では収縮期血圧90 mmHg以下を血圧の低下と定義する（文献17をもとに作成）

2. アナフィラキシーの診断

臨床診断を行うときに過少診断や過剰診断を避けるために標準的な簡便な診断基準を用いる（表1）[1, 3, 4]．アナフィラキシーの診断では皮膚・粘膜所見（80％以上の頻度）が最も重要であり，皮膚粘膜所見のないアナフィラキシーはほとんどないといっても過言ではない．

3. 全身麻酔中のアナフィラキシーの特徴

全身麻酔中はどの時期でもアナフィラキシーは起こる可能性があり，90％は導入時にみられる[5, 6]．約50％は循環器症状（血圧低下，循環虚脱，心停止）の初発症状にてアナフィラキシーと気がつくことが多い[7]．

術中に説明のつかない循環虚脱（血圧低下）や気管支痙攣があるときには，患者の体がすべて覆布で覆われて皮膚所見を見逃す可能性があるため，必ず覆布をめくって皮膚所見を確かめる．しかし，急激で重篤なアナフィラキシーでは皮膚症状が発現する前に循環虚脱や心停止になることがあるので，皮膚・粘膜所見がないことによりアナフィラキシーを完全に否定はできない．麻酔中の非免疫学的アナフィラキシーでは免疫学的アナフィラキシーにくらべ皮膚症状以外の症状の発現頻度は低く，重症度も低い傾向がある．IgEアナフィラキシーと非免疫学的アナフィラキシーではそれぞれの症状の発現頻度は，心循環器症状は84.4％，41.3％，気管支痙攣は34.4％，19.3％である[8]．

全身麻酔中の原因薬剤の頻度の高い順は，筋弛緩薬，ラテックス，抗生物質であり，この3薬物で約90％を占めている．クロルヘキシジンや血液製剤を含めたどのような薬剤でもアナフィラキシーは起こる可能性がある（表2）．

筋弛緩薬のアナフィラキシーの頻度は他の薬剤にくらべて高く[9]，筋弛緩薬の使用経験がなくても初回の筋弛緩薬の投与により15〜50％の患者でアナフィラキシーがみられる．筋弛緩薬によるアナフィラキシーの4人の内3人が女性であり，男女間で発症頻度に差がある．筋弛緩薬に

表2 医中誌Webの過去5年間の検索によるアナフィラキシー症例の原因薬剤

ラテックス	33	アプロチニン	3
抗生物質	25	NSAIDs	3
ロクロニウム	11	メチルプレドニゾロン	3
FFP	10	レミフェンタニール	2
プロポフォール	5	デスクメデトミジン	1
放射性造影剤	5	サビオゾール	1
プロタミン	4	ヘスパンダー	1
赤血球製剤	4	ヘパリン	1
局所麻酔薬	4	フィブリン糊	1
メチルエルゴタミン	4	ベクロニウム	1

数字は症例数

よる有害事象の20〜50％が非免疫学的アナフィラキシーであり，非特異的な肥満細胞や好酸球の活性化による．

4. アナフィラキシーの標的臓器

アナフィラキシー時の標的臓器は，皮膚・粘膜，心血管系，呼吸器系，胃腸管系であり，ショックの病態は末梢静脈拡張と血液成分の血管外漏出による静脈還流の減少による循環血液量減少性－血液分布異常性ショックと心機能抑制を伴う混合性ショックである．

アナフィラキシーショック時の心機能障害の頻度は，前胸部痛は15％，不整脈は7％である[10]．ヒト心臓肥満細胞（human heart mast cells：HHMC）はアナフィラキシー時の重要な反応細胞であり，HHMC脱顆粒は心肺機能障害と死亡に関して重要な役割を果たしており，心臓は主要な標的臓器である[4]．気管支痙攣は左室充満容量を減少させ，これらの病態が相まって重度な血圧低下を促す．アナフィラキシー時には頻脈になることが多いが，徐脈を呈することがあり，筋弛緩薬によるアナフィラキシーでは12〜30％に徐脈がみられる．アナフィラキシーショック時には急性冠症候群（アレルギー性狭心症）を発症することがあり，少なくとも30分以内に典型的な前胸部痛，呼吸困難，動悸，吐き気，嘔吐，失神，蕁麻疹，瘙痒，大量発汗，顔色蒼白，虚脱，徐脈がみられる．Kounisはこの症候群を2型に分類し，1型は冠動脈疾患のない患者で血管内膜機能不全により冠血管攣縮を発症し心筋虚血が起き，時には心筋梗塞に進むこともある．2型はアテローム性疾患がある患者で，血管攣縮と肥満細胞からのタンパク質分解酵素によるプラーク被覆コラーゲンの破壊の結果アテローム性プラークの破裂が起き，冠血管閉塞が生じ急性心筋梗塞を発症する[11]．

5. アナフィラキシーの治療

1 薬剤によるアナフィラキシー治療

循環虚脱や重度な気管支痙攣の場合には心肺蘇生に準じた治療が必要である．気道の確保，呼

表3　アナフィラキシーショック時の心肺蘇生

呼吸が認められる⇒　気道の確保，呼吸補助　⇒　補液1,000 mLを急速に！
呼吸がないとき　　⇒　心肺蘇生（C-A-B） 　胸骨圧迫から開始⇒気道確保⇒呼吸補助 　　心マッサージは30：2（胸骨圧迫：換気）で100回/分以上の胸骨圧迫

（文献12をもとに作成）

表4①　薬剤によるアナフィラキシーの症状別治療法

蕁麻疹		
経過観察するだけで十分なこともあるが，強い瘙痒や全身性蕁麻疹は治療する．軽度の症状でも，重篤な反応の前駆症状のことがあるので，静脈路の確保は必ず必要であり，症状が完全に落ち着くまで静脈路は確保しておく．		
・散在性蕁麻疹 ジフェンヒドラミン （ベナスミン®，レスミン®）	成人　　25〜50 mg経口，筋注または静注 小児　　1.25 mg，経口，筋注または静注 （必要に応じて2〜3時間ごとに投与） （静注時には血圧低下を起こすことがあるので注意）	
・癒合性，全身性蕁麻疹 ジフェンヒドラミン （ベナスミン®，レスミン®）	成人　　25〜50 mg経口，筋注または静注 小児　　1.25 mg，経口，筋注または静注	
シメチジン	成人　　300 mg（20 mLに希釈して）静注 （アナフィラキシー時の投与量が明確でないため小児には薦められない） （必要に応じて6〜8時間ごとに）	
または ラニチジン	成人　　50 mg（20 mLに希釈して）静注 小児　　12.5〜50 mg（1 mg/kg）希釈して静注 （必要に応じて6〜8時間ごとに）	
気管支痙攣		
1. マスクによる酸素投与（6〜8 L/分） 2. β_2作動薬（サルブタモール200 μg〔サルタノールインヘラー®，1吸入100 μg〕）の吸入，（2〜3回の深呼吸で），アドレナリンの吸入（0.3 mg/5〜10 mL生食溶液） 3. アドレナリン 　　0.1〜0.2 mgの筋注，最大1 mgまで 　小児　0.01 mg/kg筋注，最大0.3 mgまで		
喉頭浮腫		
1. マスクによる酸素投与（6〜8 L/分） 2. アドレナリン0.1〜0.2 mgの筋注，最大1 mgまで 3. 喉頭浮腫が進行性のときには早期に気管挿管（輪状甲状靭帯穿刺）を行う		
血圧低下		
・血圧低下のみ 1. 下肢挙上 2. マスクによる酸素投与（6〜8 L） 3. 反応がなければ昇圧薬，最初はエフェドリン5〜10 mg静注 4. ドパミンを2〜20 μg/kg/分を投与し収縮期血圧を90 mmHg以上に維持 5. 血圧上昇しなかったら，アドレナリン5〜10 μg（0.2 μg/kg）を2〜5分間で静注，または1〜4 μg/分点滴静注		

吸の管理，循環の管理（救急蘇生のABC）を行う（表3）[12]．

第一選択薬は高流量酸素とアドレナリン，補液であり，あくまでグルココルチコイドと抗ヒスタミン薬は第二選択薬である[3]．アナフィラキシーの治療指針を表4①，②に示す．

アドレナリンはα_1作用による血管収縮，末梢血管抵抗増加，粘膜浮腫減少，α_2作用によるノルアドレナリン放出抑制，β_1作用による心筋収縮力増加，心拍数増加，β_2作用による気管支拡張，脱顆粒抑制などの薬理作用によりアナフィラキシーの治療に適している．表5に各ガイドラ

表4② 薬剤によるアナフィラキシーの症状別治療法

アナフィラキシーショック
1. 人手を集める（非常に重要）；患者の経過・治療内容を厳密に記録する（記録係）
2. マスクにて酸素投与（6〜8 L）
3. 静脈路の確保
4. 喉頭・咽頭浮腫が進行すれば気管挿管
5. 仰臥位で下肢挙上
6. 補液を最大限に輸液（血圧が回復するまで）：1〜2 Lを補液し最初の5分間で5〜10 mL/kg，小児は最初の1時間で30 mL/kg
7. アドレナリン0.2 μg/kgを静注，必要に応じて追加，もし点滴路がなければアドレナリン0.3 mgを筋注，小児の場合は0.01 mg/kgを筋注，必要に応じて繰り返し投与
8. H_1受容体拮抗薬（ジフェンヒドラミン®25〜50 mg静注）を投与
9. H_2受容体拮抗薬（ラニチジン®50 mg静注，小児では1 mg/kg）を投与
10. β作動薬（サルブタモール®）を2〜3パフ吸入
11. コルチコステロイドを投与する（ハイドロコルチゾン1〜5 mg/kg）
12. アドレナリン投与で血圧の改善がみられないときは，ドパミン2〜20 μg/kg/分を点滴静注，反応が悪いときにはノルアドレナリン（ノルアドレナリン1 mg/1 mL/1 A）を100 mLに希釈し，0.02〜0.04 mg/kg/分の投与量で点滴静注
13. アドレナリンで症状の改善しないとき（β遮断薬，ACE阻害薬服用患者などでアドレナリン抵抗性アナフィラキシーショック時）またはカテコラミンでの治療で血圧回復がみられないとき ①バソプレシン2単位の投与し，血圧に応じて2〜5単位を繰り返し投与，②グルカゴン1〜5 mg（小児では20〜30 μg/kg，最大1 mg）を静注，その後点滴静注で5〜15 μg/分，③4％メチレンブルーを1.5 mg/kg（120 mg）を1回投与しその後120 mgを症状に応じて点滴投与（①・②・③とも確立された治療法ではない）

表5 ガイドラインによるアドレナリン投与量

筋注
成人では0.2 mg〜0.5 mg，必要に応じて5分ごとに投与（最大1 mg） 小児では0.01 mg/kg（最大0.3 mg）筋注
静注（血圧低下時）
5〜10 μg（0.2 μg/kg）
静注（循環虚脱時）
100〜300 μg （米国） 100〜200 μg （仏国） 100 μg （スカンジナビア） 50 μg （英国）
点滴静注（一般的に点滴静注が薦められる）
5〜15 μg/分（初期投与量，米国3学会） 1〜4 μg/分（米国） 0.05〜0.1 μg/kg/分（仏国・スカンジナビア）

インの投与量を示す．

　アナフィラキシーショックでは末梢血管拡張と毛細管透過性亢進により循環血液の血管外漏出が起こり，発症10分後までに循環血液量が50％まで血管外に漏出し[13]，重篤な循環血液量低下性ショックの病態になるため，積極的な輸液治療が必須である（表4②）．

　高流量の酸素を投与する．軽度の気管支痙攣による呼吸困難に対しては$β_2$アドレナリン作動薬の吸入を行う．改善がみられなければアドレナリンを投与する．

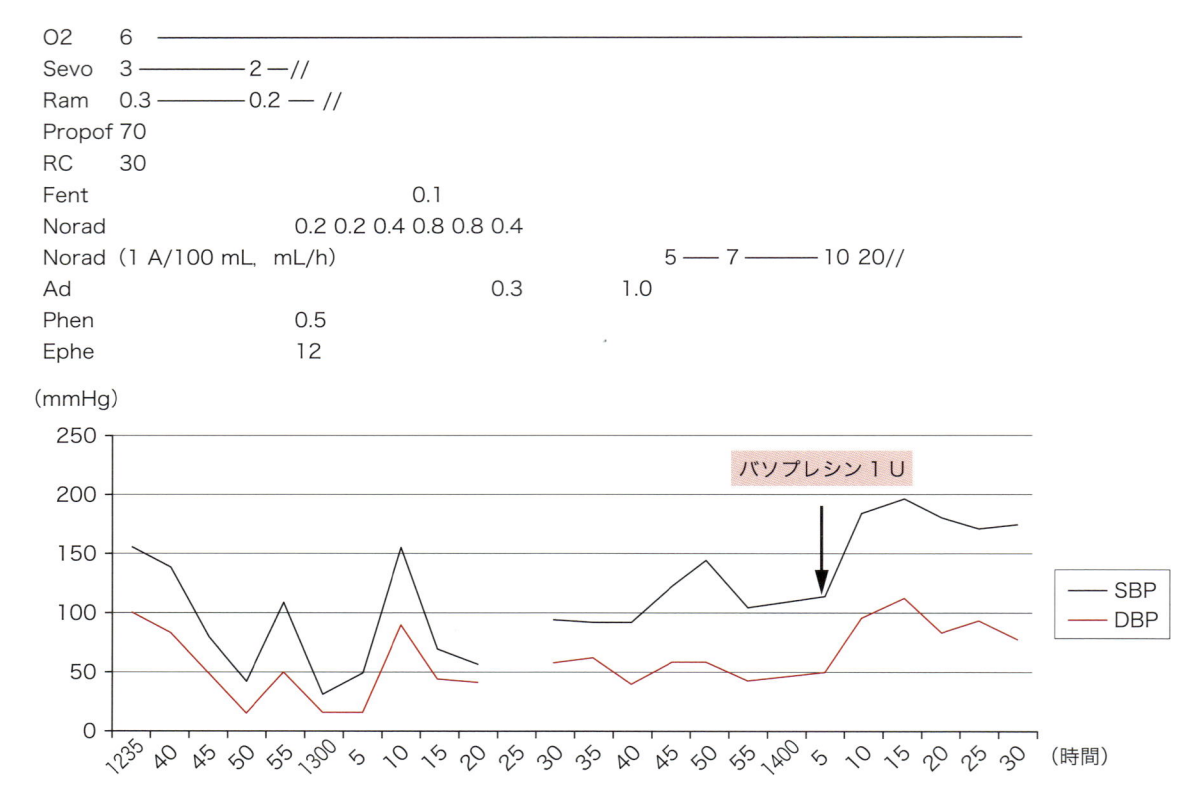

```
O2      6  ─────────────────────────────────────────
Sevo    3 ───────2─//
Ram     0.3 ──────0.2 ─ //
Propof  70
RC      30
Fent                             0.1
Norad                0.2 0.2 0.4 0.8 0.8 0.4
Norad（1 A/100 mL，mL/h）                    5 ── 7 ──── 10 20//
Ad                                    0.3      1.0
Phen                      0.5
Ephe                      12
```

図　アナフィラキシーショック時のバソプレシンの効果
プロポフォール70 mg，臭化ロクロニウム30 mgでの導入1分後に全身の紅斑と顔面浮腫を認めた．心電図では心室性の2段脈，ST低下の虚血性変化を示し，心エコー所見では左室下壁のびまん性の壁運動低下がみられた．血圧回復後心虚血の所見は回復し一過性のものであった．術後の検索でも心疾患は認められなかった．バソプレシン1U投与後すべてのカテコラミンを含む昇圧薬から離脱でき，尿量も確保できた〔SBP：systolic blood pressure（収縮期血圧），DBP：diastolic blood pressure（拡張期血圧）〕

　　抗ヒスタミン薬はアナフィラキシーショックの治療では補助的なものである[14]．アナフィラキシーの治療ではH$_1$受容体拮抗薬は瘙痒や発疹，蕁麻疹・血管性浮腫などの皮膚症状を改善し効果がある[14]．しかし，気道閉塞や循環器症状，ショックの他の症状に対する効果はない．抗ヒスタミン薬を投与するときにはヒスタミンの作用機点からH$_1$とH$_2$受容体拮抗薬の両者を投与すべきである[14]．グルココルチコイドは，静注投与後4〜6時間は作用発現がみられないのでアナフィラキシーショックの急性期治療では一般的に効果はない．しかし二相性アナフィラキシーに対しては効果があるので，呼吸・循環動態の安定後には投与する．

2 難治性アナフィラキシーショックに対する治療でのバソプレシン

　　カテコラミンでの治療で効果がないときにバソプレシン2単位の投与で末梢血管抵抗の低下を劇的に改善する[15]．筆者らの自験例でも筋弛緩薬によるアナフィラキシーショック症例でアドレナリン，ノルアドレナリンの投与で血圧維持ができなかった症例で，バソプレシン1単位の投与で劇的な改善がみられた（図）．図の症例でのトリプターゼ値はショック発症後28.4 μg/L；12時間後23.4 μg/L；24時間後6.7 μg/Lであり，皮膚試験により筋弛緩薬が原因薬物であることを確診した．

6. βトリプターゼの測定

　治療終了後，有害事象の確定診断をするため，またアナフィラキシーを除外するためには検査データが必要である．最低限血清トリプターゼの測定は行うべきである．βトリプターゼは，肥満細胞が脱顆粒したときに血中に放出される中性セリンプロテアーゼであり，アナフィラキシー発症後60〜90分で最高値を示し，その上昇は6時間持続する[16]．その上昇を確認するためにはアナフィラキシー発症後1〜2時間で採血し，かつ24時間後の採血でその患者の基準値を確認する．アナフィラキシー診断時のトリプターゼの感度は64％，特異度は89.3％，陽性予測値は92.6％，陰性予測値は54.3％である[9]．

7. 確定診断のための検査

　十分な抗体量が回復した後で行わなければ偽陰性を示すことがあるのでアナフィラキシー発症後4〜6週以後に *in vitro* や *in vivo* の検査を行う． *in vitro* の検査としては特異的IgE抗体の測定，白血球ヒスタミン遊離試験，好塩基球刺激試験，ヒスタミン遊離試験，ロイコトルエン刺激遊離試験（cellular allergen stimulation test：CAST）などがある． *in vivo* の検査はプリックテストと皮内テストがあり，テスト施行時には陰性対照として生食，陽性対照としてヒスタミン溶液（プリック試験には10 mg/mL，皮内試験には10 μg/mL：0.01 mL）を必ず用い，15〜20分後に判定する．プリックテストはプリックテスト用ランセット（ヤヨイ）を使用して行い，陽性対照の少なくとも半分以上，陰性対照の少なくとも3 mm以上を陽性とする．皮内テスト時には試験薬物を0.01 mL皮内に投与し，陽性基準は膨疹9 mm以上，発赤20 mm以上のいずれか一方を満足すれば陽性と判断する．ただし，膨疹9 mm近くでも発赤を伴わない場合は陰性とする．

おわりに

　全身麻酔中にアナフィラキシーが発症したときには確認検査までを行うことで，アナフィラキシーの治療が終了したことになる．アナフィラキシーの疑診のみでは患者にとっても医師にとっても不利益が生じる．患者にとって満足な医療を受けられないことや医療により生命の危険にさらされることになり，医師にとって将来的に使用できる薬物の判断ができかね十分に安全な医療行為ができなくなる．安易にアナフィラキシーと診断することは避けなければならない．

文献・参考文献

1）Simons, F. E., et al.：World Allergy Organization anaphylaxis guidelines：summary. J Allergy Clin Immunol, 127：587-593 e1-22, 2011
　↑最新のアナフィラキシーのガイドラインであり，ぜひ読んでほしい
2）Johansson, S. G., et al.：Revised nomenclature for allergy for global use：Report of the Nomenclature Review Committee of the World Allergy Organization, October 2003. J Allergy Clin Immunol, 113：832-836, 2004
3）Simons, F. E.：World Allergy Organization survey on global availability of essentials for the assessment and management of anaphylaxis by allergy-immunology specialists in health care settings. Ann Allergy Asthma Immunol, 104：405-412, 2011

4) Lieberman, P., et al.：The diagnosis and management of anaphylaxis practice parameter：2010 update. J Allergy Clin Immunol, 126：477-480 e1-42, 2010
5) Mertes, P. M. & Laxenaire, M. C.：Allergic reactions occurring during anaesthesia. Eur J Anaesthesiol, 19：240-262, 2002
6) Kroigaard, M., et al.：Scandinavian Clinical Practice Guidelines on the diagnosis, management and follow-up of anaphylaxis during anaesthesia. Acta Anaesthesiol Scand, 51：655-670, 2007
7) Sampson, H. A., et al.：Second symposium on the definition and management of anaphylaxis：summary report-Second National Institute of Allergy and Infectious Disease/Food Allergy and Anaphylaxis Network symposium. J Allergy Clin Immunol, 117：391-397, 2006
8) Mertes, P. M., et al.：Anaphylaxis during anesthesia in France：an 8-year national survey. J Allergy Clin Immunol, 128：366-373, 2011
9) Mertes, P. M., et al.：Perioperative anaphylaxis. Med Clin North Am, 94：761-789, xi, 2010
10) Decker, W. W., et al.：The etiology and incidence of anaphylaxis in Rochester, Minnesota：a report from the Rochester Epidemiology Project. J Allergy Clin Immunol, 122：1161-1165, 2008
11) Kounis, N. G.：Kounis syndrome（allergic angina and allergic myocardial infarction）：a natural paradigm? Int J Cardiol, 110：7-14, 2006
12) Vanden Hoek, T. L., et al.：Part 12：cardiac arrest in special situations：2010 American Heart Association Guidelines for Cardiopulmonary Resuscitation and Emergency Cardiovascular Care. Circulation, 122：S829-861, 2010
13) Kemp, S. F. & Lockey, R. F.：Anaphylaxis：a review of causes and mechanisms. J Allergy Clin Immunol, 110：341-348, 2002
14) Winbery, S. L. & Lieberman, P. L.：Histamine and antihistamines in anaphylaxis. Clin Allergy Immunol, 17：287-317, 2002
15) Schummer, C., et al.：The pivotal role of vasopressin in refractory anaphylactic shock. Anesth Analg, 107：620-624, 2008
16) Payne, V. & Kam, P. C.：Mast cell tryptase：a review of its physiology and clinical significance. Anaesthesia, 59：695-703, 2004
17) Sampson, H. A., et al.：Symposium on the definition and management of anaphylaxis: summary report. J Allergy Clin Immunol, 115：584-91, 2005

プロフィール

光畑裕正（Hiromasa Mitsuhata）

順天堂大学医学部附属順天堂東京江東高齢者医療センター 麻酔科・ペインクリニック講座 教授
専門はショック学，特にアナフィラキシーの基礎的および臨床的研究，救急医学，ペインクリニック，漢方です．アナフィラキシーは頻度が少ないためか興味をもつ麻酔科医が少ないので，もっと多くの専門家が育ってほしいと考えています．

第4章 知っておくべき病気・病態の知識の整理

5. 深部静脈血栓症・肺血栓塞栓症

菊地龍明

> **Point**
> ・周術期は静脈血栓塞栓症発症の危険が高くなる
> ・臨床的なリスクに応じてスクリーニング検査を行う
> ・ガイドラインを参考にリスクレベルに応じた予防を行う

はじめに

　肺血栓塞栓症は周術期の重大な合併症の1つである．ショックをきたすような急性広範性肺血栓塞栓症の死亡率は30％におよび，そのうち40％は1時間以内に死亡する．一方で，肺血栓塞栓症は「最も予防可能な院内死亡原因」ともいわれ，リスク評価と予防策を適切に行うことにより発症を未然に防ぐことが重要である．

1. 用語の整理と略語について

1 深部静脈血栓症（deep vein thrombosis：DVT）

　四肢の静脈は筋膜より浅い表在静脈と深い深部静脈に区別される．深部静脈に血栓が生じ静脈還流に障害が起きた病態が深部静脈血栓症（deep vein thrombosis：DVT）である．一般にDVTというと下肢のDVTをさすことが多い．下肢DVTの多くは，下腿のヒラメ筋静脈から始まり，中枢に向かって伸びていく．膝窩静脈より中枢側に成長すると大きな血栓となるため，これが遊離すると致死的な肺血栓塞栓症を起こす危険性が高く，**近位型DVTとして区別して扱う**ことが多い．

2 肺血栓塞栓症（pulmonary thromboembolism：PTE）

　肺血栓塞栓症（pulmonary thromboembolism：PTE）は，DVTの血栓が静脈壁から遊離して肺動脈を閉塞した状態をいう．閉塞した肺動脈の範囲により，無症状から致死的なものまで程度はさまざまである．

3 静脈血栓塞栓症（venous thromboembolism：VTE）

　DVTとPTEとは1つの連続した病態であるとの考えから，これらをあわせて静脈血栓塞栓症（venous thromboembolism：VTE）と呼ぶ．

表1　欧米および日本・アジアでのVTE発症率

	欧米での報告			日本・アジアでの報告	
	DVTすべて	近位型DVT	致死的PTE	DVTすべて	近位型DVT
人工股関節置換術	42〜57%	18〜36%	0.1〜2.0%	25.6%	5.8%
人工膝関節置換術	41〜85%	5〜22%	0.1〜1.7%	58.1%	17.1%
股関節骨折手術	46〜60%	23〜30%	0.3〜7.5%	42.0%	7.2%
一般外科手術	24〜26%	5.5〜8.3%	1.3〜2%	23.7%	2.9%

欧米での報告のうち，整形外科手術は文献1より，一般外科手術は文献2より作成．日本・アジアでの報告のうち，整形外科手術は文献3より，一般外科手術は文献4より作成

2. 周術期の危険性

　VTEの危険因子としては，Virchowの3徴（①血流のうっ滞，②血管内皮障害，③血液凝固能の亢進）が有名である．周術期には麻酔による不動化や長期臥床により血流のうっ滞が生じやすく，手術やカテーテル留置により血管壁が損傷し，悪性腫瘍や炎症に伴う血液凝固能の亢進が起きやすいなど，複数の因子が関与しVTE発症のリスクが高まる．**発症頻度が最も高い手術は整形外科の下肢人工関節置換術や股関節骨折手術であり，腹部手術がこれに次ぐ（表1）**[1, 2]．日本人を含めたアジア人は欧米人と比較するとVTE発症リスクが著しく低いといわれていたが，最近の研究では大きな差がないことが報告されている[3, 4]．また，PTEは安静解除後の初回歩行時やトイレ歩行の際に多く起こることは知られているが，**発症リスクの高い状態は長期間（数週間〜3カ月）持続する**．

3. 術前DVTスクリーニング

　術前からDVTを有する患者では，周術期に重篤なPTEを発症する危険や，間欠的空気圧迫法により血栓を遊離させPTEを誘発する危険がある．このため，術前にDVTの有無を評価することは重要であるが，下肢の腫脹・圧痛・色調変化といった教科書的な症状を有するDVTは多くないため，一定のスクリーニングを行う必要がある．しかし，全手術患者にD-ダイマー測定や超音波検査を一律に課すことはマンパワーもコストもかかるため効率的ではない．欧米の代表的な予防ガイドラインである第9回American College of Chest Physicians（ACCP）ガイドラインでは，はじめにpre-test clinical probability score（PTPスコア）を用いて**臨床的なリスク分類を行い，リスクに応じて検査を行う**方法が推奨されている[5]．PTPスコアとして代表的なものにはWellsスコアがあるが（表2），0点では「可能性が低い群」，1〜2点は「可能性が中等度の群」，3点以上が「可能性が高い群」となり，DVTの頻度はそれぞれ3%，17%，75%と報告されている[6]．ACCPガイドラインでは「可能性が低い群」ではD-ダイマーを検査し陽性なら圧迫法による下肢近位静脈の超音波検査，「可能性が中等度の群」ではD-ダイマーを検査し陽性なら圧迫法による近位静脈の超音波検査または全下肢超音波検査，「可能性が高い群」では初期検査から超音波検査を実施することを推奨している．

表2　DVTのためのWellsスコア

項目	点数
がん	＋1点
麻痺または最近のギプス装着	＋1点
ベッド上安静3日超または4週以内の手術	＋1点
深部静脈に沿った圧痛	＋1点
下肢全体の腫脹	＋1点
下腿の左右差＞3 cm	＋1点
圧痕性浮腫	＋1点
表在静脈の側副血行路	＋1点
DVTより疑わしい他疾患の存在	－2点

DVTの可能性	合計点数
低い	0点以下
中等度	1〜2点
高い	3点以上

文献6をもとに作成

4. D-ダイマー測定値の意味

　D-ダイマーは安定化フィブリンの分解産物であり，体内に急性期の血栓が存在する場合に上昇する．D-ダイマーがカットオフ値（0.5 μg/mL）以下であればDVTが存在する可能性はきわめて低いと判断できる．しかし，D-ダイマーは炎症，感染，悪性腫瘍，妊娠など他の要因でも上昇するため，**高値であってもDVTが存在するとは限らず，画像診断が必要**となる．

5. 術前にDVTが見つかった場合

　DVTが明らかになった場合は，血栓の進展予防とPTE発症予防を目的として抗凝固薬による薬物治療が必要となるため，可能であれば手術を延期しDVT治療を行う．延期が困難な場合には，循環器内科と相談し症例ごとの判断を行うことが必要となる．近位型DVTや心肺機能予備能のない症例では一時的下大静脈フィルター留置の適応となる場合もある．下肢にDVTを有する症例では間欠的空気圧迫法は禁忌となるため，出血リスクが少なくなりしだいできるだけ術後早期に抗凝固療法を開始することが望ましい．

表3 各領域の静脈血栓塞栓症のリスクの階層化

リスクレベル	一般外科・泌尿器科・婦人科手術	整形外科手術	産科領域
低リスク	60歳未満の非大手術 40歳未満の大手術	上肢の手術	正常分娩
中リスク	60歳以上，あるいは危険因子のある非大手術 40歳以上，あるいは危険因子がある大手術	腸骨からの採骨や下肢からの神経や皮膚の採取を伴う上肢手術 脊椎手術 脊椎・脊髄損傷 下肢手術 大腿骨遠位部以下の単独外傷	帝王切開術（高リスク以外）
高リスク	40歳以上の癌の大手術	人工股関節置換術・人工膝関節置換術・股関節骨折手術（大腿骨骨幹部を含む） 骨盤骨切り術（キアリ骨盤骨切り術や寛骨臼回転骨切り術など） 下肢手術にVTEの付加的な危険因子が合併する場合 下肢悪性腫瘍手術 重度外傷（多発外傷）・骨盤骨折	高齢肥満妊婦の帝王切開術 静脈血栓塞栓症の既往あるいは血栓性素因の経腟分娩
最高リスク	静脈血栓塞栓症の既往あるいは血栓性素因のある大手術	「高リスク」の手術を受ける患者に静脈血栓塞栓症の既往あるいは血栓性素因の存在がある場合	静脈血栓塞栓症の既往あるいは血栓性素因の帝王切開術

総合的なリスクレベルは，予防の対象となる処置や疾患のリスクに，付加的な危険因子を加味して決定される．例えば，強い付加的な危険因子を持つ場合にはリスクレベルを1段階上げるべきであり，弱い付加的な危険因子の場合でも複数個重なればリスクレベルを上げることを考慮する．
リスクを高める付加的な危険因子：血栓性素因，静脈血栓塞栓症の既往，悪性疾患，癌化学療法，重症感染症，中心静脈カテーテル留置，長期臥床，下肢麻痺，下肢ギプス固定，ホルモン療法，肥満，静脈瘤など．（血栓性素因：主にアンチトロンビン欠乏症，プロテインC欠乏症，プロテインS欠乏症，抗リン脂質抗体症候群を示す）
大手術の厳密な定義はないが，すべての腹部手術あるいはその他の45分以上要する手術を大手術の基本とし，麻酔法，出血量，輸血量，手術時間などを参考として総合的に評価する．
（循環器病の診断と治療に関するガイドライン（2008年度合同研究班報告）．肺血栓塞栓症および深部静脈血栓症の診断・治療・予防に関するガイドライン（2009年改訂版）http://www.j-circ.or.jp/guideline/pdf/JCS2009_andoh_h.pdf（2013年4月閲覧））

表4 脳神経外科の静脈血栓塞栓症のリスクの階層化

リスクレベル	脳神経外科
低リスク	開頭術以外の脳神経外科手術
中リスク	脳腫瘍以外の開頭術
高リスク	脳腫瘍の開頭術
最高リスク	静脈血栓症の既往や血栓性素因のある脳腫瘍の開頭術

文献7をもとに作成

6. 周術期VTEリスク評価と対策

1 日本の予防ガイドライン

本邦の主たる予防ガイドラインとしては，10学会が合同で作成した肺血栓塞栓症/深部静脈血栓症（静脈血栓塞栓症）予防ガイドライン（2004年発行）[7]および日本循環器学会が中心となって作成した肺血栓塞栓症および深部静脈血栓症の診断，治療，予防に関するガイドラインJCS2009（2009年発行）[8]がある．後者での予防策は前者を踏襲した内容であるが新規の抗凝固薬を追加している．リスクレベルを4段階に分類し，予防方法を推奨している（表3，4，5）．

表5 リスクの階層化と静脈血栓塞栓症の発生率,および推奨される予防法

リスクレベル	下腿DVT（%）	中枢型DVT（%）	症候性PE（%）	致死性PE（%）	推奨される予防法
低リスク	2	0.4	0.2	0.002	早期離床および積極的な運動
中リスク	10〜20	2〜4	1〜2	0.1〜0.4	弾性ストッキング あるいは間欠的空気圧迫法※
高リスク	20〜40	4〜8	2〜4	0.4〜1.0	間欠的空気圧迫法 あるいは抗凝固療法※
最高リスク	40〜80	10〜20	4〜10	0.2〜5	（抗凝固療法※と間欠的空気圧迫法の併用） あるいは （抗凝固療法※と弾性ストッキングの併用）

※整形外科手術および腹部手術施行患者では,エノキサパリン,フォンダパリヌクス,あるいは低用量未分画ヘパリンを使用.その他の患者では,低用量未分画ヘパリンを使用.最高リスクにおいては,必要ならば,用量調節未分画ヘパリン（単独）,用量調節ワルファリン（単独）を選択する.
エノキサパリン使用法：2,000単位を1日2回皮下注,術後24時間経過後投与開始（参考：我が国では15日間以上投与した場合の有効性・安全性は検討されていない）.
フォンダパリヌクス使用法：2.5 mg（腎機能低下例は1.5 mg）を1日1回皮下注,術後24時間経過後投与開始（参考：我が国では,整形外科手術では15日間以上,腹部手術では9日間以上投与した場合の有効性・安全性は検討されていない）.
DVT：deep vein thrombosis, PE：pulmonary embolism
〔循環器病の診断と治療に関するガイドライン（2008年度合同研究班報告）,肺血栓塞栓症および深部静脈血栓症の診断・治療・予防に関するガイドライン（2009年改訂版）http://www.j-circ.or.jp/guideline/pdf/JCS2009_andoh_h.pdf（2013年4月閲覧）〕

表6 Capriniスコアによるリスクの階層化

点数	項目
1点	・41〜60歳 ・小手術 ・BMI＞25 ・下肢腫脹 ・下肢静脈瘤 ・妊娠または産褥期 ・習慣性流産 ・経口避妊薬またはホルモン療法 ・敗血症（1カ月以内） ・急性心筋梗塞（1カ月以内） ・うっ血性心不全（1カ月以内） ・重症肺疾患（肺炎を含む） ・肺機能異常 ・炎症性腸疾患の既往 ・内科疾患による安静
2点	・61〜74歳 ・悪性疾患 ・関節鏡手術 ・ギプス固定（＜1カ月） ・開腹大手術（＞45分） ・腹腔鏡下手術（＞45分） ・ベッド上安静（＞72時間） ・中心静脈カテーテル留置
3点	・75歳以上 ・VTEの既往 ・VTEの家族歴 ・先天性・後天性血栓素因
5点	・脳卒中（1カ月以内） ・関節形成術 ・股関節・骨盤・下肢骨折手術 ・脊髄損傷（1カ月以内）

リスクレベル	合計点数
超低リスク	0点
低リスク	1〜2点
中リスク	3〜4点
高リスク	5点以上

文献10, 11をもとに作成

2 ACCP予防ガイドライン

第9回ACCPガイドライン（2012年発行）では整形外科手術と非整形外科手術とに分けて予防策が示されている[9, 10].**整形外科手術では術式に応じた予防法が推奨**されており,人工股関節置換術・人工膝関節置換術・股関節骨折手術では最低10〜14日間,抗凝固療法（特に低分子量ヘパリンを推奨）または間欠的空気圧迫法を実施することを推奨している.非整形外科手術では,RogersスコアやCapriniスコアを用いて**リスクレベルを4段階に階層化し予防法を推奨**している（表6,表7）[11].

表7　第9回ACCPガイドラインにおける非整形外科手術での各リスク群の推奨予防法

リスク分類 （予防しない場合の 症候性VTE発症予測頻度）	推奨する予防法	
		出血リスク大または 出血による重大な転帰が 予測される症例
超低リスク （＜0.5％）	予防なし	
低リスク （1.5％）	理学的予防法（特にIPC）	
中リスク （3.0％）	抗凝固療法※または 理学的予防法	理学的予防法 （特にIPC）
高リスク （6.0％）	抗凝固療法※と 理学的予防法との併用	理学的予防法 （特にIPC）
高リスクの癌患者	高リスクの予防法 ＋退院後の抗凝固継続	理学的予防法 （特にIPC） 出血リスクがなくなった 時点で抗凝固療法を追加

文献10をもとに作成
※第9回ACCPガイドラインでは抗凝固薬は未分画ヘパリンまたは低分子量ヘパリンを推奨している．高リスク群患者でこれらの薬剤が使用禁忌または使用できない場合にはフォンダパリヌクスまたは低用量アスピリンを代替に使用することを推奨している

7. 具体的な予防方法

1 理学的予防法

1）弾性ストッキング（elastic stockings：ES）

弾性ストッキングは下肢を圧迫して静脈の総断面積を減少させることにより静脈の血流速度を増加させ，血液のうっ滞を防ぐ．動脈血行障害や皮膚の異常がある患者への使用は慎重を要する．

2）間欠的空気圧迫法（intermittent pneumatic compression：IPC）

間欠的空気圧迫法は，下肢に巻いたカフに機器を用いて空気を間欠的に送入して下肢をマッサージし静脈うっ滞を防止する．能動的に静脈環流を促すため弾性ストッキングより高い効果があり，**抗凝固薬の使用が難しい症例では特に有用**である．すでに深部静脈血栓が存在する患者に使用すると肺血栓塞栓症を発症させることがあるとされており注意が必要である．

2 抗凝固薬

1）未分画ヘパリン

アンチトロンビン（antithrombin：AT）の作用を増強して凝固因子の活性を阻害する．8時間もしくは12時間ごとに5,000単位を皮下注射する方法（低用量未分画ヘパリン）が用いられる．

2）エノキサパリン（クレキサン®）

未分画ヘパリンから分子量の短いものを抽出した低分子量ヘパリン．未分画ヘパリンと比較すると第Xa因子をより選択的に阻害する．半減期は3.2時間で，硫酸プロタミン投与で抗凝固作用は60％程度中和される．未分画ヘパリンと同等以上に有効で，出血などの合併症は同等以下であることが示されている．

> 使用方法：術後24〜36時間から，1回2,000単位を1日2回皮下投与（腎機能障害患者では1日1回投与）
> 保険適応：股関節全置換術・膝関節全置換術・股関節骨折手術・静脈血栓塞栓症の発症リスクの高い腹部手術

3）フォンダパリヌクス（アリクストラ®）

ATを介して選択的に第Xa因子を阻害する（間接的選択的Xa因子阻害薬）．半減期は14〜17時間と長く，1日1回投与．硫酸プロタミンでは中和されない．

> 使用方法：術後24時間以降，1回2.5 mg（腎機能障害患者では1.5 mg）を1日1回皮下投与
> 保険適応：静脈血栓塞栓症の発症リスクの高い下肢整形外科手術・腹部手術

4）エドキサバン（リクシアナ®）

第Xa因子に直接結合し活性を阻害する（直接的選択的Xa因子阻害薬）．経口薬．

> 使用方法：術後12時間以降，1回30 mg（腎機能障害患者では15 mg）を1日1回経口投与
> 保険適応：膝関節全置換術，股関節全置換術，股関節骨折手術

8. 抗凝固薬使用時の注意点

抗凝固薬の使用はVTE予防に有効である反面，出血というリスクがある．そのため，抗凝固薬使用の決定は個々の症例でリスクベネフィットを判断しながら行う必要がある．また，**腎機能障害（eGFR ≦ 50 mL/分），低体重（≦ 40 kg），高齢者では血中濃度が高くなるので投与量または回数の減量を行う必要**がある．

9. 抗凝固薬と硬膜外麻酔

硬膜外麻酔の重大な合併症である硬膜外血腫の発生率は一般的には1/150000〜1/200000とされるが，抗凝固薬使用中に硬膜外穿刺または硬膜外カテーテル抜去を行った場合，発生率は20〜100倍高くなる．このため，硬膜外麻酔と抗凝固薬との併用には最大限の注意を払わなくてはならない．術中または術後早期から抗凝固薬を使用する場合には，硬膜外麻酔を避け代替鎮痛法（IV-PCAや末梢神経ブロックなど）を選択する．硬膜外麻酔を行った患者で術後抗凝固薬を使用する際には，カテーテル抜去後に投与を開始するか，抗凝固薬を休薬してカテーテルを抜去し，**カテーテル抜去後24時間は下肢麻痺などの神経症状出現の有無を観察**する．

10. PTE発症時の対応

❶ PTEの診断

　全身麻酔中のPTEの診断は容易ではない．低酸素血症や血圧低下・頻脈などの所見は他の病態との鑑別が必要となる．呼気二酸化炭素分圧の突然の低下は比較的特徴的な所見とされる．経胸壁心エコーによる右室負荷所見や経食道心エコーによる右室負荷・肺動脈内の血栓検出も有用な検査である．一方，術後PTE発症時の自覚症状も呼吸困難，胸痛など非特異的でありPTEを鑑別診断として考えることがまず重要である．

❷ 術中にPTEの発症を疑ったとき

　JCS2009に示されているPTE治療アルゴリズムでは，「高度な出血のリスクがある場合」は「その他の治療」としてアルゴリズムから外れ，具体的な治療は示されていない．心停止や循環虚脱で発症した場合には心肺蘇生やPCPS装着が必要となる．それ以外の場合，PTEが強く疑われたり確定診断までに時間を要する場合には，脳外科手術など絶対的禁忌の症例を除いて抗凝固療法を早期に開始することが望ましい．具体的には，未分画ヘパリン80単位/kgまたは5,000単位を単回静脈内投与し，以後時間あたり18単位/kgまたは1,300単位の持続静注を開始する．抗凝固療法の開始は麻酔科医のみで決定せず，必ず術者と相談して決定する．

おわりに

　麻酔科医は手術患者のVTE発症予防に積極的にかかわり，患者個々の評価を行って「適切なVTE予防策が実施される」ように主治医と協力する必要がある．一方，理学的予防法にも抗凝固療法にも褥瘡形成や出血などの合併症が存在することを認識し，「不適切なVTE予防策が実施されない」ように，禁忌症例や薬物の減量が必要な症例を見逃さない注意も払わなくてはならない．麻酔前の患者評価時にはこれらの視点も忘れないようにして診察を行っていただきたい．

文献・参考文献

1）Geerts, W. H., et al.：Prevention of venous thromboembolism：American College of Chest Physicians Evidence-Based Clinical Practice Guidelines（8th Edition）．Chest, 133：381S-453S, 2008
2）Nicolaides, A. N., et al.：Prevention and treatment of venous thromboembolism. International Consensus Statement（guidelines according to scientific evidence）．Int Angiol, 25：101-161, 2006
3）Piovella, F., et al.：AIDA investigators. Deep-vein thrombosis rates after major orthopedic surgery in Asia. An epidemiological study based on postoperative screening with centrally adjudicated bilateral venography. Thromb Haemost, 3：2664-2670, 2005
4）Sakon, M., et al.：Incidence of venous thromboembolism following major abdominal surgery：a multi-center, prospective epidemiological study in Japan. J Thromb Haemost, 4：581-586, 2006
5）Bates, S. M., et al.：Diagnosis of DVT：Antithrombotic Therapy and Prevention of Thrombosis, 9th ed：American College of Chest Physicians Evidence-Based Clinical Practice Guidelines. Chest, 141：e351S-418S, 2012
6）Wells, P. S., et al.：Value of assessment of pretest probability of deep-vein thrombosis in clinical management. Lancet, 350：1795-1798, 1997
7）「肺血栓塞栓症/深部静脈血栓症（静脈血栓塞栓症）予防ガイドライン」，メディカルフロント インターナショナル リミテッド，2004
8）循環器病の診断と治療に関するガイドライン（2008年度合同研究班報告）．肺血栓塞栓症および深部静脈血栓症の診

断・治療・予防に関するガイドライン（2009年改訂版），http://www.j-circ.or.jp/guideline/pdf/JCS2009_andoh_h.pdf（2013年4月閲覧）
9）Falck-Ytter, Y., et al.：Prevention of VTE in orthopedic surgery patients：Antithrombotic Therapy and Prevention of Thrombosis, 9th ed：American College of Chest Physicians Evidence-Based Clinical Practice Guidelines. Chest, 141：e278S-325S, 2012
10）Gould, M. K., et al.：Prevention of VTE in nonorthopedic surgical patients：Antithrombotic Therapy and Prevention of Thrombosis, 9th ed：American College of Chest Physicians Evidence-Based Clinical Practice Guidelines. Chest, 141：e227S-77S, 2012
11）Caprini, J. A.：Thrombosis risk assessment as a guide to quality patient care. Dis Mon, 51：70-78, 2005

プロフィール

菊地龍明（Tatsuaki Kikuchi）
国立病院機構横浜医療センター麻酔科
麻酔科研修というと気管挿管やラインの確保などテクニカルな部分に目を奪われがちですが，情報を分析し生理学や薬理学の知識をもとにして，いかに患者さんの管理に活かしていくかを考えることが大切です．また，手術室での麻酔だけでなく周術期を「診る」ことができるよう，手術の前後にも興味を持って研修に取り組んでください．

第4章 知っておくべき病気・病態の知識の整理

6. 肺高血圧

入嵩西 毅

Point

- 肺高血圧症では，肺血管の特徴である伸展性と調節性が失われている
- 肺高血圧症の麻酔管理は「タイトロープ（綱渡り）」であり，麻酔方法や輸液，循環作動薬，人工呼吸など，麻酔のあらゆる手段において安全域が狭く，繊細さが要求される
- 右心不全は循環管理をさらに困難にする

はじめに

　肺高血圧症（pulmonary hypertension：PH）を合併した患者の麻酔管理はきわめて困難である．ここでは肺血管の生理学について簡単に解説し，PHの麻酔管理の要点について述べる．

1. 肺高血圧症とは[1〜3]

1 定義

　右心カテーテルにて，安静時に平均肺動脈圧が25 mmHgを超えるものをPHと定義する．

2 分類

　PHの臨床分類であるDana Point分類（2008年）を示す（表1）．

3 重症度

　WHOの肺高血圧症機能分類を示す（表2）．これは生存率を強力に予測する．

2. 肺血管の特殊性

　肺血管は体血管と大きく異なっており，高度の伸展性と調節性を有する．体循環の心拍出量にほぼ等しい肺血流量がありながら，平均肺動脈圧（mean pulmonary artery pressure：MPAP）は平均大動脈圧の約1/7と低い．肺血管はもともと低い肺血管抵抗（pulmonary vascular resistance：PVR）を肺血流量の増減に対して自在に変化させることでMPAPを一定に保っている．

表1 肺高血圧症の臨床分類（Dana Point 分類2008年）

1. 肺動脈性肺高血圧症 　（Pulmonary Arterial Hypertension：PAH） 　1.1. 特発性 　　（Idiopathic Pulmonary Arterial Hypertension：IPAH） 　1.2. 遺伝性（Heritable） 　　1.2.1. BMPR2 　　1.2.2. ALK1, endoglin 　　1.2.3. 不明（Unknown） 　1.3. 薬物/毒物誘発性 　1.4. 各種疾患に伴う肺動脈性肺高血圧症 　　（Associated with PAH：APAH） 　　1.4.1. 膠原病 　　1.4.2. HIV 感染 　　1.4.3. 門脈圧亢進症 　　1.4.4. 先天性シャント性心疾患 　　1.4.5. 住血吸虫症 　　1.4.6. 慢性溶血性貧血 　1.5. 新生児遷延性肺高血圧症 　　（Persistent pulmonary hypertension of the newborn） 1'. 肺静脈閉塞性疾患/肺毛細血管腫症 　（Pulmonary veno-occlusive disease：PVOD/Pulmonary capillary hemangiomatosis：PCH）	2. 左心疾患による肺高血圧症 　（PH owing to left heart diesease） 3. 呼吸器疾患および/または低酸素血症による肺高血圧症 　（PH owing to lung disease and/or hypoxemia） 4. 慢性血栓塞栓性肺高血圧症 　（Chronic Thromboembolic Pulmonary hypertension：CTEPH） 5. 原因不明および/または 　複合的要因による肺高血圧症 　（PH with unclear multifactorial mechanisms） 　5.1. 血液疾患 　5.2. 全身性疾患 　5.3. 代謝疾患 　5.4. その他（Others）

文献1より作成

表2 WHO肺高血圧症機能分類（1998年）

Ⅰ度：身体活動に制限のない肺高血圧症患者
　　普通の身体活動では呼吸困難や疲労，胸痛や失神など生じない．
Ⅱ度：身体活動に軽度の制限のある肺高血圧症患者
　　安静時には自覚症状がない．普通の身体活動で呼吸困難や疲労，胸痛や失神などが起こる．
Ⅲ度：身体活動に著しい制限のある肺高血圧症患者
　　安静時に自覚症状がない．普通以下の軽度の身体活動では呼吸困難や疲労，胸痛や失神などが起こる．
Ⅳ度：どんな身体活動もすべて苦痛となる肺高血圧症患者
　　これらの患者は右心不全の症状を表している．安静時にも呼吸困難およびまたは疲労がみられる．どんな身体活動でも自覚症状の増悪がある．

文献1より作成

3. 肺血管抵抗の調節因子（表3）[4, 5]

1 肺胞内酸素への応答

　肺胞の低酸素はPVRを増加させる．これは低酸素性肺血管収縮（hypoxic pulmonary vasoconstriction：HPV）と呼ばれ，ガス交換に関与しない肺胞のPVRが増加して肺内シャントを減少させる生体の代償反応である．無気肺ではガス交換に関与しない肺胞にHPVが発生してPVRが増加する．
　逆に，高濃度の酸素投与はPVRを減少させる．

2 アシドーシスとアルカローシス

　アシドーシスはPVRを増加させ，アルカローシスはPVRを減少させる．これは体血管抵抗

表3　PVRの調節因子

PVRを増加させる因子	PVRを減少させる因子
低酸素血症	高濃度酸素吸入
無気肺	
高二酸化炭素血症	低二酸化炭素血症
アシドーシス	アルカローシス
気道内圧上昇	
低体温	
血管収縮薬	血管拡張薬
多血症	貧血
浅麻酔	麻酔薬

文献5より改変して転載

(systemic vascular resistance：SVR) とは逆の変化である．

3 陽圧換気

　陽圧換気による気道内圧の上昇はPVRを増加させる．人工呼吸器によるPEEPの付加は無気肺を解除してHPVを抑制することによりPVRを減少させるが，PEEPの程度によってはPVRを増加させることもある．

4 浅麻酔

　浅麻酔は交感神経を興奮させ，肺血管の収縮によりPVRを増加させる．また不十分な筋弛緩による胸郭の動きの制限，あるいはバッキングは気道内圧を上昇させ，PVRを増加させる．

4. 肺動脈圧と肺血流量，肺血管抵抗の関係

　血圧，血流量，血管抵抗の関係はオームの法則に従う．臓器の動静脈圧較差（灌流圧：ΔP）と血流量（Q），血管抵抗（R）との関係は，

$$\Delta P = Q \times R$$

という式で表される．肺循環においては，ΔPはMPAPと左房圧（left atrial pressure：LAP）の圧較差，RはPVRに置き換えられ，Qを肺血流量とすると，

$$(MPAP - LAP) = Q \times PVR$$

と表される．

5. 肺高血圧症発生のメカニズム

　上の式をMPAPについて解くと，

$$MPAP = Q \times PVR + LAP$$

となり，以下3つの場合が考えられる．

1 PVRが増加する場合

$$MPAP \uparrow\uparrow = Q \times PVR \uparrow\uparrow + LAP$$

　　PVRの増加によりMPAPが上昇する．高いMPAPは肺動脈の構造にさらに機械的な変化を加え，PVRの増加が高度に進行してPHとなる．
- 肺動脈圧性肺高血圧症（pulmonary arterial hypertension：PAH）
  →肺動脈そのものの構造的変化によってPVRが増加している．
- 呼吸器疾患および/または低酸素血症による肺高血圧症
  →低酸素血症によるHPVやアシドーシスなどによってPVRが増加している．

2 Qが増加する場合（high-flow PH）

$$MPAP \uparrow\uparrow = Q \uparrow\uparrow \times PVR + LAP$$

　　Qの増加に対してPVRが減少しなければ，MPAPが上昇する．高いMPAPとQに適応して肺の小動脈は構造的な変化が進行して，PVRが増加してPHとなる．
- 心室中隔欠損症などの心内の左右シャントを有する先天性心疾患
  →高い肺血管抵抗に適応して右室は肥大し右室圧が上昇する一方で高い肺血管抵抗のために肺動脈への駆出が妨げられ，右左シャントへ移行する（Eisenmenger症候群）．

3 LAPが増加する場合

$$MPAP \uparrow\uparrow = Q \times PVR + LAP \uparrow\uparrow$$

　　LAPの増加に対してQを十分に維持するためには，MPAPが上昇する．高いMPAPは肺動脈の構造に変化を加え，PHに至る．PHの長期化に伴い，肺静脈と肺小動脈の中膜は肥厚してPHが重症化する．
- 僧帽弁狭窄症などの左心疾患

4 右室の変化[3]

　　高いPVRに適応するために右室の壁は肥大し，心筋収縮力を高めて肺血流量を維持する．しかし右室は元来高い後負荷に耐えうるような構造をしていないので，極度に高まったPVRに適応できずに右心不全に陥る．

　　高度の圧負荷に代償不能となった右室は拡大し，心室中隔経由で左室を圧迫する（ventricular interdependence）．これにより左室の拡張が妨げられ左室前負荷が減少する．

　　肥大した右室心筋のために右冠動脈の血流は拡張期により多く流れるようになり，拡張期圧の低下は右冠動脈の血流に影響を与える．

　　肥大した右室の働きは前負荷に依存することになり，循環血液量の減少には耐えられない．その一方で右心不全に陥った右室は過剰な前負荷にも耐えられない．このことがPH患者の輸液管

理をきわめて困難にし，前負荷の精密なモニタリングが必要となる．

5 全身の循環への影響

　肺血流量の低下とventricular interdependenceは左室前負荷の減少を介して心拍出量を減少させる．これに低酸素血症が加わり，全身への酸素運搬量が減少する．運動や感染症などによって全身の酸素需要が増加すると，酸素需給バランスが破綻する．

6. 肺高血圧症患者の麻酔管理[3]

1 術前診察

　手術を依頼した主科，および呼吸器内科，循環器内科と連携して情報を収集し，手術までに最大限に全身状態を向上させるべきである．

1）チェックする項目
- 手術術式
- 日常生活の活動性
  → 高い活動性は酸素運搬量が保たれていることを示唆する．
  - 肺血管拡張薬への反応性
  - 心機能
  - 併存疾患
  → 呼吸器感染症の存在は低酸素や無気肺によってPHが悪化する．全身性の感染症は酸素需要を高め，全身の酸素需給バランスを破綻させる．

2）介入
　PVRを増加させる要因を排除し，手術までにPVRを最適化する努力を続ける．呼吸器感染を避けるために気道の加湿と適宜抗生物質の投与を行い，去痰を促す．酸素と肺血管拡張薬の投与を継続する．

3）集中治療室の確保
　安全な術後管理を集中治療室で行うべきである．

> ● Advanced Lecture
> 左心不全では，肺うっ血による臨床的症状によって重症度を把握しやすい．一方右心不全では，症状が食思不振，腹満感，心窩部不快感など非定型的であるため重症化するまで見過ごされやすい．PHの患者では右心不全の合併を常に念頭に置き，心機能に関して術前の詳細な情報収集を行わねばならない．

2 麻酔計画

1）麻酔方法の選択
　手術術式に応じて一番安全な全身管理を行いやすい麻酔方法を選択する（表4）．
　術後疼痛は交感神経の興奮，頻呼吸などによってPHを悪化させ，酸素需給バランスを破綻させる恐れがあるので，術後鎮痛法を必ず考慮すべきである．

表4　PHについての麻酔方法の比較

麻酔法	利点	欠点
全身麻酔	急激な循環変動に対して積極的な全身管理を行いやすい 手術スタッフが手術に集中しやすい	陽圧換気が必要 麻酔薬による循環抑制
脊椎麻酔	陽圧換気が不要	急激な自律神経の遮断 麻酔が高位に及ぶと呼吸抑制
末梢神経ブロック＋鎮静	陽圧換気が不要 呼吸と循環を抑制しにくい そのまま術後鎮痛に使用できる	上肢の神経ブロックにおいて気胸や横隔神経麻痺を合併すると致命的

2）モニタリングの選択

・観血的動脈圧測定

すべての全身麻酔，脊髄くも膜下麻酔で麻酔導入前に動脈圧ラインを確保すべきである．

・中心静脈カテーテル（central venous catheter：CVC）

PH患者の右室前負荷は精密にモニタリングされなければならないので，体表の短時間の手術を除くすべての手術でCVCを挿入すべきである．特に右心不全症例では麻酔導入前にCVCを留置する．

・肺動脈カテーテル（pulmonary artery catheter：PAC）

肺動脈圧，右室機能の評価，輸液管理，肺塞栓の監視のためにPACは有用である．

混合静脈血酸素飽和度（SvO_2）は，心拍出量が制限されている症例において全身の酸素需給バランスを最適化するのに非常に役立つ．

・経食道心エコー（transesophageal echocardiography：TEE）

TEEを用いて前負荷の適正化を図る．ventricular interdependenceや両心室の動きを観察する．三尖弁逆流の血流速度からベルヌーイの簡易式を利用して，推定肺動脈圧を算出できる．

3）循環作動薬の選択

・血管拡張薬

血管拡張薬による体血管抵抗の減少は，左室内圧の低下によってventricular interdependeceを増悪させ，左室前負荷を減少させる．PHでは肺血管の調節性が失われている一方で体血管の調節性は保たれている．ミルリノン（ミルリーラ®）のような体血管にも作用する血管拡張薬を使うと，PVRは減少せずにSVRのみ減少して循環が破綻する恐れがある．

肺血管選択性の一酸化窒素（NO）はSVRに影響せずにPVRを減少させて右室後負荷を軽減する．しかし原発性肺高血圧症などではNOでもPVRは減少しない．また，左室収縮能が低下している症例でのNO吸入は，肺血流増加によって左室前負荷を増加させ，左心不全を引き起こす危険性がある．

・血管収縮薬

血管収縮薬はPVRを増加させる可能性があるが，調節性が保持されているSVRにより強く作用するので，体血圧の維持に有用であり，体血管拡張期圧を維持して右冠動脈の血流を保つ．

フェニレフリン，バソプレシンは安全に使用できる．特にバソプレシンはSVRを増加すると同時に一酸化窒素を放出してPVRを減少させる．ノルアドレナリンは強心作用を有し，右室機能が軽度低下した症例に有効である．急激なPVRの増加を避けるため少量から投与開始する．

・強心薬

　右心機能の低下している症例については強心薬の投与が有用である．ただしPVRは高く，調節性を失っているので，心筋収縮力の増強によりPHが悪化する恐れがある．

・抗不整脈薬

　頻脈は右室機能が温存されている場合にはPHを増悪させ，右室機能が低下している場合には右心不全を悪化させる危険性がある．アミオダロン（アンカロン®）や少量のβ遮断薬を使用するが，もし心抑制が強ければ，同期させての除細動を行う．

3 麻酔導入

　麻酔導入による急激なSVRの低下と心筋収縮力の抑制を避けるために，緩除に導入を行う．オピオイドによる侵害刺激の抑制が不十分な段階での気管挿管はPVRを増加させるので，時間をかけて十分な麻酔のもとで挿管を行う．マスクによる換気では過度の陽圧を避ける．低血圧に対しては輸液負荷と血管収縮薬で対処し，心拍出量が減少していると考えられる場合には強心薬を少量から投与してもよい．

4 麻酔維持

1）輸液と輸血

　CVPとTEEによって右室前負荷を評価しつつ輸液を行う．晶質液の過剰な投与は肺血管外の水分量を増加させる恐れがあるため，出血に対しては輸血を躊躇すべきではない．低酸素血症への代償としてヘマトクリットが上昇している例が多く，赤血球濃厚液の投与には注意を要する．

2）循環管理

　全身麻酔の患者は酸素需要が減少しているので，酸素需給バランスが維持されていれば，低い心拍出量は許容される．血管収縮薬を主体に体血圧を維持し，SvO_2を指標に輸液，輸血，強心薬を使用して酸素需給バランスを維持する．

　PHの悪化に対しては適切な麻酔と酸素投与や無気肺の解除など薬剤以外でまず対処し，なおもPHが改善しない場合に循環作動薬を使用する．

3）呼吸管理

　PVRを増加させないように，高い気道内圧と高二酸化炭素血症をできる限り避ける．重度の閉塞性肺疾患ではauto-PEEPによる肺の過膨脹に注意して，吸気にたいして呼気時間を長くとる．無気肺を解除するために適度のPEEPを付加し，気道内分泌物を吸引除去する．

4）疼痛管理

　術後鎮痛を視野において鎮痛薬の投与を行う．硬膜外麻酔は体血管を拡張して輸液量が増加するので，術中にこれを主体にすることは避けて術後鎮痛にのみ使用する．レミフェンタニル（アルチバ®）の術中使用は覚醒時にシバリングが起きる恐れがあるので，フェンタニル（フェンタニル®）やモルヒネ（塩酸モルヒネ®）などのtransitional opioidを効果的に使用する．

5 覚醒・術後管理

　安全ですみやかな覚醒を大原則とする．覚醒に伴い全身の酸素需要は麻酔中に比して増加するので，意識状態，循環，呼吸，鎮痛，体温が不十分なときは酸素需給バランスが破綻し，致命的な結果を招く（図）．このような状態では決して抜管してはならない．

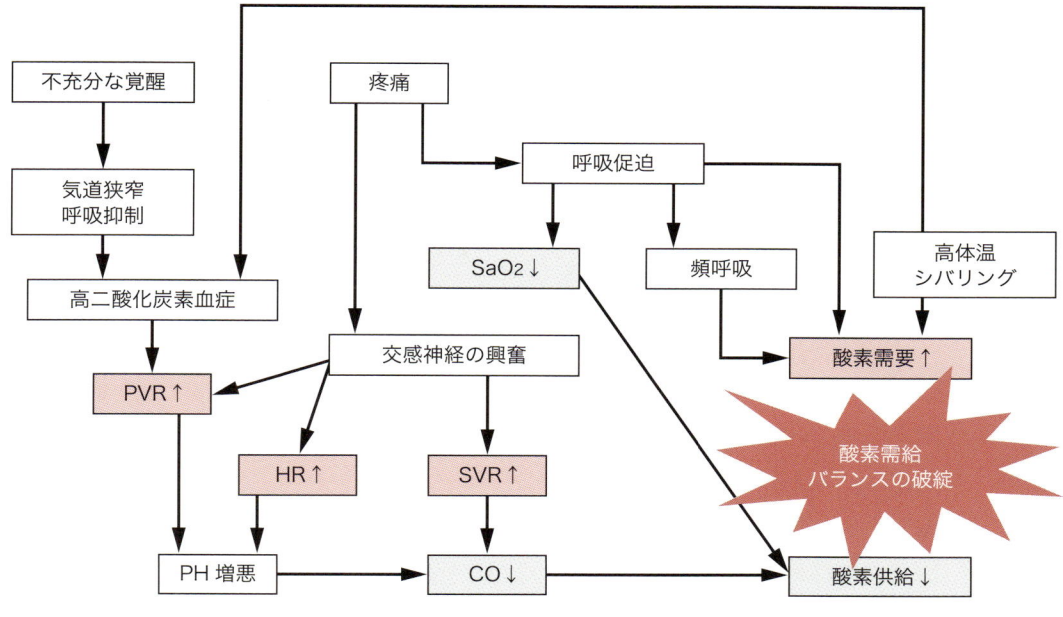

図　術後の諸問題による酸素需給バランスの破綻

まとめ

　PH患者の麻酔はタイトロープである．術前の綿密な調査と麻酔計画の作成，モニタリングの選択とその精緻な評価，薬剤の選択とその細心の調節，そして覚醒状態の厳密な評価と抜管の判断，これらをまさに綱渡りのように外れず進んでいかなければ，ゴールにはたどり着けない．PHは経験を積んだ麻酔科医にとっても非常にハードルの高い症例であるので，麻酔科を志す若い医師には，肝を据えて取り組んでいただきたい．

文献・参考文献

1) Task Force for Diagnosis and Treatment of Pulmonary Hypertension of European Society of Cardiology (ESC) ; European Respiratory Society (ERS), et al.：Guidelines for the diagnosis and treatment of pulmonary hypertension. Eur Respir J, 34：1219-1263, 2009
2) Simonneau, G., et al.：Updated clinical classification of pulmonary hypertension. J Am Coll Cardiol, 30：S43-54, 2009
3) McGlothlin, D., et al.：Anesthesia and pulmonary hypertension. Prog Cardiovasc Dis, :199-217, 2012
4) Baines, P. B. & Selby, A.：Pumonary Hypertension, Persistent Fetal Circulation, and Eisenmenger Syndrome. In：Pediatric Cardiac Anesthesia 4th ed.（Lake, C. L. & Booker, P. D. ed.）, 536-550, Lippincott Williams and Wilkins, 2005
5) 髙木　治：3. 心臓血管麻酔の術前評価と術前処置　B. 術前診察．「心臓血管麻酔マニュアル」（眞下　節 ほか/編著），83-89, 中外医学社, 2004

プロフィール

入嵩西 毅（Takeshi Iritakenishi）
大阪大学大学院医学系研究科 生体統御医学講座 麻酔・集中治療医学教室
心臓血管麻酔をよく担当しています．当院では心臓移植や肺移植が行われますので，肺高血圧症の術中管理にチャレンジする機会は非常に多くあります．

第4章 知っておくべき病気・病態の知識の整理

7. 喘息

大塚将秀

> ● Point
> ・緊急性がない限り，喘息をコントロールした状態で手術に臨む
> ・喘息は，ステロイド製剤の吸入でコントロールする
> ・重篤な喘息発作時は，酸素化の維持と肺の保護に重点を置く

はじめに

喘息は**細気管支の慢性炎症性疾患**である．病態が明らかになるとともに，気管支拡張薬を中心とした場当たり的な治療から，**副腎皮質ステロイドの吸入を中心とした継続的な抗炎症療法**へと治療法が変化した．ガイドライン[1]の整備と標準的な治療法の普及で重篤な発作を起こす患者は減りつつあるが，気道への直接的な刺激や自律神経系の急激な変化を誘発する可能性の高い**麻酔管理**は，「**換気不能**」という重大な事態を招く高リスク因子であることに変わりはない．

1. 病態

図1に病態を示す．基礎にあるのは慢性の気道炎症で，中央に位置するのが「**細気管支の攣縮**」である．これが喘息発作の本態である．発作の誘発因子となるものには，自律神経系のアンバランス・薬物・気道への直接刺激などがある．その結果，呼出制限・換気量減少・肺の過膨張・胸腔内圧上昇をきたし，二酸化炭素の貯留・循環抑制・気胸や皮下気腫などの圧外傷を生じる．最悪の場合には気道の完全閉塞から窒息・低酸素血症をきたし，死に至る．

2. 喘息発作時の換気状態の特徴

末梢気道の気道抵抗は，自発換気・陽圧換気を問わず，一般に吸気時より呼気時の方が高い．吸気時は，自発換気の胸腔内陰圧・陽圧換気の気道内陽圧が気管支を拡張させる方向に働くからである．喘息発作時は，呼吸困難のために自発換気の胸腔内陰圧は強くなり，気道抵抗増大のために陽圧換気（量規定換気）の陽圧は高くなる．その結果，吸気流量は比較的保たれるものの，呼気流量は減少して呼気時間の延長をきたす．呼気が終了しないうちに次の吸気が開始されれば，

図1 喘息の病態

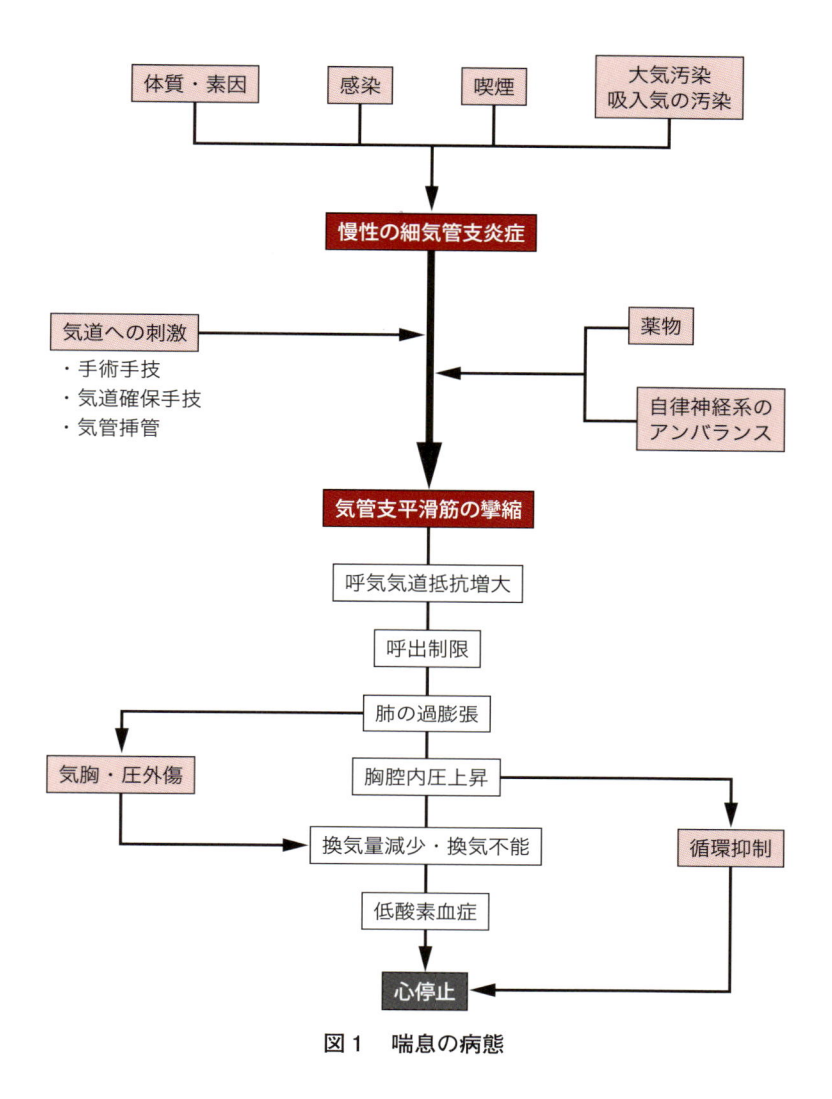

呼出量の減少をきたし，内因性PEEP※の増大と肺の過膨張を生じる．これは呼気時の胸腔内陽圧を高くする方向に働き，呼気時の細気道狭窄を強くする．末梢気道抵抗の増大は著しくなり，さらに呼気流量の制限が増すという悪循環に陥る．

喘息発作時の**換気状態の特徴**は，吸気量の減少ではなく，**呼気流量の減少と肺の過膨張**にある．

※内因性PEEP
呼出が完了しないために肺胞内容量が増加し，そのために生じた肺胞内陽圧のこと．人工呼吸器によって付加されるPEEP（外因性PEEP）に対する語として用いられる．

3. 術前評価

喘息コントロールの評価は，表1にしたがって行う．コントロールが良好でない場合は，治療

表1 喘息コントロールの評価

チェック項目	
・喘息症状が週に1回以上ある	
・発作治療薬（短時間作用型β₂刺激薬の吸入）の使用が週に1回以上ある	
・活動制限あり	
・一秒量または最大呼気流量が，予測値または自己最高値の80％未満	
・最大呼気流量の日内（週内）変動が20％以上	
判定	
コントロール良好	いずれの項目も当てはまらない
コントロール不十分	いずれか1項目以上が該当
コントロール不良	3項目以上が該当または月に1回以上の増悪

文献1を参考に作成

ステップ（次項参照）をアップして，**コントロールが良好となってから手術を予定する**ことが望ましい．ただし，緊急手術に関してはこの限りでない．

4. 術前コントロール

現在では，治療ステップ（表2）を設けて管理することが主流である．いずれのステップでも，**治療の根幹となるのはステロイド製剤の吸入**である．コントロール状態（表1）が良好でない場合は，治療ステップを1段階アップする．

5. 発作の誘因

麻酔に関連して喘息発作を誘発する可能性のある因子を表3に示す．発作を起こしやすい時期は，これらの誘因が重なる可能性の高い麻酔導入時と手術終了から抜管までの覚醒期である．

見落としやすいものとして，緑内障の治療に使用する**β遮断薬の点眼**（吸収されて全身作用を及ぼす）や**非ステロイド消炎鎮痛薬（NSAIDs）を含有する貼付薬や外用薬**（外用薬でも吸収されて血中濃度は十分上昇する．また，NSAIDsを含有しない貼付薬などと区別がつきにくい），喘息の治療にも用いられる**副腎皮質ステロイドのうちコハク酸を含有するもの**（ソル・コーテフ®，サクシゾン®，水溶性プレドニン®，ソル・メドロール®など）がある．

> ※アスピリン喘息
> アスピリンだけでなくNSAIDsなどが誘因となるもので，成人喘息の10％程度を占めるといわれている．アスピリン喘息はコハク酸エステルのステロイド投与で増悪するため，リン酸エステル型のものを使用する必要がある．

表2　喘息治療ステップ

ステップ1
低用量の吸入ステロイド

ステップ2
低〜中用量の吸入ステロイドに加えて， 　・長時間作用型β₂刺激薬 　・ロイコトリエン受容体拮抗薬 　・テオフィリン徐放製剤 のいずれかを併用

ステップ3
中〜高用量の吸入ステロイドに加えて， 　・長時間作用型β₂刺激薬 　・ロイコトリエン受容体拮抗薬 　・テオフィリン徐放製剤 のいずれかまたは複数を併用

ステップ4
高用量の吸入ステロイドに加えて， 　・長時間作用型β₂刺激薬 　・ロイコトリエン受容体拮抗薬 　・テオフィリン徐放製剤 の複数を併用 さらにコントロール不十分な場合は 　・抗IgE抗体 　・経口ステロイド のいずれかまたは両方を併用

- いずれのステップでも，効果が不十分な場合は抗アレルギー薬（メディエーター遊離抑制薬，ヒスタミンH₁拮抗薬，トロンボキサンA₂阻害薬，Th₂サイトカイン阻害薬）を併用
- いずれのステップでも，発作時は短時間作用型β₂刺激薬の吸入を行う（文献1を参考に作成）

表3　麻酔中の喘息発作の誘因

咽頭・喉頭・気管・気管支への機械的な刺激
挿管操作 気管チューブやエアウェイの刺激 気管吸引 手術侵襲 気管チューブの抜管
浅麻酔
薬物
自律神経系に作用するもの 　・非選択的β遮断薬 　・コリンエステラーゼ阻害薬 　　ネオスチグミン 　・胸部硬膜外ブロック
ヒスタミンなどを遊離するもの 　・チオペンタール 　・モルヒネ
シクロオキシゲナーゼ阻害薬 　・アスピリン 　・非ステロイド消炎鎮痛薬
その他 　・コハク酸エステル
その他
喘息治療薬の中断

6. 発作を誘発しないための麻酔管理

麻酔管理のポイントを表4に示す．術前の十分なコントロールと麻酔深度の維持が重要である．

7. 麻酔中の喘息発作の兆候

麻酔中に，喘息発作を疑わせる所見を表5に示す．

8. 喘息発作に類似した疾患・病態とその鑑別法

1 気管チューブの異常

気管チューブの先当たりや粘稠痰による狭窄などがあると，気道狭窄症状がみられる．先当たりは，気管チューブを回転させるかわずかに移動させると改善することが多い．気管内視鏡で観

表4　喘息発作を誘発させないための麻酔管理のポイント

術前のコントロールが不十分な場合は手術延期を考慮する（緊急性がある手術は除く）
発作を起こしにくい時期に手術を予定する（緊急性がある手術は除く）
手術当日まで喘息治療薬の投与を継続する
麻酔導入時や手術手技で気道系に刺激が加わる場合は，麻酔深度を十分に深くする
発作を誘発する可能性のある薬剤（表3参照）の使用を避ける

表5　麻酔中に喘息発作を疑わせる所見

気道内圧の上昇
プラトー圧の上昇を伴わない（量規定換気の場合）
二酸化炭素呼出曲線の右上がり（平坦部の消失）
動脈血－呼気終末二酸化炭素分圧較差の開大
呼気の延長
気道狭窄音（wheeze）の聴取
換気量の減少

察すればより確実に診断できる．痰によるチューブ閉塞は，気管吸引を行うことで鑑別と治療ができる．

2 アナフィラキシー／アナフィラキシー様反応

　種々の薬物などによるアナフィラキシー／アナフィラキシー様反応は，気道の浮腫を誘発して気道狭窄症状を呈することがある．気道抵抗が増加するため，気道内圧上昇・換気量減少・呼気の延長・気道狭窄音の聴取など，喘息発作と類似した症状が出現する．しかし，顔面の紅潮や血管拡張に起因する血圧低下・頻脈を伴うことが多く，この点で鑑別可能である（4章-4も参照）．

3 静水圧型肺水腫

　肺毛細血管圧の上昇による肺水腫は，血管内容量の増加で生じる．基礎疾患としてうっ血性心不全または腎不全を持つ患者に多量の輸液を行うと発症する．中心静脈圧が上昇し，胸部X線写真では心拡大と肺うっ血がみられる．

　上気道狭窄時の強い吸気努力で生じる陰圧性肺水腫は，抜管時の喉頭痙攣や舌根沈下などでみられる．発症時の経過が特異的な点で，鑑別可能である．

4 透過性亢進型肺水腫

　麻酔中に比較的多いのは輸血関連肺障害である．いわゆる急性呼吸窮迫症候群（acute respiratory distress syndrome：ARDS）が麻酔中に急激に進行することは少ない．いずれも，胸部X線写真では心拡大を伴わない肺の浮腫像がみられる．

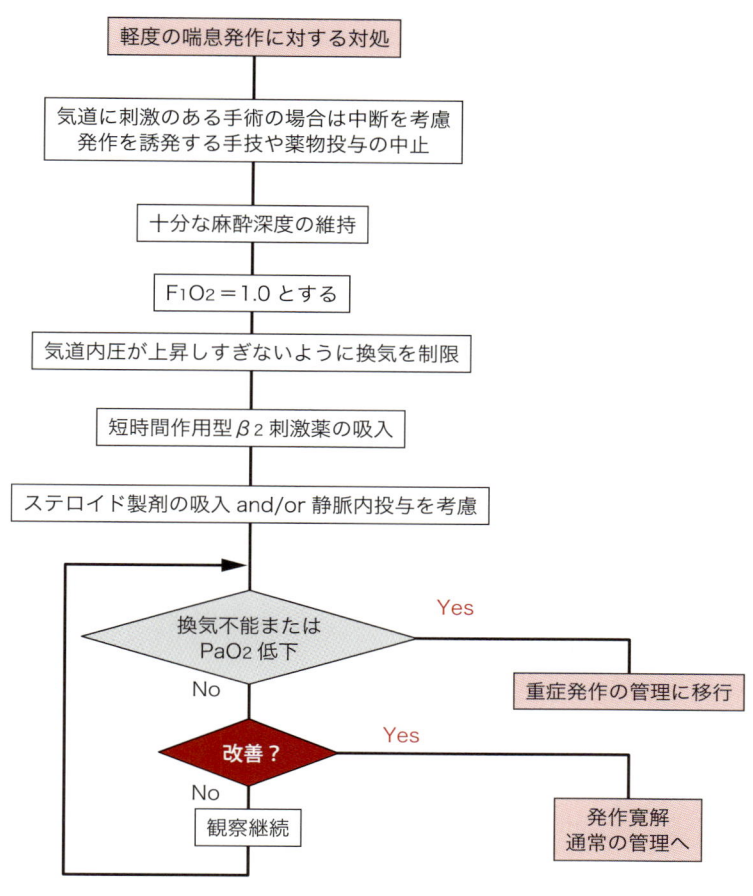

```
          ┌─────────────────────┐
          │ 軽度の喘息発作に対する対処 │
          └──────────┬──────────┘
                     ↓
        ┌─────────────────────────┐
        │ 気道に刺激のある手術の場合は中断を考慮 │
        │ 発作を誘発する手技や薬物投与の中止   │
        └────────────┬────────────┘
                     ↓
           ┌──────────────────┐
           │ 十分な麻酔深度の維持 │
           └────────┬─────────┘
                    ↓
            ┌───────────────┐
            │ F1O2＝1.0 とする │
            └───────┬───────┘
                    ↓
       ┌────────────────────────┐
       │ 気道内圧が上昇しすぎないように換気を制限 │
       └────────────┬───────────┘
                    ↓
          ┌──────────────────┐
          │ 短時間作用型β2刺激薬の吸入 │
          └────────┬─────────┘
                   ↓
    ┌─────────────────────────────────┐
    │ ステロイド製剤の吸入 and/or 静脈内投与を考慮 │
    └─────────────┬───────────────────┘
                  ↓
           ◇ 換気不能または ─── Yes ──→ ┌──────────────┐
           ◇ PaO2 低下      │          │ 重症発作の管理に移行 │
                 │ No                  └──────────────┘
                 ↓
              ◆ 改善？ ─── Yes ──→ ┌──────────────┐
                 │ No              │ 発作寛解        │
                 ↓                 │ 通常の管理へ     │
            観察継続                └──────────────┘
```

図2 麻酔中に軽発作が起きたときの対処法

9. 麻酔中に軽発作が起きたときの対処法（図2）

　まず，量規定換気であれば1回換気量を減少させて過剰な気道内圧の上昇を抑える．圧規定換気では，自然に換気量が減少するので調節は不要である．換気量減少によって二酸化炭素は貯留するが，介入は不要である．

　発作の原因が相対的な浅麻酔にあるなら，麻酔薬を投与して麻酔深度を深くする．場合によっては手術を一時中断して気道系への刺激を減らす必要がある．

　β2刺激薬〔プロカテロール（メプチン®）など〕の吸入薬を気道内に投与する．直接気管チューブ内に噴霧しても，細気管支にほとんど到達しないので，吸気呼吸回路に専用のスペーサーをつけて行う．それでも細気道に薬物が到達する効率は悪いので，通常使用量の5～10倍量を投与する．非選択的β刺激薬は，不整脈の誘発など副作用が強いので使用しない．

　ステロイド製剤の吸入あるいは静脈内投与は，行ってもよいが即効性はない．

　テオフィリン製剤は，術前に未使用の場合または血中濃度を測定して明らかに低下していた場合には投与してもよいが，血中濃度が治療域の場合または不明の場合には投与してはならない．

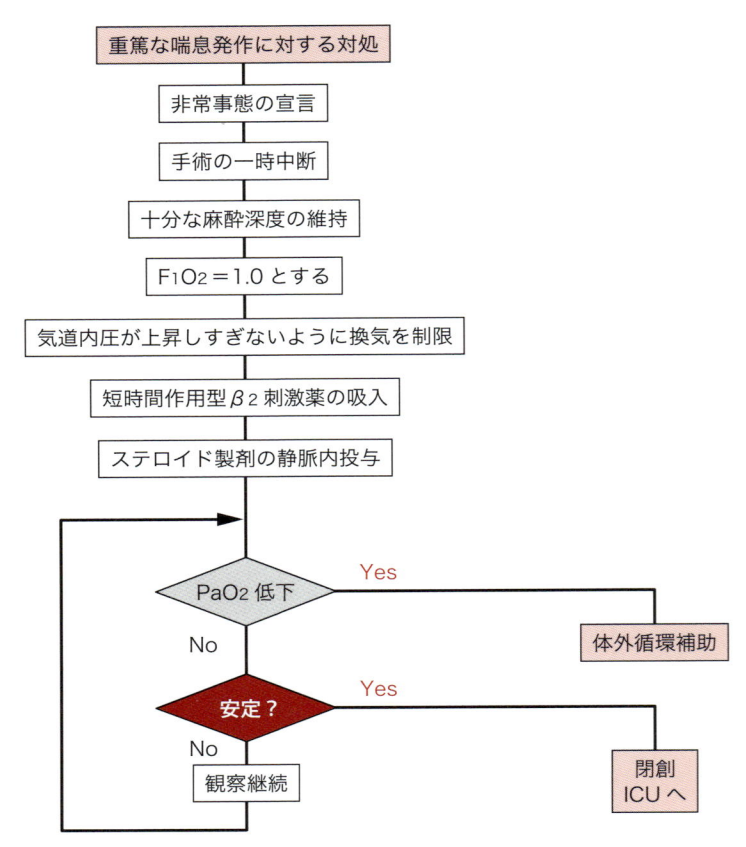

```
重篤な喘息発作に対する対処
        ↓
    非常事態の宣言
        ↓
    手術の一時中断
        ↓
   十分な麻酔深度の維持
        ↓
    F$_IO_2$ ＝ 1.0 とする
        ↓
気道内圧が上昇しすぎないように換気を制限
        ↓
   短時間作用型β₂刺激薬の吸入
        ↓
   ステロイド製剤の静脈内投与
        ↓
      ◇PaO₂ 低下 ── Yes → 体外循環補助
        │ No
        ↓
      ◇安定？ ── Yes → 閉創 ICUへ
        │ No
        ↓
      観察継続
```

図3　麻酔中に重篤な発作が起きたときの対処法

10. 麻酔中に重篤な発作が起きたときの対処法（図3）

　用手換気でもほとんど換気できないような重篤な発作が生じた場合は，直ちに手術を中止し，喘息の治療に専念する．吸入酸素濃度は100％とし，気道内圧をみながら最低限の換気を行う．呼気が延長しているので，換気回数はそれまでの回数を維持し，増加させることはしない．動脈血二酸化炭素分圧（$PaCO_2$）は上昇するが，過膨張の肺は無気肺を生じにくいので動脈血酸素分圧（PaO_2）は高く保たれることが多い．

　軽発作時と同様にβ₂刺激薬〔プロカテロール（メプチン®）など〕の**吸入**を行う．同時に**ステロイドの吸入**〔フルチカゾン（フルタイド®），ベクロメタゾン（キュバール®），シクレソニド（オルベスコ®）など〕と**静脈内投与**（ヒドロコルチゾン（水溶性ハイドロコートン®）100～500 mg）を行う．麻酔深度は浅くせず，十分な深度を維持する．特に，吸入麻酔薬には気管支拡張作用があるので積極的な治療効果も期待できる．

　回復には，最低でもステロイドが作用を発揮するために必要な数時間を要する．手術中だった場合は，状態が安定した後すみやかに手術を終了し，集中治療室や重症個室に移動する．

　PaO_2さえ維持できていれば，緊急事態ではない．**$PaCO_2$の上昇は許容する**．$PaCO_2$を低下させようとして過剰な換気量や吸気圧を用いると，肺の過膨張を増悪させて気胸などの圧外傷を生

じる．重篤な喘息発作時に気胸を合併するとほとんど換気が不能となり，PaO_2が維持できなくなる．**PaO_2が低下した場合には，体外循環による呼吸循環補助を考慮する必要がある．**

おわりに

　喘息を合併症として持つ患者の麻酔管理で最も重要なことは，吸入ステロイドを中心とした術前のコントロールである．重篤な発作を起こした場合は，換気を無理に行うことより肺の保護を最優先に考える．PaO_2が保たれていれば，ステロイド製剤が効果を発揮するまで気胸などの合併症を起こさないように最低限の換気を維持する．PaO_2の維持が不可能な場合には，体外循環による補助も考慮する．

文献・参考文献

1) 「喘息予防・管理ガイドライン2009」（社団法人日本アレルギー学会喘息ガイドライン専門部会/監），協和企画，2009

プロフィール

大塚将秀（Masahide Ohtsuka）
横浜市立大学附属市民総合医療センター　集中治療部　准教授　集中治療部長
専門領域：集中治療医学，人工呼吸療法，呼吸生理学．

第4章　知っておくべき病気・病態の知識の整理

8. 肺気腫

五藤恵次

● Point ●

- 術前に長期間の禁煙を指導し，内科的治療と肺理学療法を最大限に実施する
- 麻酔により換気不全や循環不全に陥りやすい．人工呼吸により肺は過膨張し肺気腫を増悪させるため，手術侵襲や麻酔による悪影響を最小限にするよう管理する
- 術後は呼吸機能が大きく低下し肺合併症が発生しやすいため，疼痛管理，肺理学療法，集中治療が重要となる

はじめに

　肺気腫を含むCOPD（chronic obstructive pulmonary disease：慢性閉塞性肺疾患）は日本人40歳以上の約530万人，70歳以上では約210万人が罹患していると考えられている[1]．この年齢層は手術を受ける患者が多く，COPD患者の麻酔管理を担当する機会は増加している．中等症以上になれば麻酔管理が困難となり，呼吸器合併症，循環系合併症などの発生リスクが高くなるが，手術・麻酔・術後管理の進歩により従来は手術禁忌とされていた重症患者でも手術が受けられるようになってきた．肺気腫の重症度，麻酔・手術の侵襲度，術中・術後の合併症発生のリスクなどを評価し，適切な周術期麻酔管理を実施しなければならない．

1. 定義

　「肺気腫」は，本来は病理形態学的な定義をもとにした名称（疾患）であり「終末細気管支より末梢の気腔が肺胞壁の破壊を伴いながら異常に拡大しており，明らかな線維化は認められない病変」と定義される．一方，「COPD」は呼吸機能検査により診断される呼吸生理学的に定義された名称である．2009年，日本呼吸器学会は『COPD（慢性閉塞性肺疾患）診断と治療のためのガイドライン第3版』を発表し，胸部単純X線およびCTで気腫性陰影が有意に認められる「気腫型COPD（肺気腫病変優位型）」と気腫性陰影に乏しい「非気腫型COPD（末梢気道病変優位型）」に分類した[2]．本稿では肺気腫と気腫型COPDを同義語として記述する．

2. 病態生理

1 肺

　末梢気道病変と気腫性病変（肺弾性収縮力の低下）の複合作用による気流閉塞および動的肺過膨張が肺気腫の基本的な病態である．病状が進行すれば患者の換気効率は著しく低下していく．肺内では換気血流不均等分布により低酸素血症を生じ，肺胞低換気も加われば高二酸化炭素血症をきたす．**重症化すれば二次性肺高血圧症を発症し，右心室肥大，肺性心，右心不全へ進行していく**．

　また，喘息や慢性気管支炎を合併することもある．

2 全身

　COPDは呼吸器のみに特化した疾患ではなく，炎症を伴う全身性疾患である．炎症は全身に波及しており，心・血管疾患（狭心症，心筋梗塞，脳血管障害），消化性潰瘍，骨粗鬆症（脊椎圧迫骨折など），骨格筋機能障害，るい瘦，栄養障害，糖尿病，抑うつなどの全身併存症の原因となっている[2, 3]．COPD患者では虚血性心疾患や不整脈の合併が多いが，わが国では心・血管疾患による死亡は欧米（20～30％）[4]ほど高くない．これら併存症は周術期に病状が悪化し予後不良の原因となる．

3. 術前評価

　患者の術前状態を把握し，肺機能検査だけでなく，術式，麻酔法，人工呼吸，併存症などにより手術の可否と安全性を評価する．

1 臨床症状

　肺気腫は未診断の潜在患者が非常に多く，喫煙歴，呼吸困難，頻呼吸，胸痛，咳，喀痰，喘鳴，喀血，発熱などの症状，病歴，内科的治療の経過，病状の変動などについて病歴を詳細に聴取しなければならない．日常の軽動作により呼吸困難が生じる場合は換気予備力の高度の低下を表している．患者が呼吸補助筋を用いて呼吸をしている場合は気道抵抗の上昇や横隔膜の機能障害が疑われる．呼吸困難の評価法として，British Medical Research Council（MRC）質問票（**表1**）[2, 4]が推奨される（**メモ1**）．

●**メモ1：Hugh-Jones分類とMRC息切れスケール**

　呼吸困難・息切れの評価法として広く用いられているHugh-Jones分類は日本でしか使用されていない．これはDr. Hugh Jonesの論文中に記載されたDr. Fletcherによる分類である[5]．日本呼吸器学会は2009年のガイドラインから米国胸部疾患学会（ATS）とヨーロッパ呼吸器学会（ERS）が合同で発表したBritish Medical Research Council（MRC）息切れスケール（修正版）を採用している[2]．

　いずれの分類も日常活動能力を大まかに表現したものであり，治療効果を詳細に評価する目的には不向きである．また，酸素吸入をしているかどうかの区別がないため，常時酸素吸入を必要としている患者では重症度が過小評価される可能性がある．

表1 呼吸困難（息切れ）を評価するMRC質問票

グレード分類	あてはまるものにチェックしてください（1つだけ）	
0	激しい運動をしたときだけ息切れがある.	☐
1	平坦な道を早足で歩く，あるいは緩やかな上り坂を歩くときに息切れがある.	☐
2	息切れがあるので，同年代の人よりも平坦な道を歩くのが遅い，あるいは平坦な道を自分のペースで歩いているとき，息切れのために立ち止まることがある.	☐
3	平坦な道を100 m，あるいは数分歩くと息切れのために立ち止まる.	☐
4	息切れがひどく家から出られない，あるいは衣服の着替えをする時にも息切れがある.	☐

文献2より転載

表2 術後肺合併症の危険性を評価する術前呼吸機能検査値

術後合併症の危険性	中程度	高度
努力肺活量（FVC）	＜予測値の50%	＜15 mL/kg
1秒量（FEV1）	＜2 L	＜1 L
FEV1.0／FVC	＜予測値の70%	＜予測値の35%
FEV25〜75%		＜14 L/秒
残気量／全肺気量	＞予測値の50%	
一酸化炭素肺拡散能	＜予測値の50%	
最大換気量（MVV）	＜予測値の50%	

文献6をもとに作成

2 肺機能検査

　肺機能検査は肺機能と換気予備力や治療効果を客観的に評価することができる．術後肺合併症が発生する危険性を予測する術前の肺機能検査値を**表2**に示す[6]．**胸郭や上腹部の手術後には呼吸機能が大きく低下するため，肺気腫患者では手術のリスクが高い**．肺切除術では切除後の予想1秒量による評価も重要である．

　肺血流シンチグラフィーと換気シンチグラフィーは肺機能の評価において非常によく相関し有用である．開胸手術や体位などによる換気血流不均等による低酸素血症の発生を予測するのに役立つ．

　しかし，いずれの検査でも単独では術後肺合併症のリスクを正確に予測することは困難である．虚血性心疾患などの併存症を有する患者では術後合併症や死亡率が高いため，術前の肺機能に関してはより安全な基準を設定すべきである．

3 動脈血液ガス分析

　術前に低酸素血症や高二酸化炭素血症を呈している場合には，術後肺合併症の危険性が高い．$PaCO_2$が45 mmHg以上，あるいはPaO_2が60 mmHg以下の患者に対する開胸手術や上腹部手術は大きな危険を伴う[7]．

4 循環系

　循環系合併症に関して特に問題となるのは，虚血性心疾患，不整脈，肺高血圧症，脳血管障害，脳圧亢進症である．右心不全の兆候（頸部静脈の怒張，下腿浮腫，肝肥大）や心電図所見（右房負荷，P波の増高，右軸偏位）の有無をチェックし，心エコーや心カテーテル検査を考慮する．心エコー検査は，肺高血圧が疑われる場合や進行した肺気腫患者では必須の検査であるが，肺の膨張のためpoor studyのことも多い．しかし，肺高血圧の有無のみならず右心室および左心室の機能や充満度が評価できる．

5 手術部位と術式

　大手術，胸腹部手術，長時間手術，緊急手術を受ける肺気腫患者や全身併存症を有する患者では，術後合併症が高率に発生する．合併症の発生には病態や手術部位のみならず術後管理の質など他の要因の影響も大きい．

6 喀痰と感染

　喀痰分泌が多い症例や呼吸器感染を併発している場合には，呼吸機能に寄らず術後肺合併症発生の危険性が非常に高くなる（メモ2）．そのため術前に可能な限り治療しておくことが不可欠である．呼吸器感染症の場合，緊急手術でなければ手術を延期する．

●メモ2：術後合併症
　COPD患者では術後肺合併症の発生率が高く，TarhanらはCOPD患者の死亡率は10％，非COPDでは2％であったと報告している[8]．現在も，COPD患者では非COPD患者にくらべて胸腹部手術後の肺合併症発生の相対危険度が2.7〜4.7倍高いと考えられている[9〜11]．

---

4. 術前管理

1 術前の内科的治療

　術前に，禁煙，気管支拡張療法，感染症治療，および肺理学療法を実施することにより術後肺合併症のリスクが低下する．より安全な麻酔管理のためには，**術前に最大限の内科的治療が実施されていなければならない．**

　COPD患者は，周術期の各種の刺激によって気管支痙攣を生じやすく，気管支拡張療法による予防と急性増悪に対する治療が必要である．吸入気管支拡張療法（選択的β_2作動薬，吸入抗コリン薬，吸入ステロイド薬）を受けている患者の場合，その薬剤を手術室に準備しておく．メチルキサンチンは副作用（頻拍，不整脈，痙攣）を有するが，長期投与している患者では周術期も継続的に使用する．長期間の高用量ステロイド使用患者に対してはステロイドの静脈内投与を考慮する．

　栄養不良の患者では呼吸筋力の低下により喀痰の喀出能力や換気応答能が低下し感染しやすいため肺炎などの肺合併症の発生率が高い．術前に栄養状態の改善が望まれる．肺気腫患者は高率に消化性潰瘍を合併しており，診断治療が必要である．

2 禁煙

長期の喫煙により閉塞性肺障害，closing volumeの増加，繊毛運動低下，分泌物の増加，肺胞内マクロファージの貪食能低下などが生じ，換気困難，無気肺，気管支痙攣や術後肺合併症の発生頻度が高くなる．**合併症予防のためには4〜8週間の禁煙が必要**だが，短期間の禁煙でも喀痰量は低下し，ニコチンの影響の軽減，COHb量の低下，繊毛運動の回復が期待できる．**手術が予定され次第，直ちに禁煙を強く指導する**．

3 肺理学療法

術前の排痰療法と呼吸機能トレーニングは，術後肺合併症の発生頻度を減少させる．肺拡張療法（深呼吸訓練，incentive spirometry，腹式呼吸，口すぼめ呼吸）に関する患者教育も開始する．

5. 麻酔法と術式の選択

軽症の肺気腫患者に対する全身麻酔は安全に施行できる．しかし，**全身麻酔では陽圧呼吸により肺は過膨張し，気胸などの圧外傷が発生する危険性がある**．また**一部の肺では急速に末梢気道が閉塞し無気肺が発生する**．原則的には中等度以上の肺気腫患者では，可能であれば伝達麻酔（脊椎麻酔や硬膜外麻酔）や局所麻酔を選択するが，むやみに全身麻酔を回避してはいけない．術式と病態を十分に考慮し，術中の麻酔管理をより安全にし，術後肺合併症を発生させないことを目標に最適な麻酔方法を選択する．

揮発性吸入麻酔薬は，気管拡張作用があり有用であるが，重症者では呼気からの排出が遅いために覚醒遅延をきたす可能性がある．亜酸化窒素は，気腫の増大や気胸の危険性があり使用しない．麻薬は呼吸抑制に留意すべきであるが適切な鎮痛を得ることは大切である．筋弛緩薬はスガマデクスの登場により残存の問題は解消された．開胸手術や上腹部手術に対する硬膜外麻酔の併用は鎮痛のみならず術後呼吸機能の回復にも有益である．

また，手術時間は3時間以内が望まれる．

●Advanced Lecture：重症肺気腫患者の麻酔

酸素療法を必要とする重症肺気腫患者の5年生存率は40％である．年間10％以上死亡しており，その大きな原因は感染や急性増悪，合併症である．手術を契機に悪化する危険性が高く，手術の必然性と患者の予後を評価する．

麻酔方法の選択に関しては先述の原則に従うが，重症肺気腫患者では高位の脊髄くも膜下麻酔によって呼吸筋運動が阻害され，換気能力や喀痰排出能力が低下する危険性があり全身麻酔が回避できない症例が多い．FEV1.0％が40％以下の重症患者に対する全身麻酔は，急激な換気不全と循環不全を発生させる危険性が高く，この疾患を考慮した呼吸循環管理が必要である．**術後のICU管理が重要であり必須である**．

6. 全身麻酔

1 呼吸管理

　肺気腫患者に対する人工呼吸では，1回の吸気量が完全に呼出されずにエアートラッピング（air trapping）をきたし，呼気終末の肺容量は健常時の機能的残気量を越えて増加し肺が進行性に過膨脹してしまう（図1）．エアートラッピングは，気道の抵抗をさらに増悪させ，肺のコンプライアンスを上昇させ，換気効率を低下させる．このairflow limitationによる肺の進行性の過膨脹は，動的肺過膨脹（dynamic hyperinflation）と呼ばれ，COPDが他の肺疾患と換気力学的に大きく異なる点である[12]．

　肺気腫患者にとって陽圧人工呼吸は有害であり，気腫やブラの拡大や増悪，圧外傷やエアリークの発生，異常肺区域の選択的過膨脹，無気肺などを発生させる．重症例では肺の過膨脹により気胸や血圧低下が発生し，生命に危険を及ぼすことになる．自発呼吸時よりも気流閉塞が悪化し，高二酸化炭素血症をきたす．肺微小血管内皮細胞の損傷などの肺傷害も発生する．したがって，**1回換気量と呼吸回数を低く設定し，呼気時間を十分に確保する必要がある．**

　肺気腫患者ではカプノグラムの第3相がプラトーとならず，呼気終末二酸化炭素分圧値（$P_{ET}CO_2$）と$PaCO_2$が非常に大きく解離する場合が多い（図2）．中等度以上の肺気腫患者の全身麻酔時には換気力学モニターを用いて，気道内圧・換気量・気流量の連続的波形（図3），pressure-volume曲線，flow-volume曲線をモニターする．

　肺気腫患者に全身麻酔を行う場合には，原疾患を悪化させないこと，および人工呼吸に伴う肺傷害を防止し早期に抜管し自発呼吸を再開させることを目標とする．

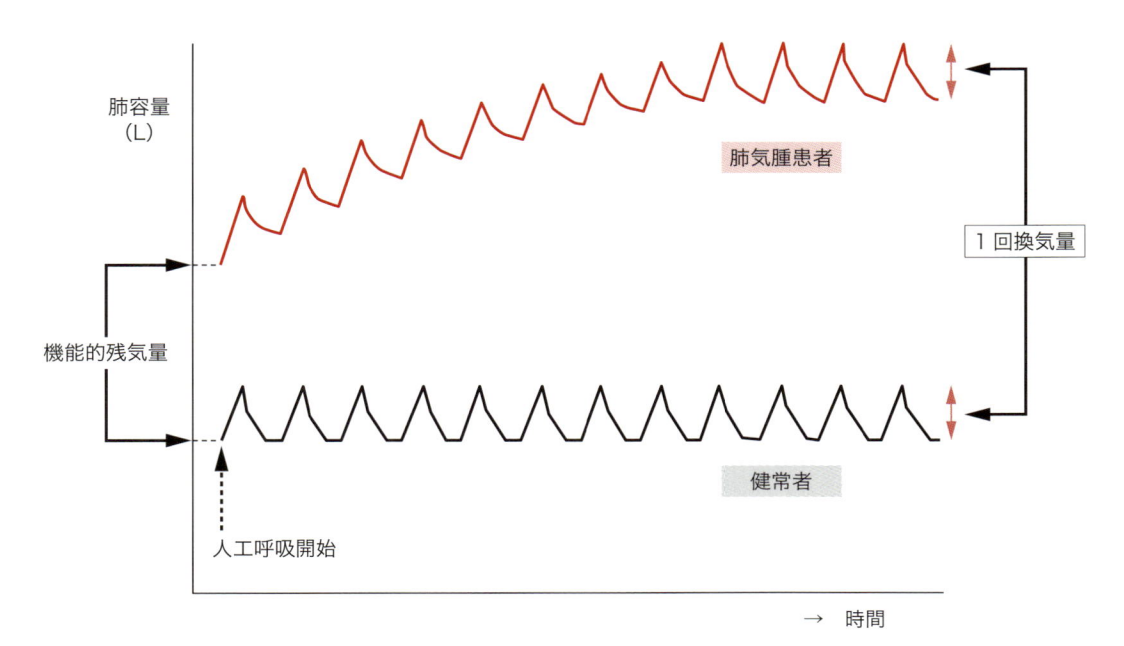

図1　人工呼吸による肺容量の経時的変化
肺気腫患者（———）では人工呼吸の開始により，エアートラッピングが増悪し肺容量は呼気量との新たな平衡点に達するまで進行性に過膨脹し（dynamic hyperinflation），平衡点に達する．健常者（———）は機能的残気量の変動は少ない

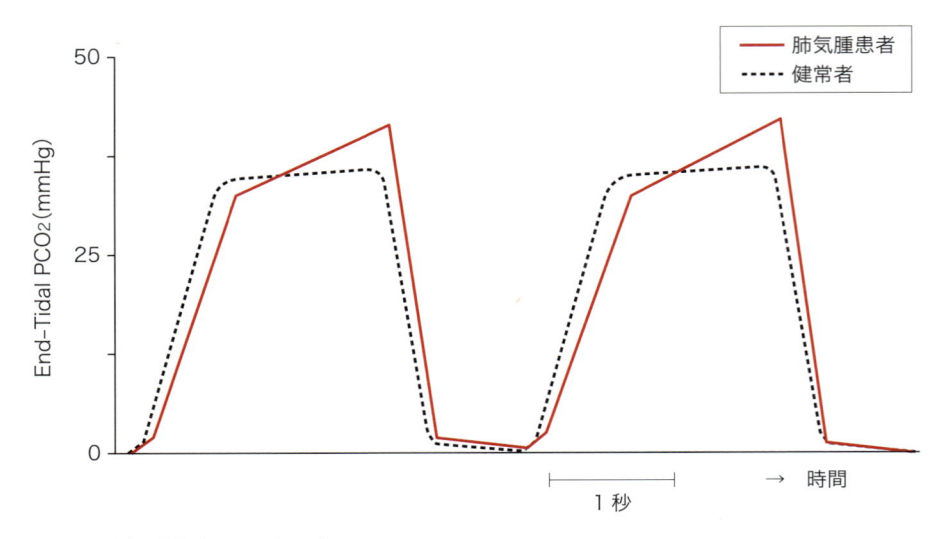

図2　肺気腫患者のカプノグラム
肺気腫患者（──）では呼気流速制限をきたしており，カプノグラムの第3相の傾きが増加しプラトーを迎えずに呼気が終了している．このため$ETCO_2$と$PaCO_2$は大きく解離する．健常者（---）ではプラトーになっている

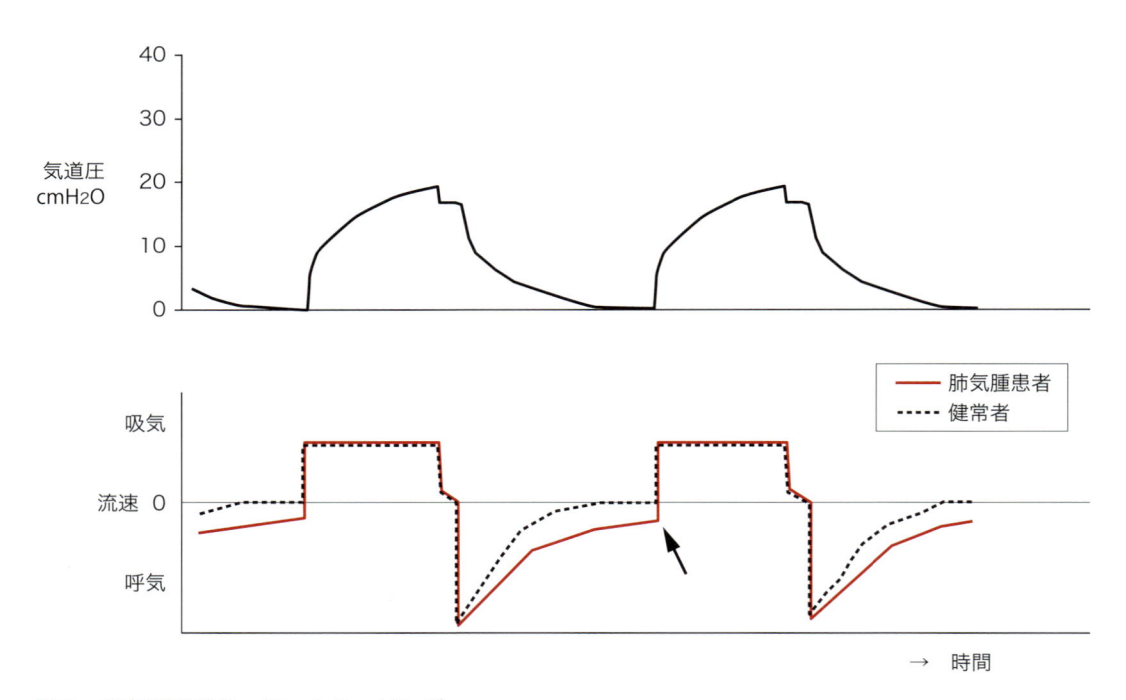

図3　肺気腫患者のエアートラッピング
従量式強制換気（吸気終末ポーズあり）時の気道圧（図上段）と吸気呼気流速（図下段）を示す．肺気腫患者（──）では呼気終末時（→）に吸気流速が0になっておらず，エアートラッピングが発生している

●メモ3：高二酸化炭素血症
　急性の高二酸化炭素血症は頭蓋内圧を上昇させ，脳浮腫，脳圧亢進患者では危険である．しかし慢性の場合には患者がその環境に適応しておりその許容範囲は大きく異なる．肺気腫患者では，1回換気量や呼吸回数をむやみに上げてはならない．高二酸化炭素血症が改善しないだけでなく，悪化や循環抑制をきたす危険性がある．

● Advanced Lecture：PEEPの功罪
　PEEP（positive end-expiratory pressure）の適用は慎重でなければならない．呼気時の気道閉塞により呼気終末の静肺弾性圧は上昇し肺胞内が陽圧となる．これをauto-PEEPまたはintrinsic PEEPと呼ぶ．auto-PEEPに対して外からPEEPを付加すれば（external PEEP），理論的には気道を常に開存した状態に保ち肺の過膨脹や呼吸仕事量の増加を抑えることができるため，auto-PEEPに等しいかわずかに高いexternal PEEPを付加すれば，dynamic hyperinflationは増悪しないと予想される．しかし，auto-PEEPを越えるexternal PEEPだけでなく，auto-PEEPより低いexternal PEEPを適用する場合でも肺容量は増加し過膨脹をきたす危険性が指摘されている[13]．これは，肺は均一ではなく肺内には正常肺区域と異常（気腫性変化の強い）肺区域が混在しているためである[12]．PEEPにより循環虚脱もきたしやすくなるため，患者の病態に応じて判断すべきである．呼気流速やflow-volume曲線をよく観察し，曲線ができる限り正常に近づくように人工呼吸器の換気設定を変更する．重症肺気腫患者にはPEEPを付加しないことが多い．

2 循環管理

　肺気腫患者は術前から循環血液量が低下していることが多く，**麻酔により血圧低下や循環虚脱をきたしやすい**．さらに人工呼吸により肺は過膨脹し静脈還流が減少するため心拍出量が低下する．肺高血圧や肺性心を合併している患者では，肺動脈圧カテーテルや食道心エコーを使用する．過剰な輸液は心不全を誘発するため，必要に応じて昇圧薬を用いて循環管理を行う．

7. 術後管理

　人工呼吸は気腫を増悪させ，長期化すれば肺炎や人工呼吸からの離脱困難を生じるため，術後は早期抜管が望まれる．術前の血液ガスを念頭において胸郭と腹部の呼吸パターンを観察し，抜管の可否を判断する．非侵襲的人工呼吸も抜管後に有用である．
　開胸手術や上腹部手術では，手術によって肺活量，1秒量，機能的残気量が大きく低下するため，高度の肺気腫患者では術後に自力での喀痰排出が不可能となる．疼痛やエアリークがある場合には有効換気量が低下し，チアノーゼ，呼吸仕事量の増加，呼吸筋疲労，末梢血管抵抗の上昇，心筋酸素需要の増大などを引き起こすため，心不全や呼吸不全の誘因となる．
　疼痛管理（硬膜外麻酔や神経ブロック，麻薬など）と理学療法（自発的深呼吸，インセンティブスパイロメロリ，吸入と去痰療法，体位ドレナージなど）は，術後肺合併症を軽減させるために大切であり術後早期から実施する．理学療法中は，血圧，脈拍，SaO_2に注意する．

おわりに

　肺気腫の病態生理を理解して適切な術前評価を行い，十分な内科的治療を実施したうえで手術を実施する．術中は人工呼吸や手術侵襲による悪影響を最小に抑え，術後は集中治療や肺理学療法などにより術後合併症を予防することが大切である．

文献・参考文献

1) Fykuchi, Y., et al.：COPD in Japan：the Nippon　COPD Epidemiology study. Respirology, 9：458-465, 2004
2) 「COPD（慢性閉塞性肺疾患）診断と治療のためのガイドライン　第3版」（日本呼吸器学会COPDガイドライン第3版作成委員会/編），日本呼吸器学会，メディカルレビュー社，2009
3) Agusti, A. G., et al.：Systemic effects of chronic obstructive pulmonary disease. Eur Respir J 21：347-360, 2003
4) Celli, B. R., et al.：Standards for the diagnosis and treatment of patients with COPD; a summary of ATS/ERS position paper. Eur Respir J, 23：932-946, 2004
5) Fletcher, C. M.：The clinical diagnosis of pulmonary emphysema-an experimental study. Proc R Soc Med, 45：577-584, 1952
6) Kopp, V. J., et al.：34. Perioperative evaluation of pulmonary function. In：Critical Care Medicine：Perioperative Management（Murray, M. J., et al. eds.），pp. 399-414, Lippincott-raven Publishers, 1997
7) Wilson, W. C. & Benumof, J. L.：胸部外科手術の麻酔．「ミラー麻酔科学 第1版」（ロナルドD. ミラー/編，武田純三/監，Ronald, D. M./原著），pp. 1457, メディカル・サイエンス・インターナショナル，2007
8) Tarhan, S., et al.：Risk of anesthesia and surgery in patients with chronic bronchitis and chronic obstructive pulmonary disease. Surgery, 74：720-726, 1973
9) Jayr, C., et al.：Postoperative pulmonary complications：general anesthesia with postoperative parenteral morphine compared with epidural analgesia. Surgery, 104：57-63, 1988
10) Kroenke, K., et al.：Postoperative complications after thoracic and major abdominal surgery in patients with and without obstructive lung disease. Chest, 104：1445-1451, 1993
11) Smetana, G. W.：Preoperative pulmonary evaluation. N Engl J Med, 340：937-944, 1999
12) 五藤恵次：第10章　特殊患者の呼吸管理．「人工呼吸療法：最近の進歩」（西野卓/編著），pp. 163-182, 克誠堂出版，2000
13) Ranieri, V. M., et al.：Physiologic effects of positive　end-expiratory pressure in patients with chronic obstructive pulmonary disease during acute ventilatory failure and controlled mechanical ventilation. Am Rev Respir Dis, 147：5, 1993

プロフィール

五藤恵次（Keiji Goto）
岡山大学大学院医歯薬学総合研究科麻酔・蘇生学講座 准教授
専門：麻酔科学，集中治療医学．特に重症肺疾患患者（肺気腫，肺線維症，原発性肺高血圧，肺移植）の麻酔・ICU管理に重点を置いている．

索引 Index

数字

1回拍出量	139
1型リアノジン受容体	194
Ⅲ度房室ブロック	150
^{123}I–MIBG	204
^{131}I–MIBG	204

欧文

A・B

α_1遮断薬	204
α_1受容体刺激薬	127
A/C	167
ACERTO	186
Air–Q	83
American College of Chest Physicians（ACCP）ガイドライン	224
aortic regurgitation	145
aortic stenosis	145
AR	145
AS	145
assist/contol	167
assist ventilation	162
ATC	166
automatic tube compensation	166
auto–PEEP	238, 255
β_1受容体刺激薬	126
β_2刺激薬	245
BURP法	95
β遮断薬	127, 213
βトリプターゼ	221

C・D

cannot ventilate, cannot intubate	172
Capriniスコア	227
catechol–O–methyl transferase	204
central core disease	194
CGS	196
CICRテスト	198
clinical grading scale	196
CMV	167
CO_2モニター	97
COMT	204
continuous mandatory ventilation	167
continuous positive airway pressure + pressure support ventilation	167
control mechanical ventilation	167
control ventilation	162
COPD	248
Cormack & Lehan分類	175
CPAP + PSV	167
crisis	209
CVCI	172
dual control ventilation	163
D–ダイマー	224

E・F・H

Eisenmenger症候群	235
ERAS®	186
ERAS®protocol	186
external PEEP	255
fast track program	186
Fickの法則	156
flow–volume曲線	253
Forresterの分類	120
Frank-Starlingの曲線	120
hanging drop	110
HPV	160, 233
Hugh-Jones分類	249
hypoxic pulmonary vasoconstriction	160, 233

I〜N

i–gel	82
Insyte–A™	55
Jacobyライン	114
KingVision	88, 89
MAC	16, 17, 24
MACawake	26
Mallampati分類	174
mandatory ventilation	162
minimum alveolar concentration	16
mitral regurgitation	145
mitral stenosis	145
MR	145
MRC息切れスケール	249
MRC質問票	250
MS	145
multimodal approach	190
multiple endocrine neoplasia	203
NLA麻酔	18

P・R・S

patient-controlled analgesia	181
PAV	165
PCA	181
PCAポンプ	184
PDⅢ阻害薬	126
PDEⅢ–Ⅰ	143
PEEP	255
PEEPレベル	169
PH	232
post spinal-puncture headache	115
pressure control ventilation	162
pressure support ventilation	164
pressure-volume曲線	253
proportional assist ventilation	165
PSV	164
pulmonary hypertension	232
pulmonary vascular resistance	232
PVR	232
RYR1	194
Sicilian Gambit	147
SIMV	167
Swan-Ganz	63
synchronized intermittent mandatory ventilation	167

T〜W

thyrotoxic storm	209
TIVA	18
triple airway maneuver	71
Tuffier line	114
Tuohy針	109
Upper Lip Bite Test	175
Vaughan Williams 分類	147
VCV	162
ventilated fiberscopic nasal intubation	176
VFNI	176
Virchowの3徴	224
volume control ventilation	162
Wellsスコア	224
WPW症候群	152

和文

あ行

悪性高熱症	194
顎先挙上	98
アシドーシス	134
アスピリン喘息	242
圧規定換気	162
圧測定	54
圧負荷	123
圧量規定換気	163
アドレナリン	218
アナフィラキシー	215
アナフィラキシー時の標的臓器	217
アナフィラキシーショック	126
アルカローシス	134
意識下ファイバー挿管	105
イソフルラン	24, 26
一酸化窒素	133
一酸化窒素吸入	141
インスリン感受性	188
ウィーニング法	170
右心不全	121, 235
運動誘発性横紋筋融解症	194
エアートラッピング	253, 254
エアウェイスコープ	85
エアトラック	88, 89
エチレフリン	142
エドキサバン	229
エノキサパリン	228
エフェドリン	117, 142
エラスタンス（E）	165
エンドポイント	20
オームの法則	119, 137, 234
おとがい−胸骨切痕距離	174
おとがい−甲状軟骨間距離	174
オピオイド	24

か行

下顎挙上	92, 98
拡散障害	157
覚醒	39
喀痰	251
喀痰吸引	101
拡張能	123
確定診断	221
カニュレーション	49
カフ圧	97
カプノグラム	253, 254
カプノメーター	97
換気血流不均衡	157
間欠的空気圧迫法	228
観血的動脈圧	51
患者自己調節鎮痛法	181, 184
貫通法	52
気化器	28
気管支痙攣	216
気管支ファイバースコープ	100
気管チューブ	96
気管チューブ抵抗補助	166
気胸	61
気腫型COPD	248
気道刺激性	28
気道抵抗値（R）	165
気道内圧トリガ	169
気道の開通	91
吸気終末プラトー圧	165
吸気流量トリガ	169
吸収性無気肺	159
凝固・止血異常	113
強制換気	162
棘間靭帯	109
局所浸潤麻酔	183
虚血性心疾患	131
起立性低血圧	205
近位型DVT	223
禁煙	252
筋弛緩薬	76, 216
クインケ針	115
駆血	43
グルココルチコイド	213
クロスフィンガー	92
経口エアウェイ	75
経鼻エアウェイ	75
経鼻挿管	98
血液/ガス分配係数	26
血管収縮薬	98
血漿交換	213
抗凝固療法	191
甲状腺クリーゼ診断スコアリングシステム	211
甲状腺クリーゼの原因	211
（甲状腺クリーゼの）死亡率	210
甲状腺クリーゼの診断基準	209, 210
甲状腺クリーゼの誘発因子	212
甲状腺疾患診断ガイドライン2010	209
高炭酸ガス血症	170
喉頭鏡	93
喉頭痙攣	76
喉頭上デバイス	89
喉頭展開	93
高二酸化炭素血症	255
抗ヒスタミン薬	220
硬膜外麻酔	107
高流量酸素	218
呼気トリガ	164
呼吸抑制	39
コブラエアウェイ	79
混合静脈血酸素飽和度	67
コンビチューブ	81

さ行

サイクルオフ	164
最高気道内圧	165
最小肺胞濃度	16, 26
再入眠	30
酸素運搬量	139
酸素化	76
酸素解離曲線	133
酸素含量	158
酸素の需給バランス	139
酸素ヘモグロビン解離曲線	158

ジギタリス ……………… 126, 213	スニッフィング位 ……………… 91	低流量麻酔 ……………………… 32
視診 ………………………………… 97	スニッフィングポジション ……… 73	デクスメデトミジン …………… 184
持続心係数 ……………………… 67	スパイロメータ ………………… 156	テストドーズ …………………… 111
持続心拍出量 …………………… 67	生体反応 ………………………… 18	デスフルラン …………… 24, 26, 28
自発換気 ……………………… 162	正中法 …………………………… 109	電子スコープ …………………… 103
自発呼吸テスト ………………… 164	声門 ……………………………… 96	橈骨茎状突起 …………………… 53
自発呼吸との同調性 …………… 169	声門上器具 ……………………… 78	橈骨神経 ………………………… 43
自発呼吸補助 …………… 162, 164	セボフルラン ……… 21, 24, 26, 27	橈骨動脈 ………………………… 51
（甲状腺クリーゼの）死亡率 …… 210	セルジンガー法 ………………… 55	橈側皮静脈 ……………………… 47
尺側皮静脈 ……………………… 47	全静脈麻酔 ……………………… 18	同調性間欠的強制換気 ……… 167
瀉血 ……………………………… 126	全身血管抵抗 …………………… 124	頭低位 …………………………… 126
シャント ………………………… 157	浅側頭動脈 ……………………… 51	動的肺過膨張 ………………… 253
収縮能 …………………………… 123	喘息発作 ………………………… 240	頭部外傷 ………………………… 131
従量式 …………………………… 162	選択的神経ブロック …………… 183	頭部後屈位 ……………………… 92
手術中に発見される褐色細胞腫	前負荷 …………………………… 120	動脈カニュレーション ………… 51
……………………………… 207	挿管困難 ………………………… 86	ドパミン ………………………… 142
術後イレウス …………………… 191	挿管トレーニング人形 ………… 98	ドブタミン ……………………… 142
術後回復能力強化プログラム … 186	臓器血流量 ……………………… 119	トランジショナルオピオイド …… 38
術後疼痛管理 …………………… 181	総頸動脈 …………………… 58, 61	
術後疼痛管理チーム …………… 190	創部浸潤ブロック ……………… 183	**な 行**
術前経口補水療法 ……………… 189	創部浸潤法 ……………………… 183	内因性 PEEP …………………… 241
術前消化管処置 ………………… 188	僧帽弁狭窄症 …………………… 145	内頸静脈 ………………………… 58
術前炭水化物（carbohydrates：CHO）負荷 ………………… 188	僧帽弁閉鎖不全症 ……………… 145	ニカルジピン …………………… 141
術中覚醒 ……… 20, 24, 30, 36, 128	足背動脈 ………………………… 51	ニトログリセリン ……………… 141
循環器症状 ……………………… 216		ネオシネフリン ………………… 117
循環血液量 ……………………… 132	**た 行**	脳波 …………………………… 21, 22
循環作動薬 ……………………… 137	体血管抵抗 ……………………… 138	ノルアドレナリン ……………… 140
静脈確保 ………………………… 42	大動脈バルーンパンピング …… 129	ノンレム ………………………… 22
静脈血栓塞栓症 ………………… 223	大動脈弁狭窄症 ………………… 145	ノンレム睡眠 …………………… 20
静脈穿刺 ………………………… 49	大動脈弁閉鎖不全症 …………… 145	
静脈留置針 ……………………… 42	第二選択薬 ……………………… 218	**は 行**
初期流速 ………………………… 165	大伏在静脈 ……………………… 48	肺気腫 …………………………… 248
食道挿管 ………………………… 85	多発性内分泌腫瘍症 …………… 203	肺機能検査 ……………………… 250
侵害刺激 …………………… 17, 19	弾性ストッキング ……………… 228	肺血管抵抗 ……………………… 232
心係数 …………………………… 120	ダントロレン …………………… 194	肺血栓塞栓症 …………………… 223
人工呼吸器 ……………………… 131	チオアミド ……………………… 213	肺高血圧 ………………………… 251
人工呼吸モード ………………… 162	超音波エコー …………………… 55	肺高血圧症 ………………… 232, 249
人工心肺 ………………………… 132	超音波装置 ……………………… 60	肺動脈カテーテル ……………… 122
心室性期外収縮 ………………… 148	聴診 ……………………………… 97	肺動脈楔入圧 ……………… 66, 120
心臓手術 ………………………… 132	調節換気 ………………………… 162	バイトブロック ………………… 72
心拍出量 …………………… 120, 138	鎮静 ……………………………… 20	肺胞低換気 ……………………… 157
深部静脈血栓症 ………………… 223	鎮痛 ……………………………… 20	肺胞内圧 ………………………… 165
心不全 …………………………… 121	椎骨動脈 ………………………… 61	肺理学療法 ……………………… 252
心房細動 …………………… 122, 152	抵抗消失法 ………………… 110, 112	パイロット針 …………………… 59
睡眠時無呼吸症候群 …………… 74	低酸素血症 ……………………… 169	バソプレシン ……………… 140, 220
スガマデクス ……………… 76, 176	低酸素性肺血管収縮 ……… 160, 233	発生率 …………………………… 210
スタイレット …………………… 96	ディスポーザブルPCAデバイス	バランス麻酔 ……………… 16, 17
ステロイド ……………………… 246	……………………………… 185	

針先の三次元的感覚を養う 111
非貫通法 52
非ステロイド系抗炎症薬 184
非ステロイド消炎鎮痛薬 242
ヒト心臓肥満細胞 217
皮膚・粘膜所見 216
皮膚分節 117
肥満 73, 74
非免疫学的アナフィラキシー
.... 215
ヒラメ筋静脈 223
ファイバースコープガイド下気管挿管
.... 105
フェニレフリン 140
フェンタニル 18, 33
フォンダパリヌクス 229
ブラード 89
ブラード型 88
プレスキャン 60
プレッシャーサポート換気 ... 164
プロポーショナルアシスト換気
.... 165
プロポフォール 33, 36
平均血圧 137
平均肺動脈圧 232
ペースメーカー 150

ペンシルポイント針 115
傍正中法 109, 110, 112
補液 218
補助換気 162
補助/調節換気 167
ホスホジエステラーゼⅢ阻害薬
.... 143

ま 行

マギール鉗子 98
麻酔管理 213
麻酔深度 17
麻酔導入 34
マスク換気 89, 91
マスク換気困難 70, 73, 172
マスクホールド 91
マッキントッシュ型喉頭鏡 86
末梢血管拡張 219
マランパチ 74
慢性疼痛 37
右内頸静脈アプローチ 64
未分画ヘパリン 228
ミルリノン 141, 142
無意識 35
無記憶 35

免疫学的アナフィラキシー 215
毛細管透過性亢進 219

や 行

薬物動態シミュレーション
.... 32, 182
輸血関連急性肺障害 133
輸血トリガー値 131
陽圧換気 129
陽圧式人工呼吸 162
用手的気道確保 89
容量負荷 124
ヨード液 213

ら 行

ラリンジアルチューブ 80, 82
ラリンジアルマスク 78
ランドマーク法 57
リチウム 213
量規定換気 162
レミフェンタニル
.... 18, 23, 33, 37
労作性熱中症 194
ロクロニウム 76

執筆者一覧

■編集

萩平 哲	大阪大学大学院医学系研究科生体統御医学講座麻酔・集中治療医学教室

■執筆(掲載順)

上山博史	関西労災病院麻酔科
森本康裕	宇部興産中央病院麻酔科
増井健一	防衛医科大学校麻酔学講座
内田 整	大阪大学大学院医学系研究科生体統御医学講座麻酔・集中治療医学教室
原 真理子	千葉県立こども病院麻酔科
萩平 哲	大阪大学大学院医学系研究科生体統御医学講座麻酔・集中治療医学教室
柴田晶カール	大阪大学大学院医学系研究科生体統御医学講座麻酔・集中治療医学教室
車 武丸	済生会松阪総合病院麻酔科
浅井 隆	獨協医科大学越谷病院麻酔科
鈴木昭広	旭川医科大学救急医学講座
讃岐美智義	広島大学病院麻酔科
青山和義	製鉄記念八幡病院麻酔科
柴田政彦	大阪大学大学院医学系研究科疼痛医学寄附講座
坪川恒久	金沢大学医薬保健研究域医学系麻酔・蘇生学講座
亀井政孝	国立循環器病研究センター麻酔科
入嵩西 毅	大阪大学大学院医学系研究科生体統御医学講座麻酔・集中治療医学教室
高田幸治	市立豊中病院麻酔科・集中治療部
宇治満喜子	大阪大学医学部附属病院集中治療部
藤野裕士	大阪大学大学院医学系研究科生体統御医学講座麻酔・集中治療医学教室
内山昭則	大阪大学大学院医学系研究科生体統御医学講座麻酔・集中治療医学教室
石井朝美	大阪府立成人病センター・麻酔科
谷上博信	大阪府立成人病センター・麻酔科
長田 理	公益財団法人がん研究会がん研有明病院医療安全管理部・麻酔科
谷口英喜	神奈川県立保健福祉大学保健福祉学部栄養学科/神奈川県立がんセンター麻酔科
向田圭子	広島県立障害者リハビリテーションセンター麻酔科
木山秀哉	東京慈恵会医科大学麻酔科学講座
片山勝之	手稲渓仁会病院麻酔科
光畑裕正	順天堂大学医学部附属順天堂東京江東高齢者医療センター麻酔科・ペインクリニック講座
菊地龍明	国立病院機構横浜医療センター麻酔科
大塚将秀	横浜市立大学附属市民総合医療センター集中治療部
五藤恵次	岡山大学大学院医歯薬学総合研究科麻酔・蘇生学講座

編者プロフィール

萩平　哲（Satoshi Hagihira）

1985年3月	大阪大学医学部卒
1985年7月	大阪大学医学部麻酔科
1990年3月	大阪大学大学院医学系研究科修了
1990年7月	関西労災病院麻酔科　医長
1992年7月	大阪大学医学部麻酔科　助手
1998年7月	大阪府立羽曳野病院麻酔科　医長
2002年4月	大阪府立羽曳野病院麻酔科　部長
2003年7月	大阪大学大学院医学系研究科　助手
2005年11月	大阪大学医学部附属病院集中治療部　講師

［学会資格］
日本麻酔科学会指導医，日本集中治療医学会専門医，JBPOT合格（2009年）
2005年日本麻酔科学会山村記念賞受賞

専門は痛覚伝達系，麻酔中の脳波解析，呼吸器外科麻酔，気道管理などです．脳波解析をもとに新しい適切な麻酔管理の考え方の普及を進めています．私の専門分野に興味のある方は私と一緒に麻酔の研修をしてみませんか．麻酔に関する手技的なことから管理の考え方まで何でも教えられると思います．
趣味は，数学，コンピュータプログラミング，昆虫採集（最近は写真撮影），天体観測などなど自然科学一般に興味を持っています．また，学生時代から卓球をやっています．

レジデントノート　Vol.15　No.5（増刊）

あらゆる科で役立つ！
麻酔科で学びたい技術

手にとるようにわかる，麻酔の基本概念と手技・周術期管理のポイント，
知っておくべき病態の知識

編集／萩平　哲

レジデントノート

2013年6月10日発行〔第15巻　第5号（増刊）〕
2017年3月25日第2刷発行

Vol.15　No.5（増刊）　2013〔通巻171号〕

ISBN978-4-7581-0550-7

定価（本体4,500円＋税）（送料実費別途）

発行人　一戸裕子

発行所　株式会社 羊　土　社
〒101-0052
東京都千代田区神田小川町2-5-1
TEL　03（5282）1211
FAX　03（5282）1212
E-mail　eigyo@yodosha.co.jp
URL　www.yodosha.co.jp/

© YODOSHA CO., LTD. 2013
Printed in Japan
郵便振替　00130-3-38674

装幀　野崎一人
印刷所　広研印刷株式会社
広告申込　羊土社営業部までお問い合わせ下さい．

本誌に掲載する著作物の複製権・上映権・譲渡権・公衆送信権（送信可能化権を含む）は（株）羊土社が保有します．
本誌を無断で複製する行為（コピー，スキャン，デジタルデータ化など）は，著作権法上での限られた例外（「私的使用のための複製」など）を除き禁じられています．研究活動，診療を含み業務上使用する目的で上記の行為を行うことは大学，病院，企業などにおける内部的な利用であっても，私的使用には該当せず，違法です．また私的使用のためであっても，代行業者等の第三者に依頼して上記の行為を行うことは違法となります．

JCOPY ＜（社）出版者著作権管理機構　委託出版物＞
本誌の無断複写は著作権法上での例外を除き禁じられています．複写される場合は，そのつど事前に，（社）出版者著作権管理機構（TEL 03-3513-6969，FAX 03-3513-6979，e-mail：info@jcopy.or.jp）の許諾を得てください．

代表的な手術手順を網羅！

麻酔の前に知っておきたい
手術手順と麻酔のコツ

鈴木昭広, 岩崎　寛/編

■定価（本体3,800円＋税）　■B6変型判
■255頁　■ISBN 978-4-7581-1107-2

手術適応, 合併症, 体位, 出血量, 手術時間, 術創など, 術前に押さえておくべき情報が一目でわかる！術中の麻酔の注意点をはじめ, より深く手術麻酔を理解するための解説も満載！

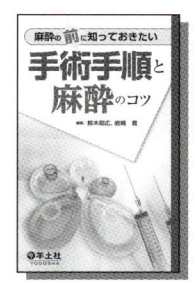

明日の手術にすぐ役立つ！

カラー写真で一目でわかる
肺外科手術の麻酔
ダブルルーメンチューブ、気管支ブロッカーによる一側肺換気の基本とコツ

佐多竹良/編

■定価（本体7,500円＋税）　■A4判
■247頁　■ISBN 978-4-7581-1108-9

今までなかった, 一側肺換気の実践テキスト！特殊な挿管チューブの選び方, 手技のコツ, 呼吸生理に基づく周術期管理など, 押さえておくべき重要ポイントを写真とイラストでビジュアルに解説！

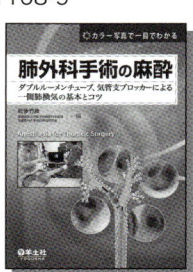

血液浄化療法を学ぶならまずこの1冊！

血液浄化療法に強くなる

やさしくわかる急性期の腎代替療法・アフェレシスの基本から, ケースで学ぶ状況・疾患別の実践的対応まで

木村健二郎, 安田　隆/監　柴垣有吾, 櫻田　勉/編集責任
聖マリアンナ医科大学病院腎臓・高血圧内科/編

■定価（本体4,700円＋税）　■B5判
■270頁　■ISBN 978-4-7581-1738-8

血液浄化療法を楽しく学べる入門書！腎代替療法とアフェレシスの基本から, 導入・施行時のトラブル対応, 疾患ごとの使い分けまで, 研修医＆指導医の対話形式でやさしく解説！

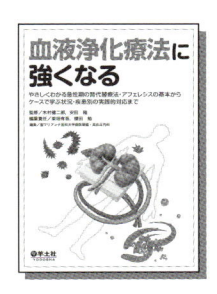

ICU診療のツボがわかる入門書！

教えて！ICU
集中治療に強くなる

早川　桂, 清水敬樹/著

■定価（本体 3,800円＋税）　■A5判
■239頁　■ISBN 978-4-7581-1731-9

現場の疑問をカンファレンス形式でやさしく解説！鎮静薬の選び方, ARDSの呼吸管理, 経腸栄養の始め方など, 実践で役立つ診療のツボが身につきます. 最新知見などICUのホットな話題も満載！

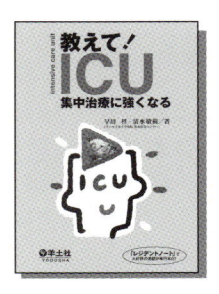

発行　羊土社 YODOSHA
〒101-0052　東京都千代田区神田小川町2-5-1　TEL 03(5282)1211　FAX 03(5282)1212
E-mail : eigyo@yodosha.co.jp
URL : http://www.yodosha.co.jp/

ご注文は最寄りの書店, または小社営業部まで

プライマリケアと救急を中心とした総合誌
レジデントノート

年間定期購読料（送料サービス）
- 月刊のみ　12冊
  定価（本体24,000円＋税）
- 月刊＋増刊
  増刊を含む定期購読は羊土社営業部までお問い合わせいただくか、ホームページをご覧ください。
  URL : http://www.yodosha.co.jp/rnote

月刊
毎月1日発行　B5判　定価（本体2,000円＋税）

初期研修医から指導医まで日常診療を徹底サポート！

現場に出てすぐに使える日常診療の基本から一歩進んだ最近のエビデンス，進路情報までかゆいところに手が届く！

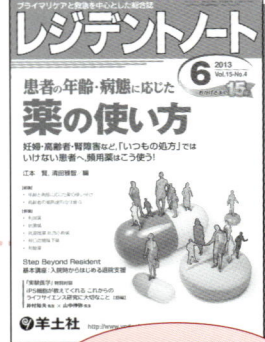

研修医指導にも役立ちます！

増刊 レジデントノート
1つのテーマをより広くより深く
□年6冊発行　□B5判

レジデントノート Vol.15 No.2 増刊（2013年3月発行）
輸液スーパー指南塾
経過を追う症例問題で実践力を鍛える！

編集／長浜正彦　　定価（本体4,200円＋税）　● 基礎力と実践力がこの1冊で身につく！

レジデントノート Vol.14 No.17 増刊（2013年1月発行）
外科の基本―手術前後の患者さんを診る
手術の流れや手技、周術期管理が身につき、外科がわかる、好きになる

編集／畑 啓昭　　定価（本体4,500円＋税）　● 外科的な基本知識を1冊に凝縮！

レジデントノート Vol.14 No.14 増刊（2012年11月発行）
循環器診療の疑問、これで納得！
何となくが自信に変わる、現場で知りたいホントのところ

編集／村川裕二　　定価（本体4,500円＋税）　● 臨床のセンスを磨く知識が満載！

発行　羊土社 YODOSHA
〒101-0052　東京都千代田区神田小川町2-5-1　TEL 03(5282)1211　FAX 03(5282)1212
E-mail：eigyo@yodosha.co.jp
URL：http://www.yodosha.co.jp/

ご注文は最寄りの書店，または小社営業部まで

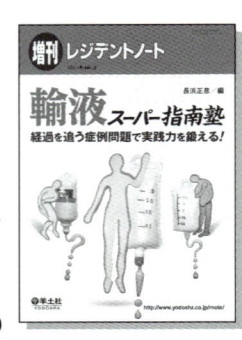